C0-DKP-802

Date: 01/04/21

**SP 613.25 WEN**
Wengel, Suzy,
La dieta de los puñados :
pierde peso y no lo recuperes

**PALM BEACH COUNTY
LIBRARY SYSTEM**
3650 Summit Boulevard
West Palm Beach, FL 33406-4198

Suzy Wengel

# La dieta de los puñados

*Pierde peso y no lo recuperes
con el método de los puñados
que te cambiará la vida*

Traducción de Martín Schifino

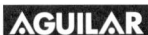

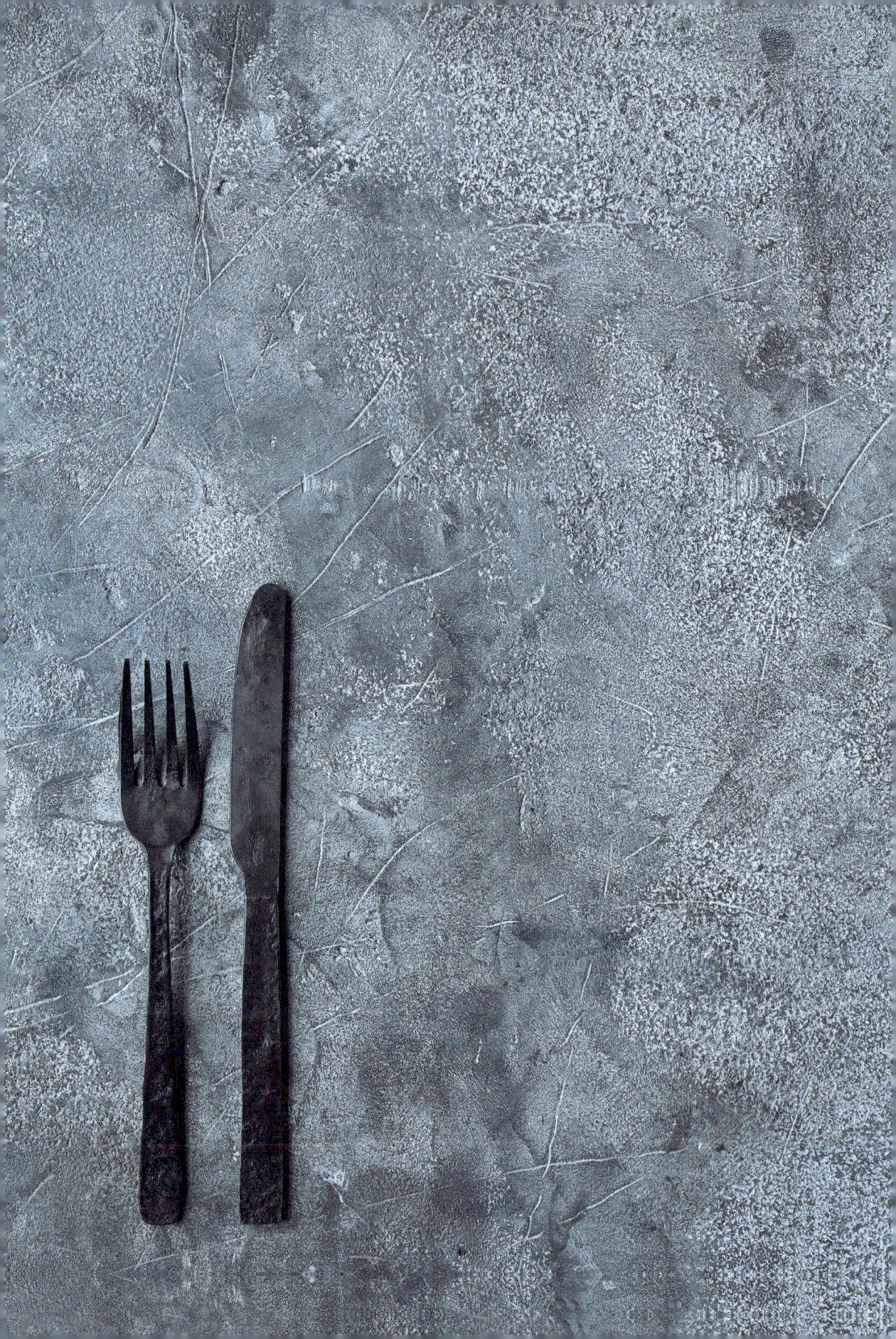

# Índice

| | |
|---|---:|
| **EL SENTIDO COMÚN ME AYUDÓ A PERDER 40 KILOS** | 4 |
| **CÓMO ES EL MÉTODO DE LOS PUÑADOS** | 18 |
| Puñados y cajas de comida | 22 |
| Tres comidas al día | 23 |
| Barómetro del hambre | 24 |
| **MEDIR CON LAS MANOS** | 26 |
| Cómo medir con las manos | 30 |
| Puñado 1 (+2) | 32 |
| Puñado 3 | 34 |
| Puñado 4 | 36 |
| 1 a 3 cucharadas de grasas | 38 |
| Comidas y bebidas opcionales | 42 |
| **EJEMPLOS DE COMIDAS** | 50 |
| **EMPEZAR EL MÉTODO DE LOS PUÑADOS CON BUEN PIE** | 58 |
| Dificultades de principiantes | 62 |
| ¿Cenamos fuera? | 68 |
| ¿Cuánto ejercicio necesitas? | 70 |
| Si no pierdes peso | 73 |
| No te preocupes: mantendrás tu nuevo peso | 74 |
| **CÓMO PERDIMOS PESO CON EL MÉTODO DE LOS PUÑADOS** | 76 |
| Mette y John | 78 |
| Christa y Camilla | 88 |
| **PLAN DE ALIMENTACIÓN PARA 9 DÍAS** | 98 |
| **RECETAS PARA MUJERES** | 102 |
| **PLAN DE ALIMENTACIÓN DIARIA PARA MUJERES** | 160 |
| **RECETAS PARA HOMBRES** | 170 |
| **PLAN DE ALIMENTACIÓN DIARIA PARA HOMBRES** | 228 |
| **GUÍA DE ALIMENTOS** | 238 |
| Puñado 1 (+2): verduras | 240 |
| Puñado 3: proteínas | 242 |
| Puñado 4: fécula y/o fruta | 246 |
| 1 a 3 cucharadas de grasas | 252 |
| Lácteos | 257 |
| Aliños lácteos | 257 |
| Bebidas que puedes consumir a voluntad | 258 |
| Recompensas | 259 |
| Condimentos | 261 |

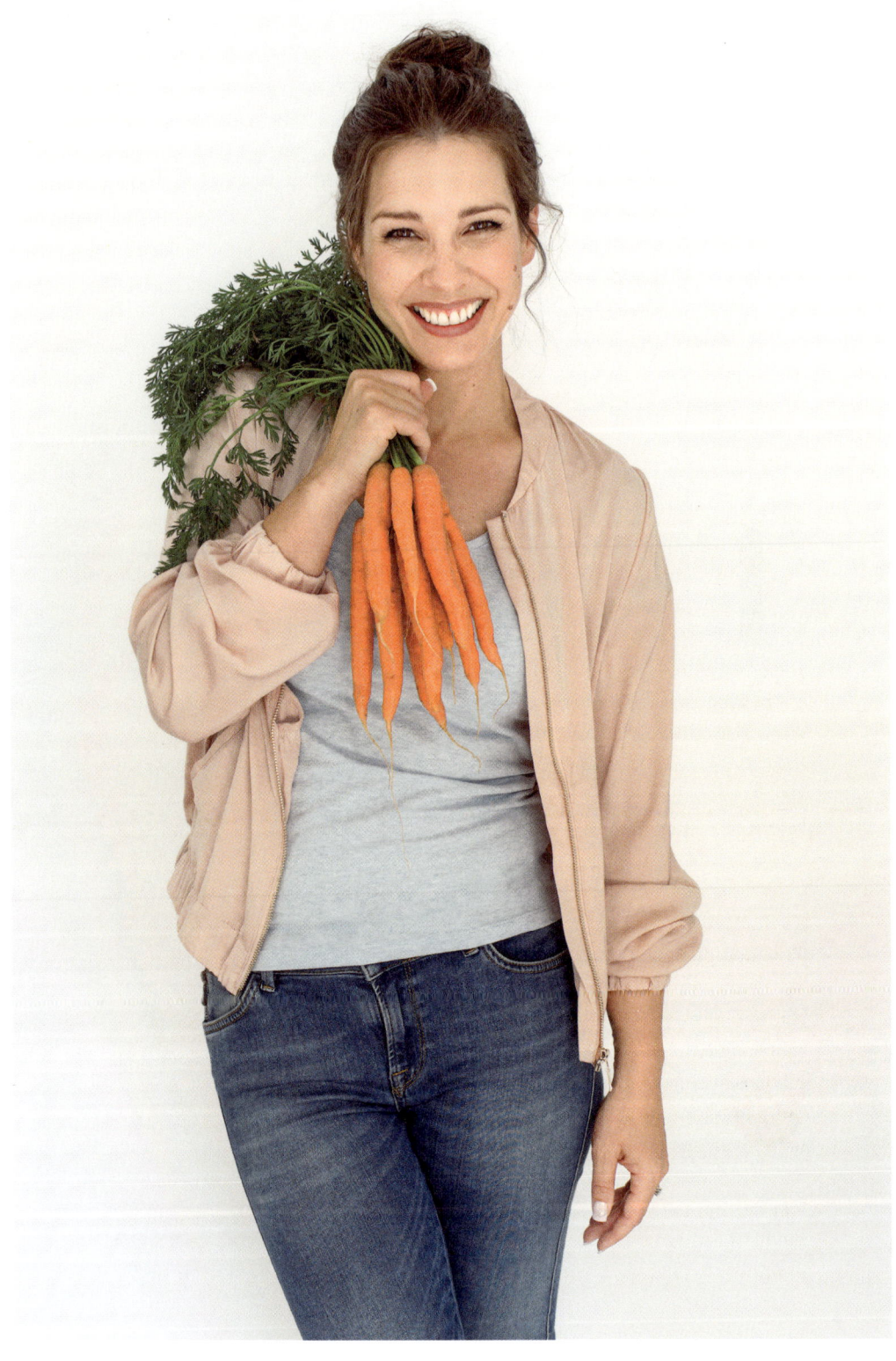

# El sentido común me ayudó a perder 40 kilos

Todavía recuerdo la imagen de mis muslos gigantescos al lado del cuerpecito recién nacido de mi hijo pequeño. Yo pesaba casi 100 kilos, y no solo a raíz del embarazo. Para una mujer de 1,63 m como yo, 100 son muchos kilos. Desde hacía tiempo, me sentía menos atractiva y con menos energía que nunca.

Roncaba. Me resfriaba con frecuencia. Tenía palpitaciones y estaba siempre apática y cansada. Mis alergias estaban fuera de control, y tomaba muchos medicamentos para aliviarlas. Los días de calor, sudaba tanto que tenía que ponerme relleno bajo las axilas para no empaparme de sudor. Tenía los pechos enormes, y la barriga me colgaba tanto que me había salido micosis en los pliegues. Estaba en la categoría que los médicos llaman «obesidad de grado 2».

Por fortuna, aquel día de abril de 2011 en la maternidad llegué a un punto de inflexión. Durante el embarazo, me había prometido recuperar un peso saludable y abandonar los malos hábitos vinculados al sobrepeso. Primero solo tenía que dar a luz.

Allí recostada, con un tubo de oxígeno metido en la nariz, conectada a un gotero y con mi hijo recién nacido en brazos, me armé de coraje para tomar una decisión: quería tener un peso sano y estable y ser una madre saludable para mis hijos.

Al recordar ese momento, me veo como una bola de grasa en una gran campana de cristal. La imagen se asocia a varias emociones:

«Allí recostada, con un tubo de oxígeno metido en la nariz, conectada a un gotero y con mi hijo recién nacido en brazos, me armé de coraje para tomar una decisión: quería tener un peso sano y estable y ser una madre saludable para mis hijos».

claustrofobia, desesperación, soledad, pero también una extraña seguridad. Seguridad, pues es mucho más fácil reproducir los hábitos conocidos que crear otros nuevos. Poco a poco, me había definido como una chica gordita y había aceptado que siempre lo sería. No pensaba en salir de mi zona de confort. Porque ¿qué había fuera? ¿Cuántas privaciones me harían falta solo para estar delgada? A fin de romper el patrón, tenía que enfrentarme a una pregunta: ¿cómo había dejado que mi peso se disparara sin detenerme? Sigo sin tener una respuesta sencilla a esa pregunta.

Sin embargo, recuerdo claramente cuándo empezaron mis problemas de peso: al cambiar de colegio en el séptimo curso. Antes, había sufrido acoso escolar y nunca había formado parte de un grupo. Todo cambió en el colegio nuevo. Por fin hice amigas y fui aceptada por los demás.

Al mismo tiempo, cobré conciencia de mi cuerpo y de los cuerpos de mis amigas. Me comparaba con las demás chicas, que, a mis ojos, eran delgadas y guapas. Yo quería ser como ellas: menudita, con las piernas flacas. Sabía que así eran las chicas más populares.

Al comenzar la escuela secundaria, lo que en Dinamarca ocurre a los 15 años, pesaba 66 kg. No tenía sobrepeso: solo era una chica sana, con una bonita figura. Sin embargo, yo no lo veía así. Al mirarme en el espejo, veía a una chica de piernas cortas y regordetas y dientes torcidos. No me gustaba esa apariencia. Empezó entonces una batalla de dieciocho años con mi peso, que se hizo más encarnizada y agotadora conforme seguí engordando.

Un día llamé al médico desesperada y le expliqué mi situación: necesitaba su ayuda porque todos mis intentos

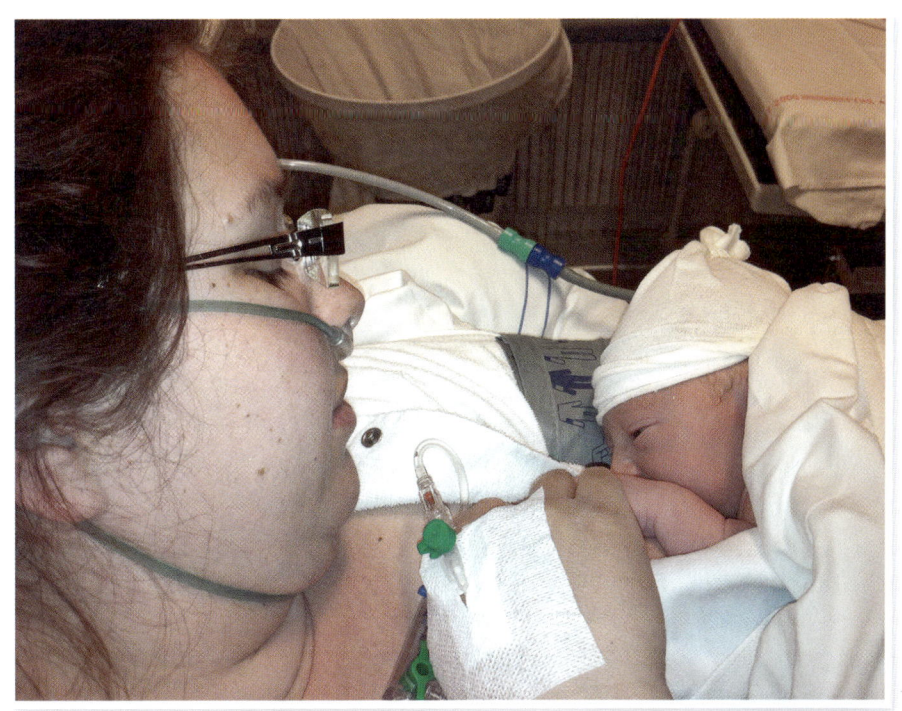
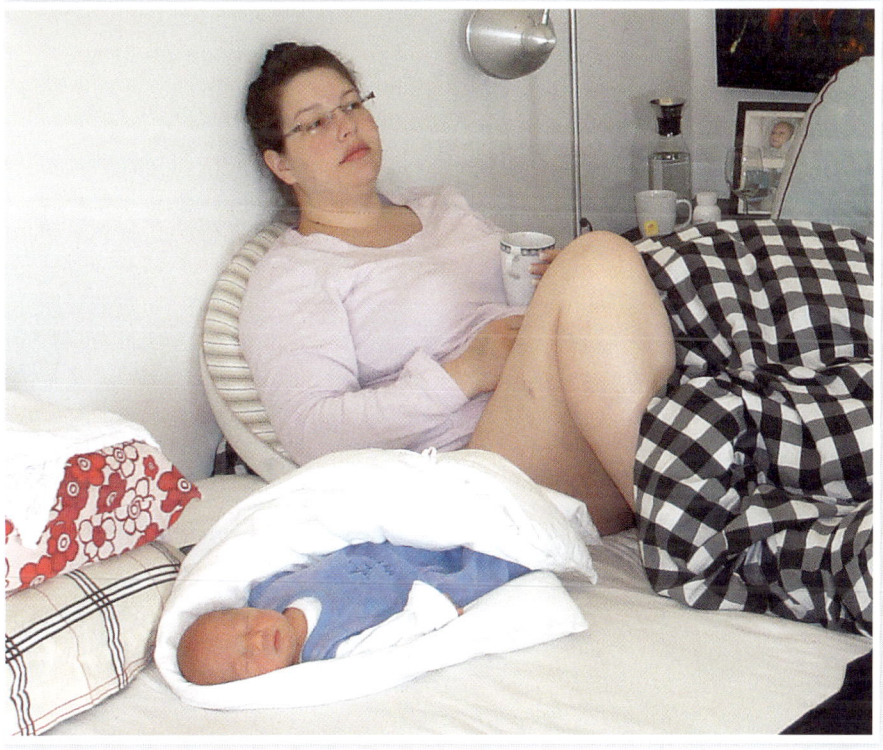

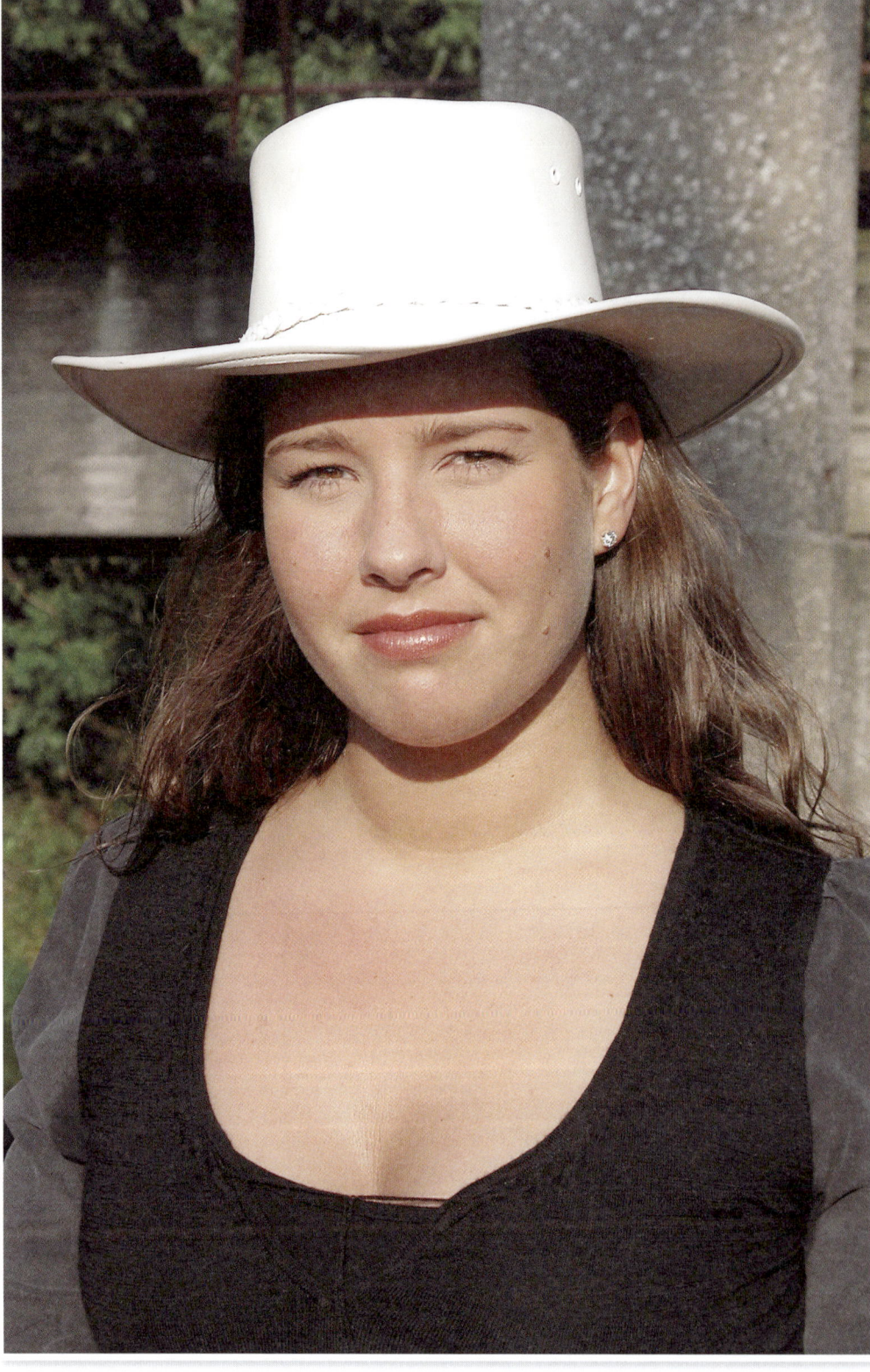

«En mi armario había ropa que iba de la talla 38 a la 46. Solía comprar una misma prenda en varios tamaños, para poder usarla cuando estuviera en cualquier punto de mi curva de peso».

de perder peso habían fracasado. La consulta duró solo cinco minutos y, al final, me recetó unas pastillas para adelgazar. Surtieron efecto y perdí peso, pero, en cuanto dejé de tomarlas, volví a acumular kilos.

Continué así durante años. Seguía todas las tendencias y probaba una dieta tras otra. A veces, me alimentaba solo de pasta y queso o arroz con leche con azúcar y canela; otras, me mataba de hambre.

Varias veces adelgacé entre 20 y 30 kg y volví a engordar, subiendo de peso un poco al cabo de cada intento. Los kilos me asediaban sin tregua con el paso de los años; poco a poco, fui adaptándome a un cuerpo que siempre cambiaba de talla.

En mi armario había ropa que iba de la talla 38 a la 46. Solía comprar una misma prenda en varios tamaños, para poder usarla cuando estuviera en cualquier punto de mi curva de peso.

Por entonces, hacía mucha actividad física, así que los kilos de más no eran fruto de pasarme el día comiendo en el sofá. Casi con seguridad, engordaba porque comía lo que no debía. Me encantaban las comidas calóricas: pan con miel, Nutella o queso; cereales llenos de azúcar; pastas; pizza y hamburguesas.

A los veintipocos años, mis hábitos alimenticios cambiaban con tanta frecuencia que mi peso variaba constantemente. A veces, tenía unos pocos kilos de más; otras, cuando no estaba a dieta, tenía un marcado sobrepeso.

Al recordarlo, me doy cuenta de que comía en exceso. Vivía con anteojeras, sumida en los contrastes. Bien me lanzaba salivando a comer

Devoraba media hogaza de pan blanco con Nutella cuando Jesper salía un rato de casa. También ocultaba rápida y hábilmente los envoltorios que revelarían que acababa de comerme cuatro o cinco polos».

todo lo que me apetecía, sin cuestionármelo; bien me lo prohibía todo cuando estaba a dieta. Cada vez que una dieta fracasaba —y en algún momento siempre lo hacían— me sentía fatal, y luego me aliviaba con otro atracón. Entonces nada importaba.

Cambié de hábitos alimenticios después de una ruptura especialmente dolorosa con un novio. De un día para el otro, me encontré viviendo sola. Todo dio un gran vuelco; me sentía sola y además luchaba con una pena que trataba de aliviar con comida. Y era fácil: nadie me veía comer, así que podía dejarme llevar por completo.

Sobrellevé sola mis penas y mi glotonería. Me había vuelto una experta en fingir delante de los demás: siempre me mostraba contenta y sonriente. Nadie imaginaba que por dentro era una persona triste inmersa en una batalla amarga. Estaba sumamente insatisfecha conmigo misma y con mi físico; no tardé en ponerme hosca y andar cabizbaja. Quería ocultarme y dar rienda suelta a mis pensamientos destructivos, porque ¿de qué modo podía mejorar mi situación?

En 2005, Jesper y yo nos enamoramos y pronto nos fuimos a vivir juntos. Por entonces, yo pesaba 86 kg y estaba atrapada en un ciclo que consistía en comer en exceso y hacer dietas estrictas.

No paraba de pensar en mi peso y en lo que comía o no. Desarrollé estrategias para comer a escondidas sin dejar rastros.

Devoraba media hogaza de pan blanco con Nutella cuando Jesper salía un rato de casa. También ocultaba rápida y hábilmente los envoltorios que revelarían que

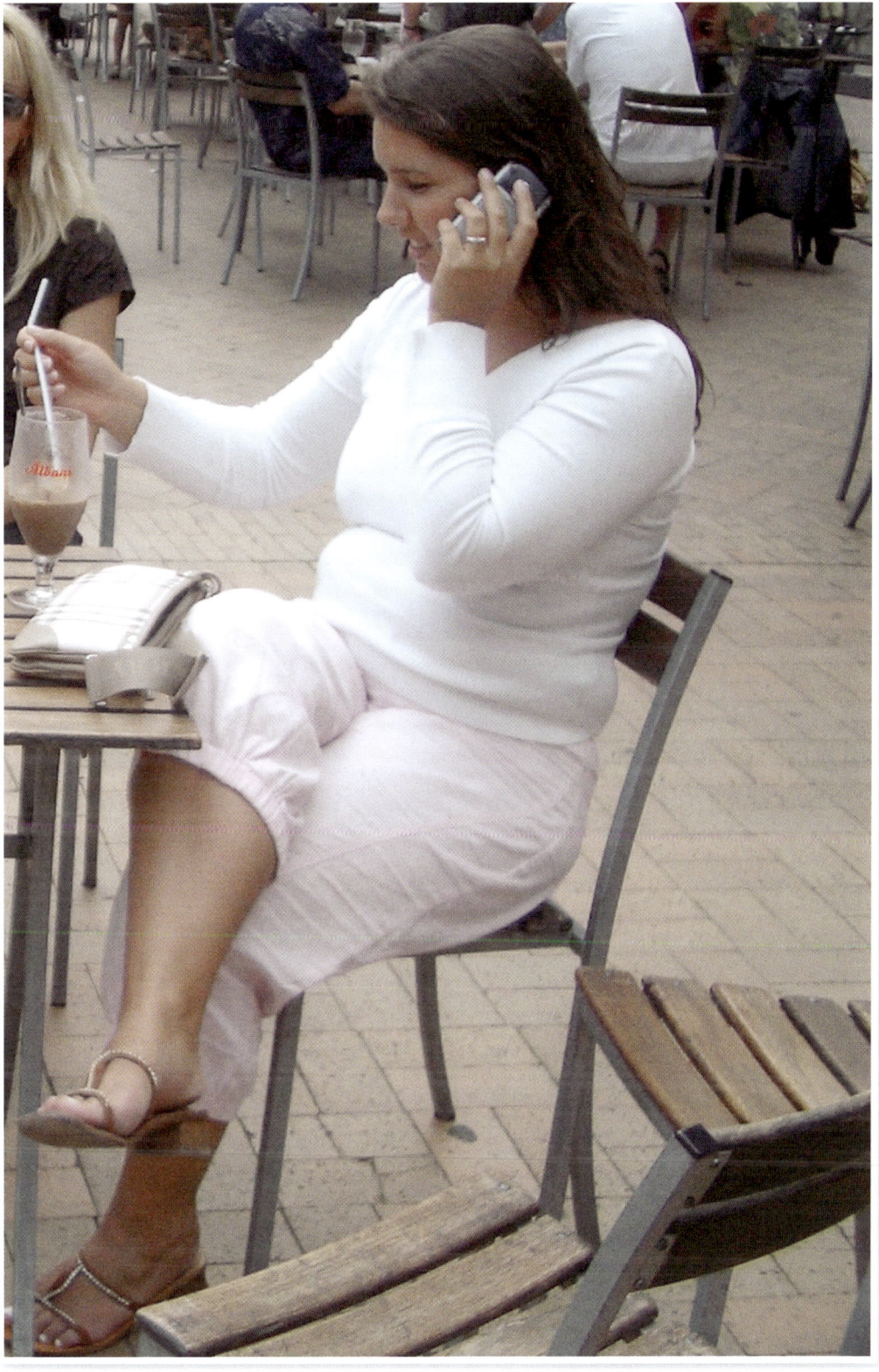

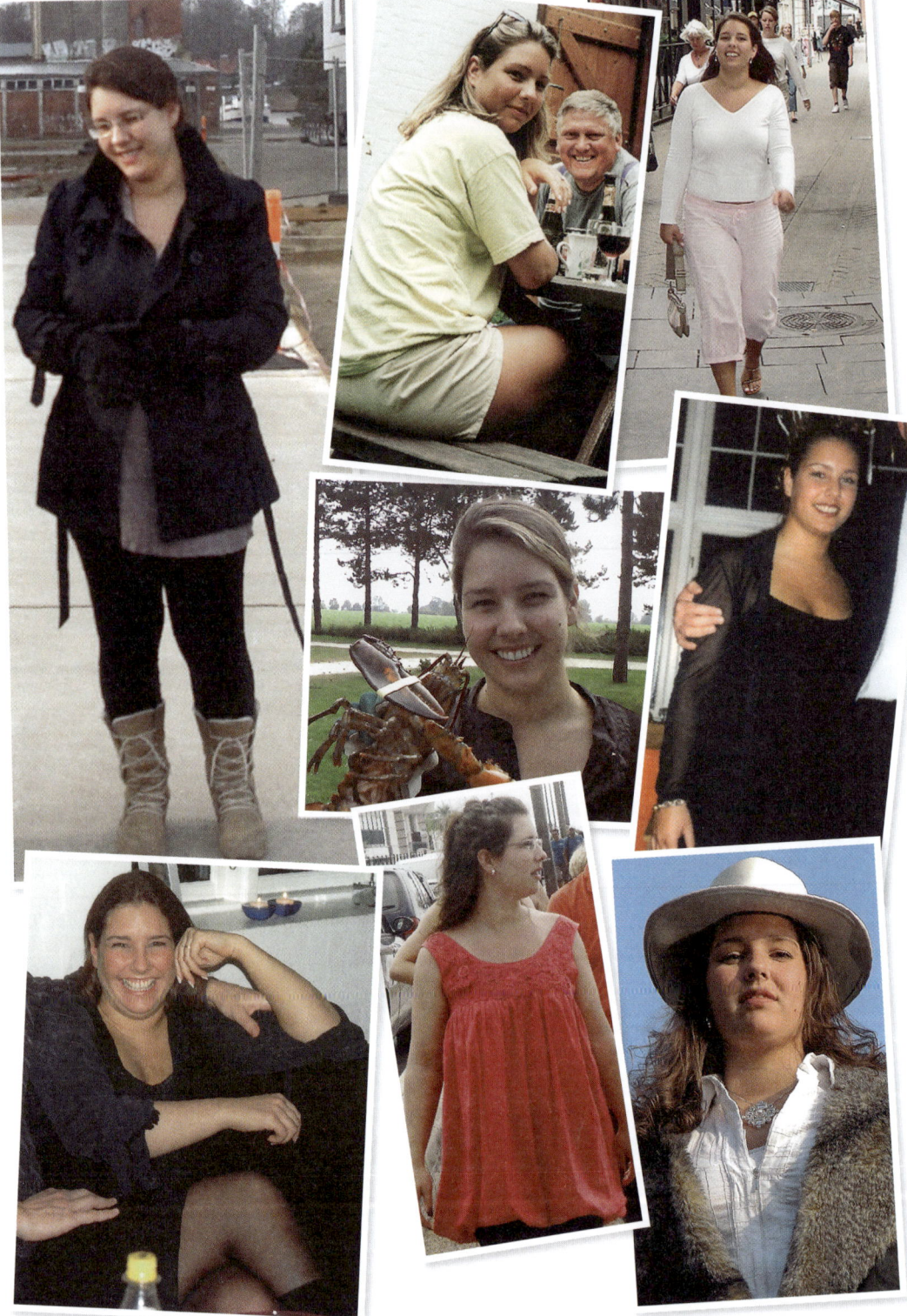

acababa de comerme cuatro o cinco polos.

Además, me compraba dos bolsas de caramelos y metía el contenido de una en la otra, para dar la impresión de haber comprado solo una. Comer de más era un secreto del que me avergonzaba muchísimo.

En retrospectiva, da un poco de miedo que esas tácticas de engaño ocuparan una parte tan grande de mi vida consciente, aun cuando estaba perdidamente enamorada. Pero en aquel nuevo capítulo de mi vida sentí deseos de recuperar el control y perder peso de una vez para siempre. Estaba harta de sentirme siempre mal. Cada vez que íbamos al centro, salía de casa deprimida porque no me veía guapa, por muchas horas que hubiera pasado delante del espejo. Sentía que mis piernas seguían siendo macizas y que mis párpados estaban cubiertos de grasa.

Me avergonzaba de no poder controlar mi peso. Me inventaba motivos para anular compromisos solo para evitar que me miraran.

Estaba siempre centrada en perder peso; me sentía como si hiciera una dieta interminable. Aun así, mi peso no cambiaba mucho. Estaba atrapada en una alternancia enfermiza de hambre y atracones que se cancelaban mutuamente.

Y entonces ocurrió algo: la Nochebuena de 2007, Jesper me propuso matrimonio y acepté. En aquella época, sabía exactamente cómo quería que me vieran en nuestra boda y no era llevando la mayor talla posible. Tenía cinco meses para adelgazar antes de la celebración. Logré mi objetivo con gran esfuerzo: todos los días iba y volvía del trabajo caminando o corriendo y cumplía la dieta a rajatabla.

Nos casamos el 17 de mayo de 2008. Llevé un vestido talla 38. Fue maravilloso lucir mi cinturita de avispa en mi vestido de novia soñado. Pero ni la alegría ni la talla duraron, porque, claro, fui incapaz de mantener la dieta estricta que me había impuesto.

Al día siguiente de la boda, volví a comer de más, a tope. Pensé que, como había alcanzado mi objetivo, podía soltarme. Fue como si quisiera recuperar desesperadamente todas las calorías que mi cuerpo y mi mente se habían perdido en los seis meses anteriores.

Engordé 20 kg en poco tiempo. Luego me quedé embarazada, y, cuando nació nuestro primer hijo, Valdemar, en 2010, mi peso había pasado de los 80 kg. Un día fui al médico con el niño para un chequeo y me enfrenté por primera vez a mis hábitos. El médico me preguntó por qué no

El médico me preguntó por qué no controlaba mi alimentación y mi cuerpo, si parecía controlar los demás ámbitos de mi vida. La pregunta me hizo pensar».

controlaba mi alimentación y mi cuerpo, si parecía controlar los demás ámbitos de mi vida. La pregunta me hizo pensar. Dos meses después, sin embargo, volví a quedarme embarazada, así que aflojé las riendas y empecé a comer a voluntad, sin restricciones.

Sin embargo, la pregunta del médico plantó una semilla. Esa pregunta me hizo decidir que tomaría medidas para tratar mi obesidad en cuanto diera a luz a nuestro segundo hijo, Albert: no un día, una semana o un mes después de que naciera, sino en el momento en que viniera al mundo. Y, cuando llegó ese momento, no lo dudé.

Decidí perder peso de un modo completamente diferente. Nada de apaños rápidos, de matarme de hambre, de hacer ejercicio sin parar: cosas que no podía mantener a largo plazo. No, usaría mi sentido común y encontraría una manera que me conviniera.

Tuve que bajar mis expectativas y reconocer que no todo era blanco o negro. Caí en la cuenta de que necesitaba un plan fijo para efectuar un cambio perdurable en mi estilo de vida. Así, en mi segundo embarazo, pasé mucho tiempo leyendo sobre nutrición y familiarizándome con la dietética. Comprendí que era bueno consumir proteínas, verduras y grasas para vivir saludablemente y perder peso. También aprendí que una dieta variada y un estilo de vida distinto marcan la diferencia. Con esos conocimientos, empecé de cero.

Durante largos periodos de mi vida, fui incapaz de reconocer cuándo

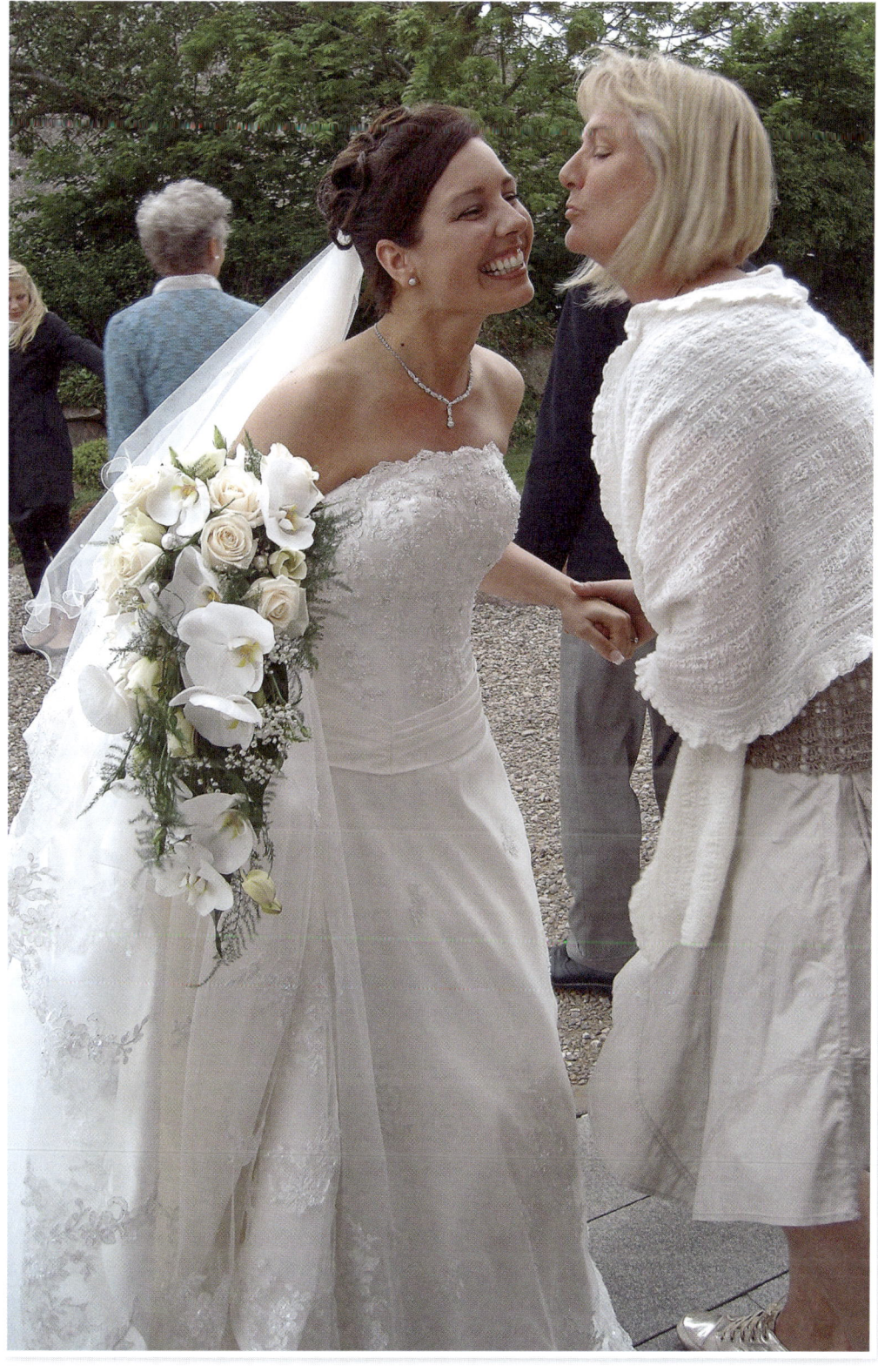

«Durante largos periodos de mi vida, fui incapaz de reconocer cuándo estaba llena. Por eso comía constantemente, con independencia de qué señales enviara mi cerebro. Ahora mi organismo funciona como es debido, pero mi cuerpo tardó tres años en aprender a sintonizar las señales naturales de la saciedad».

estaba llena. Por eso comía constantemente, con independencia de qué señales enviara mi cerebro. Ahora mi organismo funciona como es debido, pero mi cuerpo tardó tres años en aprender a sintonizar las señales naturales de la saciedad.

Al comienzo, tuve que poner en entredicho mis ideas a fin de hacer avances, y era muy importante contar con un plan y dirección. Enseguida me di cuenta de que, si siempre comía hasta saciarme, tres comidas al día me bastaban.

Además, tres comidas diarias me proporcionaban un plan que podía seguir. Si me entraba hambre una hora después de comer, comprendía que no era hambre de verdad, así que bebía un vaso de agua y ya.

¡Dio resultado! En nueve meses perdí 40 kg y, desde entonces, me he mantenido. Mis niveles de energía aumentaron notablemente en proporción a mi pérdida de peso. Tenía más energía para jugar con los niños y no me quedaba sin aliento al hacer cualquier actividad.

De pronto, tampoco necesitaba echar una siesta por la tarde en el sofá. La pérdida de peso repercutió en muchos aspectos de mi vida. Mejoró mi ánimo, aumentaron mis reservas de energía, mi piel se puso más suave y controlé mis alergias.

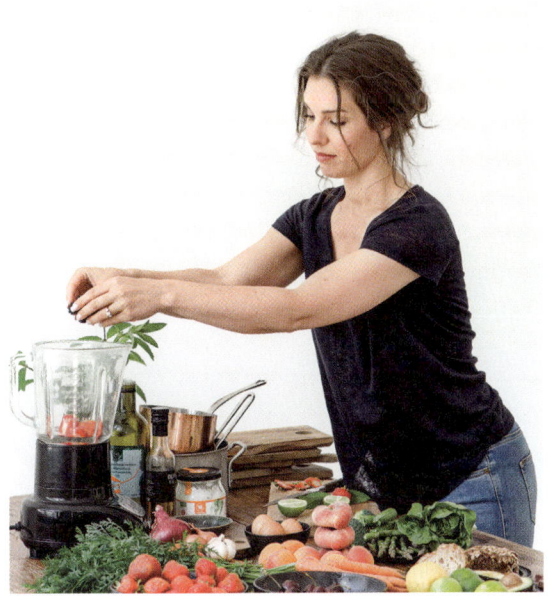

Además, gané espacio y fuerza para pensar en muchas cosas aparte de la comida y el peso. No exagero al decir que, antes de adelgazar, mi cabeza la llenaba un 90 % de pensamientos negativos y especulaciones sobre mi peso. Luego esas inquietudes desparecieron, lo que fue un gran alivio. Me encanta la calma física y mental posterior al infierno de comer de más. Es difícil expresarlo, pero he escapado de mi campana de cristal y he vuelto a la realidad, una realidad que merece la pena vivirse.

Después de descifrar el código de cómo perder peso, quise compartir mi método con otras personas. Pensé: ¿y si pudiera ayudar a otra gente con sobrepeso a que encuentre una libertad como la mía? Me formé como dietista y, entretanto, fui escribiendo lo que había aprendido. Quería basar mi método en el sentido común y la simplicidad. Quería ayudar a los demás a escapar de la monotonía de contar calorías y pesar la comida. Por último, quería apartarme de un modelo de nutrición restrictivo en el que las cosas fuesen sanas o perjudiciales.

De ahí proviene la idea de los puñados y las cajas de comida, el sistema que encontrarás en este libro. Hoy, como de todo y disfruto sin culpa. Espero que disfrutes tanto del método de los puñados como yo lo he hecho.

Suzy Wengel

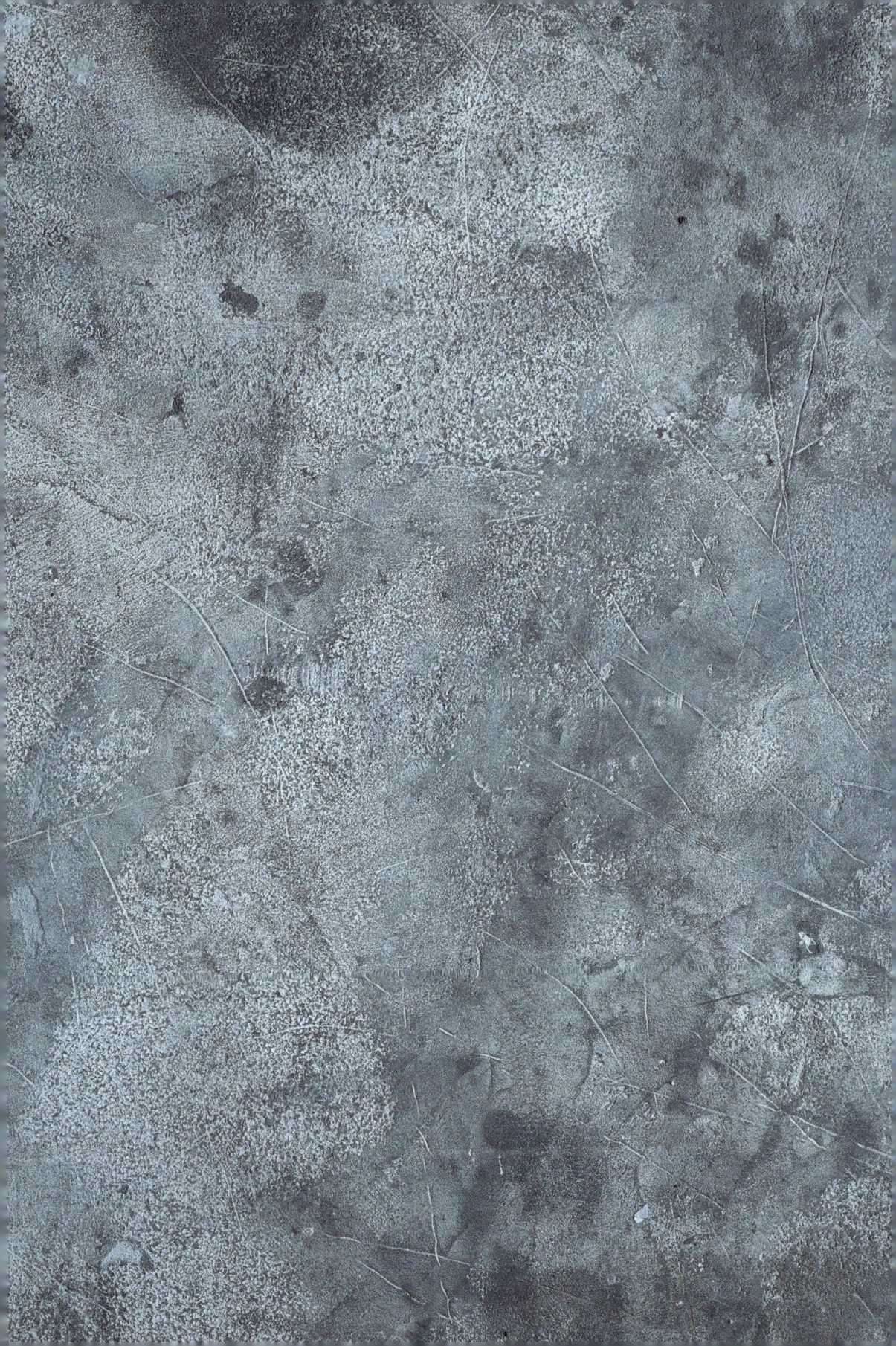

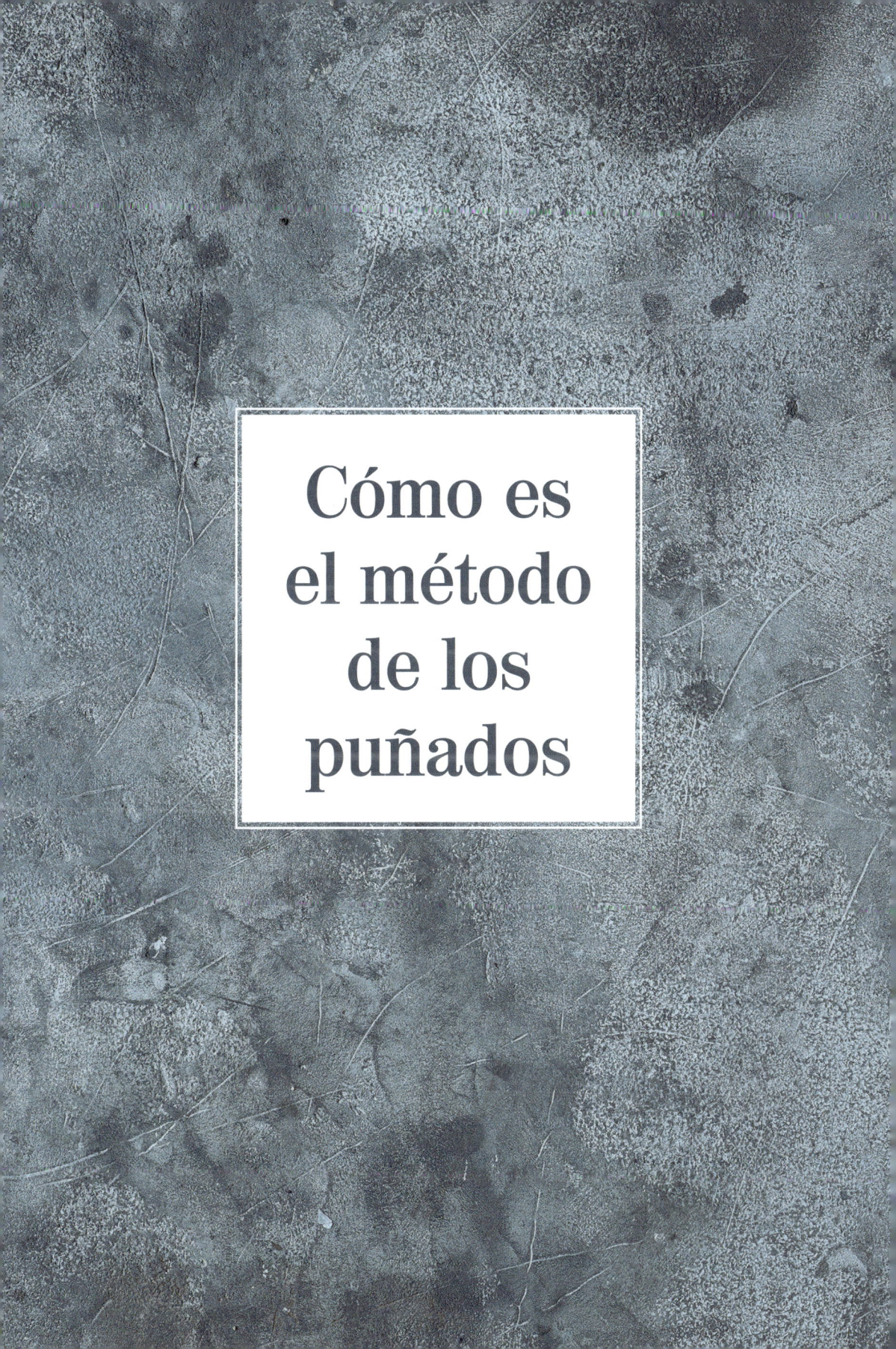
# Cómo es el método de los puñados

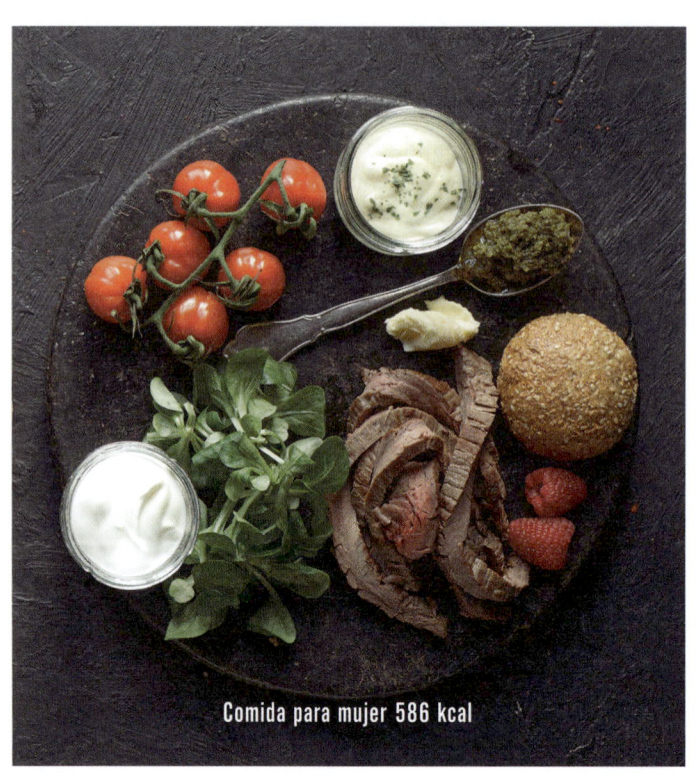
Comida para mujer 586 kcal

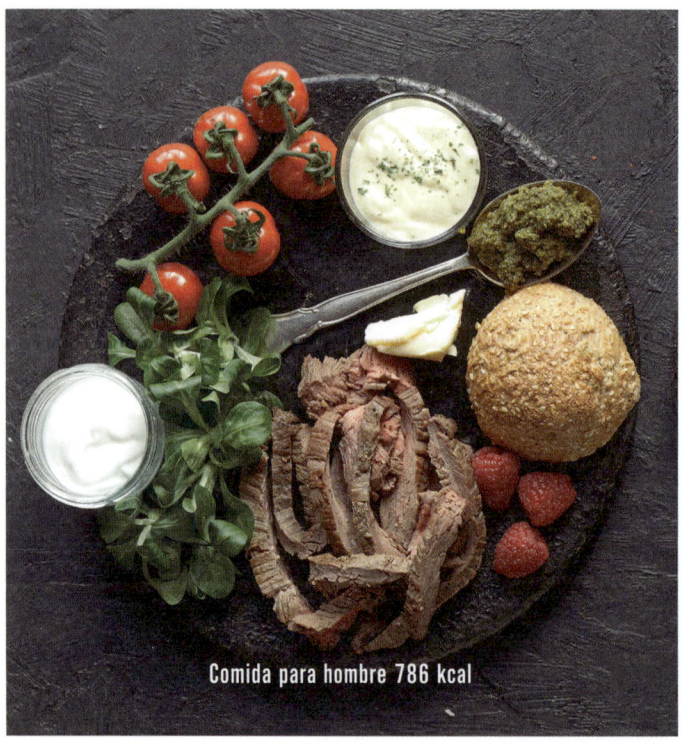
Comida para hombre 786 kcal

El método de los puñados se inspira en la noción de «sentido común». Además de ser simple y directo, propone utilizar el sentido común en relación con la composición y la cantidad de comida que ingerimos.

El método de los puñados es apto para todo el mundo, con independencia de su tamaño y peso corporal, y no es tanto una dieta como un estilo de vida. La idea fundamental es comer un puñado de los alimentos que solemos consumir. De esa manera, no deberás modificar tu dieta por completo: solo harán falta unos ajustes. Por eso es más probable que el estilo de vida sea duradero.

Por ejemplo, si cocinas espaguetis a la boloñesa para toda la familia, comerás menos espaguetis y más boloñesa que antes. Al mismo tiempo, pondrás muchas verduras en la salsa y quizá complementes el plato con una ensalada verde. También puedes añadir sabor con queso rallado, porque con el método de los puñados no hay por qué temer a las grasas. En cantidad moderada, las grasas son buenas para el cuerpo y, desde luego, a menudo añaden sabor a la comida.

El método de los puñados no es un régimen prefabricado, sino una serie de principios con los que orientar tu vida: principios que te aportarán el equilibrio idóneo de nutrientes y contribuirán a mantener un nivel de azúcar en la sangre constante a lo largo del día. La dieta se basa en el asesoramiento dietético oficial del Consejo Danés de Salud. La idea principal es que, si te sacias con alimentos sanos y equilibrados, no te tentará tanto la comida que engorda. También se aporta una herramienta mental, las «cajas de comida», a fin de incluir en tu dieta cosas ricas como un trozo de tarta.

Si bien el método de los puñados no prohíbe nada, tendrás que comer ciertos alimentos con moderación o compensarlos en otras comidas.

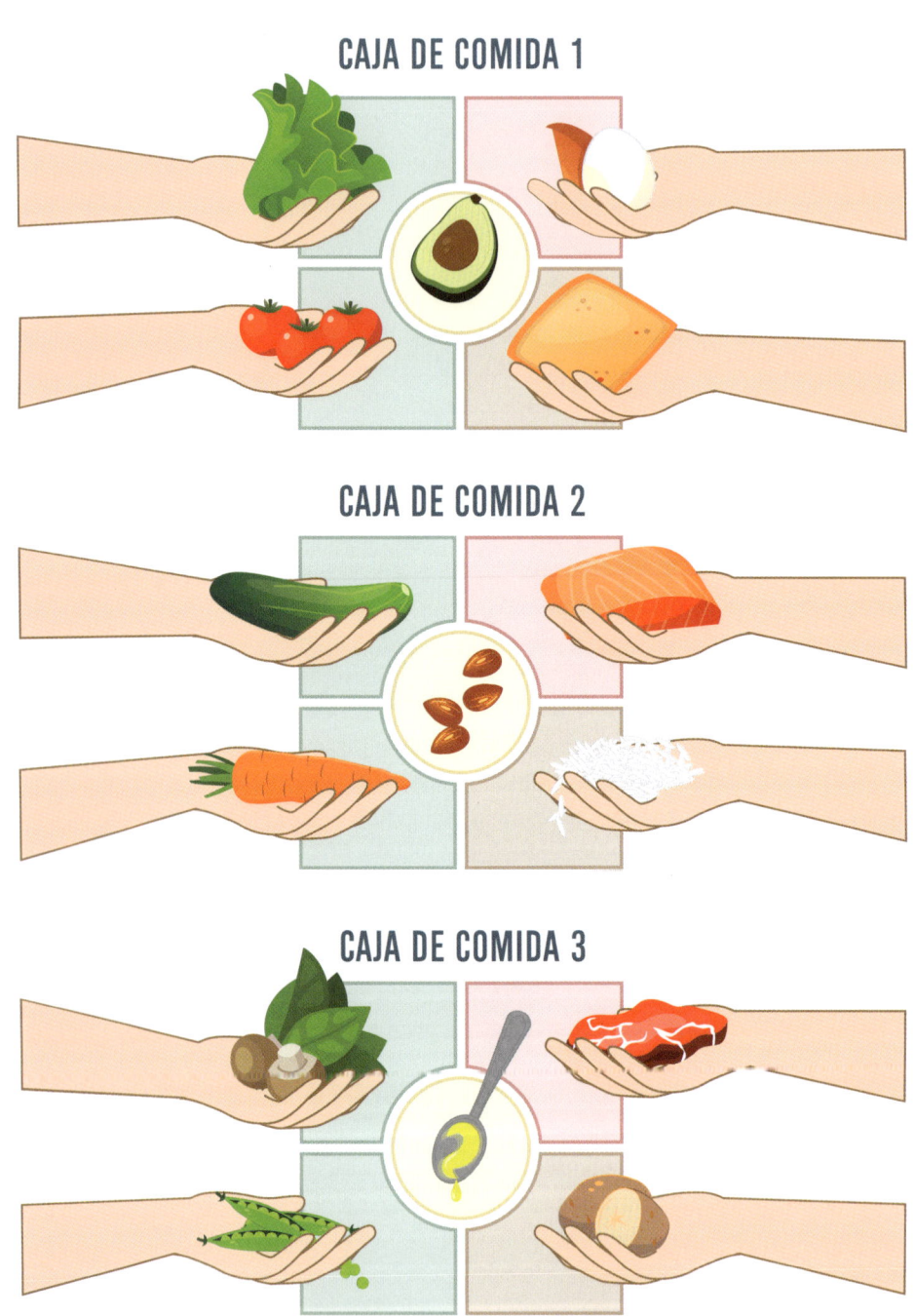

Lee más acerca de qué deben contener los puñados en la página 28.

Llamo a esos alimentos «recompensas». Pueden ser dulces, tarta, helado, patatas fritas, tacos, refrescos y cosas por el estilo.

### PUÑADOS Y CAJAS DE COMIDA

Utilizarás las palmas de la mano para medir las cantidades que debes ingerir en cada comida. Puedes comer hasta cuatro puñados en cada comida, y si están bien equilibrados te sentirás fácilmente saciado.

Como el tamaño de la mano casi siempre guarda relación con la complexión y altura de cada uno, el resultado será, para las mujeres, un promedio de 1.500 calorías diarias y, para los hombres, unas 2.000 calorías diarias.

Si la comida se prepara según los principios del método de los puñados, esas cantidades te permitirán perder entre 400 y 800 g de media por semana a ritmo constante, hasta alcanzar tu peso meta. Tu peso meta es el peso que se ajuste al estilo de vida que quieras llevar.

Como los hombres suelen necesitar un poco más de comida que las mujeres, he incluido recetas aptas para unos y otras.

Si en casa cocinas para ambos sexos, puedes duplicar la porción de la mujer y ver cuántas proteínas, fécula/fruta y grasas adicionales requiere la porción destinada al hombre. La cantidad de verduras suele ser la misma para los dos. Y en general la receta es la misma.

Las cajas de comida del método de los puñados son una herramienta práctica y mental que te ayuda a llevar un registro de tus comidas. Cada una representa una comida. Imagina que dispones de tres cajas al día, cada una de las cuales llenas con cuatro puñados de alimentos, además de 1 a 3 cucharadas de grasas.

Si a veces metes en una caja un poco de comida adicional, o quizá comida que no estaba prevista, cierra esa caja y sigue adelante, sin reprenderte ni sentirte culpable.

Piensa en quienes siempre han tenido un peso sano. A veces también ingieren demasiada comida o calorías, y lo hacen sin reprochárselo. Tienes que dejar de pensar: «Lo he echado todo a perder, así que ya no importa nada», porque esa reacción es exactamente lo que conduce al fracaso de muchos intentos de comer sano.

Si te saltas el plan en una comida, mucho mejor que agobiarte es ser proactivo y recuperar el debido ritmo con la próxima caja de comida.

### TRES COMIDAS AL DÍA

No hay pruebas de que sea mejor comer seis veces al día que tres.

Algunas personas funcionan mejor con más comidas diarias, mientras que otras se arreglan con menos.

Sin embargo, no hay dudas de que el riesgo de pasarse con las calorías es mayor cuando comes muchas veces al día.

Con tres comidas diarias, es más fácil que no se descompensen los niveles de azúcar en la sangre, sobre todo si se planean las comidas de manera sensata con la Caja Modelo de Puñados de Comida (véanse las páginas 40-41). Si se respeta ese modelo, el metabolismo no sufre cambios notables al reducirse el número de comidas. Es sano que el cuerpo se tome un respiro entre comidas, no solo por el bien de los niveles de azúcar en la sangre, sino también por tu bienestar mental y el de tu aparato digestivo.

Por último, ¡a veces es bueno sentir mucha hambre! Te ayuda a regular cuánto comes de forma natural.

Cuando tus cajas se llenen de comida sana y saciante, no tendrás tantos antojos de cosas ricas como podrías tener comiendo muchas comidas de distinto tamaño.

Recomiendo que sigas estrictamente el plan de la Caja Modelo de Puñados de Comida durante los primeros 14 días.

Lleva un diario de dieta para asegurarte de ingerir la cantidad debida de comida. Encontrarás uno en la página 73, que puedes fotocopiar y usar una y otra vez.

Probablemente descubrirás que no necesitas picotear entre comidas y que gozas de cierta libertad al comer tres veces al día.

Al cabo de las primeras dos semanas estarás listo para determinar cuántas comidas necesitas y adaptar tu forma de comer en consecuencia.

## BARÓMETRO DEL HAMBRE

Si, al cabo de los primeros 14 días del método de los puñados, te sigue costando comprender cuándo tienes hambre y cuándo estás lleno, no dejes de respetar estrictamente los principios de la dieta.

Una vez que te sientas listo para hacer las cosas por tu cuenta, es hora de que te familiarices con el barómetro del hambre.

Piensa en tu apetito como en una magnitud que puede medirse con un barómetro, de cero a diez. Cero equivale a «nada de hambre» y diez a «muerto de hambre». La idea es que estés listo para ingerir una comida de la Caja Modelo de Puñados de Comida (véanse las páginas 40-41) cuando llegues al 7 o el 8 del barómetro.

Eso también significa que puedes desayunar tarde si no tienes hambre al levantarte. O cenar tarde, si eso se adapta bien a tu estilo de vida. Es un mito que el desayuno sea la comida más importante del día, y ¡también que todo lo que comas después de las seis de la tarde engorda!

Una vez que te hayas familiarizado con las señales del apetito y que solo comas cuando tengas hambre, serás capaz de saber, utilizando la Caja Modelo de Puñados de Comida, cuánta comida necesitas para aguantar 5 o 6 horas, y querrás comer de forma natural cuando alcances el 7 o el 8 del barómetro del hambre. Después de comer, volverás a poner el barómetro en 0 y, al cabo de 5 o 6 horas, regresarás a 7 u 8. Así descubrirás un plan de alimentación acorde a tus necesidades. Dicho plan no es estático: puede variar según los días o las estaciones.

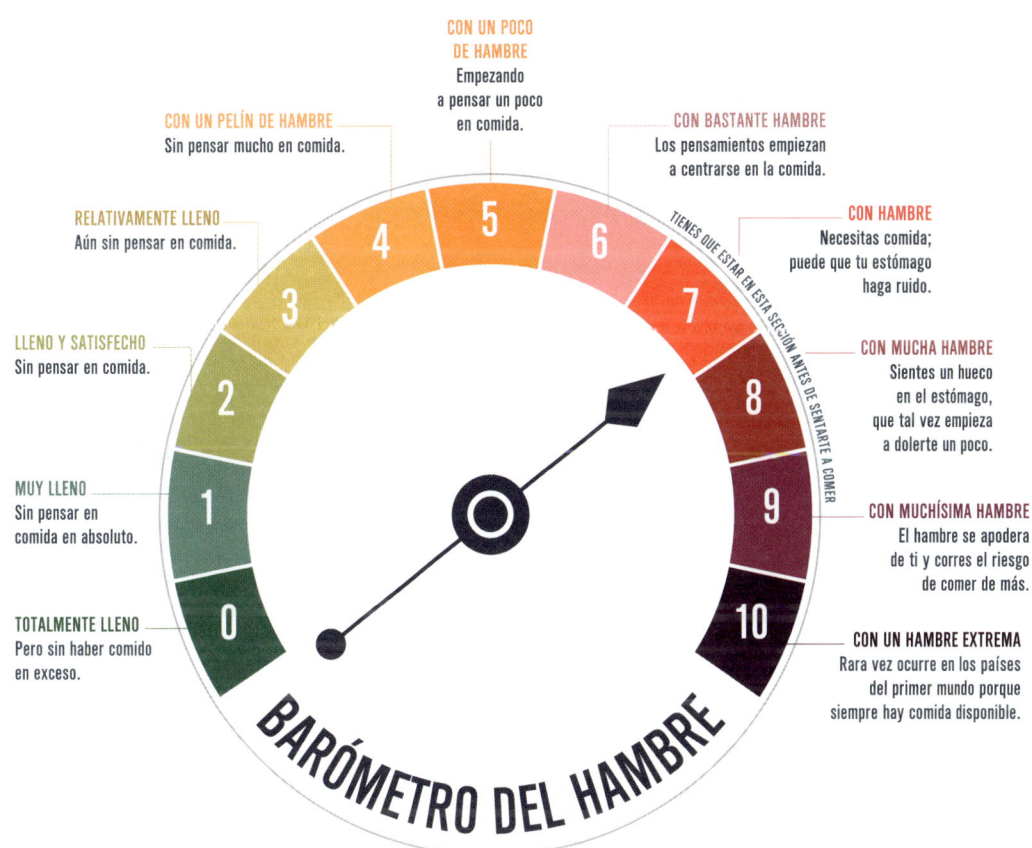

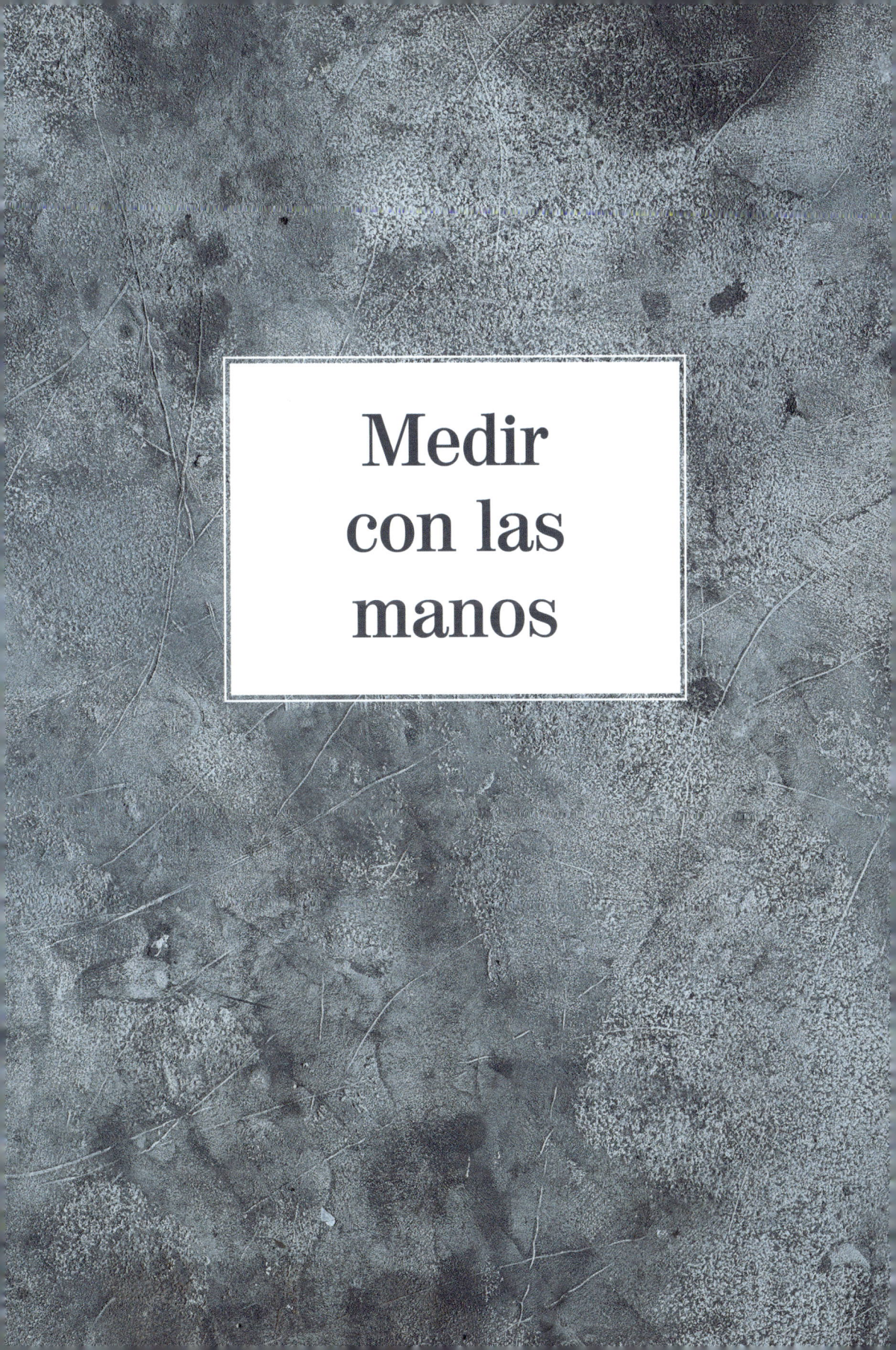

# Método de los puñados

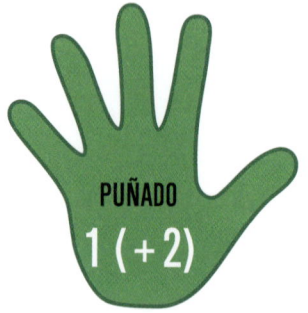
PUÑADO 1 (+ 2)

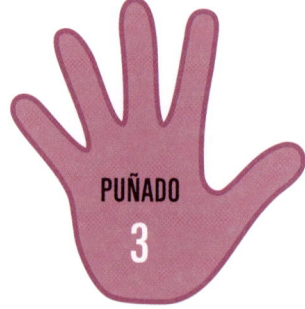
PUÑADO 3

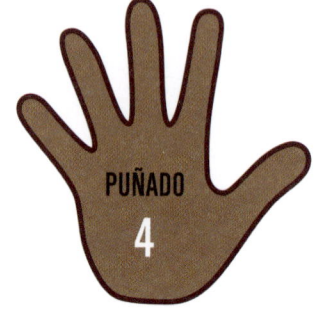
PUÑADO 4

 **VERDURAS**
100 A 250 G
1 O 2 PUÑADOS

 **PROTEÍNA**
100 A 200 G
CARNE
AVES
PESCADO
QUESO BAJO EN GRASA
(máximo 17 %)
1 puñado = 2 o 3 huevos

 **FÉCULA Y/O FRUTA**
PAN
PASTAS
ARROZ
PATATAS
MUESLI (con menos de 13 g de azúcar por cada 100 g)
FRUTA/BAYAS

Opción integral
1 PUÑADO =
100 ml de avena, o
1 pieza de fruta, o
1 rebanada de pan

Nota: este puñado puede reemplazarse con hasta 1/2 Puñado 3 (proteínas) y tal vez más verduras.

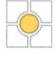 **1 A 3 CUCHARADAS DE GRASAS POR COMIDA**

1 A 3 CUCHARADAS DE GRASAS por comida
8 a 10 g de «grasas puras» por cucharada

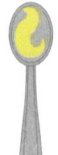
ACEITE DE COCO
ACEITE DE OLIVA
MANTEQUILLA
MAYONESA
NUECES/ALMENDRAS
PESTO
CHOCOLATE NEGRO MÍNIMO 70 %
QUESO (18 % o más)
3 CUCHARADAS = un aguacate grande

**RECUERDA:
3 COMIDAS AL DÍA, SOLO CUANDO TIENES HAMBRE**

Al menos 2 de las 3 comidas consistirán en una combinación de VERDURAS, PROTEÍNAS, FÉCULA/FRUTAS y GRASAS

**OPCIONAL:**

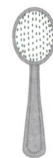
2 CUCHARADAS DE ALIÑO LÁCTEO por comida
Hasta 9 % de materia grasa

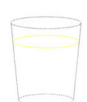
300 ML DE PRODUCTOS LÁCTEOS al día
Hasta 3 % de materia grasa
Máximo 5 g de azúcares por cada 100 g

MÁS INFORMACIÓN SOBRE QUÉ DEBEN TENER LOS PUÑADOS A PARTIR DE LA PÁGINA 239.

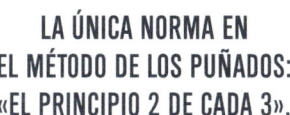

LA ÚNICA NORMA EN EL MÉTODO DE LOS PUÑADOS: «EL PRINCIPIO 2 DE CADA 3».

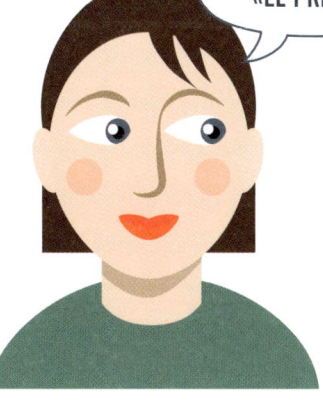

Yogur y muesli

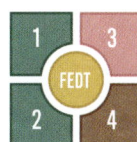
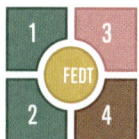

**AL MENOS DOS DE LAS TRES COMIDAS DEL DÍA TIENEN QUE RESPETAR LA CAJA MODELO DE PUÑADOS DE COMIDA**

La Caja Modelo de Puñados de Comida especifica qué debe haber en tu plato y en qué cantidad: 1 o 2 puñados de verduras, un puñado de proteínas, un puñado de fécula y/o fruta en forma de pan, pastas, arroz, patatas, bayas o similar y, además, de 1 a 3 cucharadas de grasas. Llamo a esta división de los alimentos la Caja Modelo de Puñados de Comida.

Además, puedes beber cantidades limitadas de lácteos, así como tomar a voluntad bebidas con cero calorías. Sin embargo, la mejor manera de calmar la sed es con agua.

El método de los puñados no tiene muchas normas. Estas confunden y nos hacen perder la motivación y la perspectiva general. Sin embargo, hay una norma que siempre debes respetar: al menos dos de las tres comidas diarias tienen que ajustarse a la Caja Modelo de Puñados de Comida.

Esta norma significa que, si no deseas comer verduras por la mañana, puedes saltártelo y saborear un yogur con muesli o lo que prefieras desayunar. No obstante, no olvides comer la debida combinación de verduras, proteínas, fécula/fruta y grasas en el almuerzo y la cena. La porción de fécula/fruta puede cambiarse por más verduras y proteínas: comprueba cómo en la página 41.

Es importante tener siempre presente el equilibrio. Aun cuando puedas desviarte de la Caja Modelo de Puñados de Comida, no consumas más energía de la que contiene una caja de comida.

Por ejemplo, si comes tarta, no pongas muchas calorías adicionales en la caja correspondiente, porque en ese caso se desequilibrará.

## Cómo medir con las manos

Al tratar de perder peso, es importante colocar los alimentos en las cajas de comida —y por lo tanto en el plato— en las debidas cantidades. Mírate las manos. Si las estiras por completo, abarcarán una gran superficie. Si juntas los dedos y el pulgar y ahuecas la palma, darás con el tamaño idóneo de las porciones recomendadas en el método de los puñados.

A continuación, se trata de servir un plato con 3 o 4 puñados combinados de manera sensata, con las debidas proporciones de carbohidratos, proteínas y grasas.

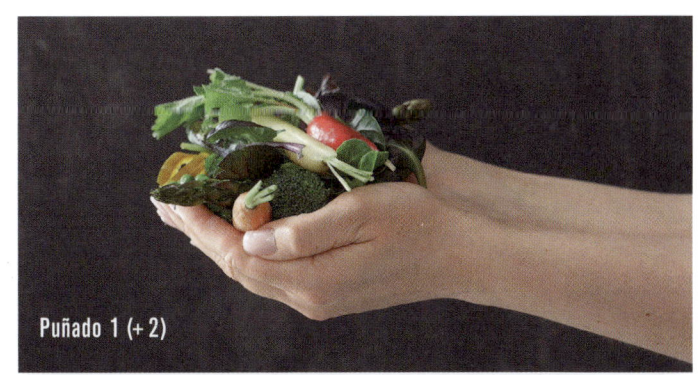

Puñado 1 (+ 2)

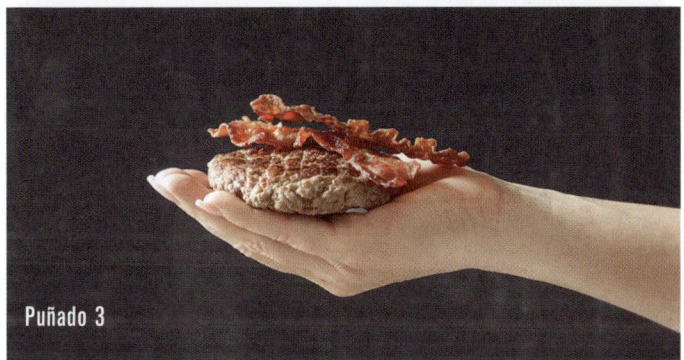

Puñado 3

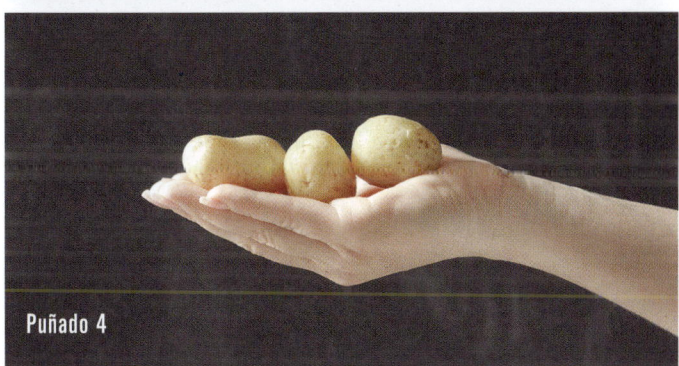

Puñado 4

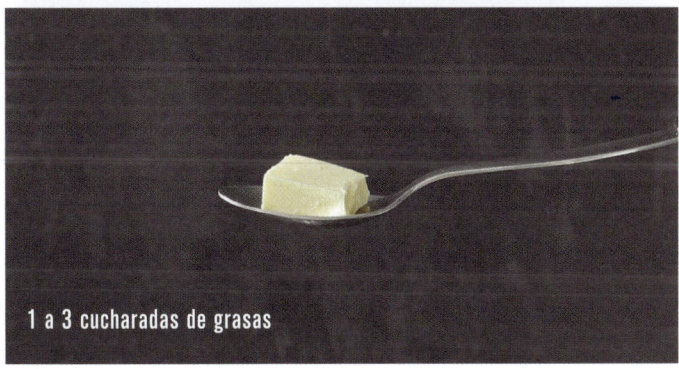

1 a 3 cucharadas de grasas

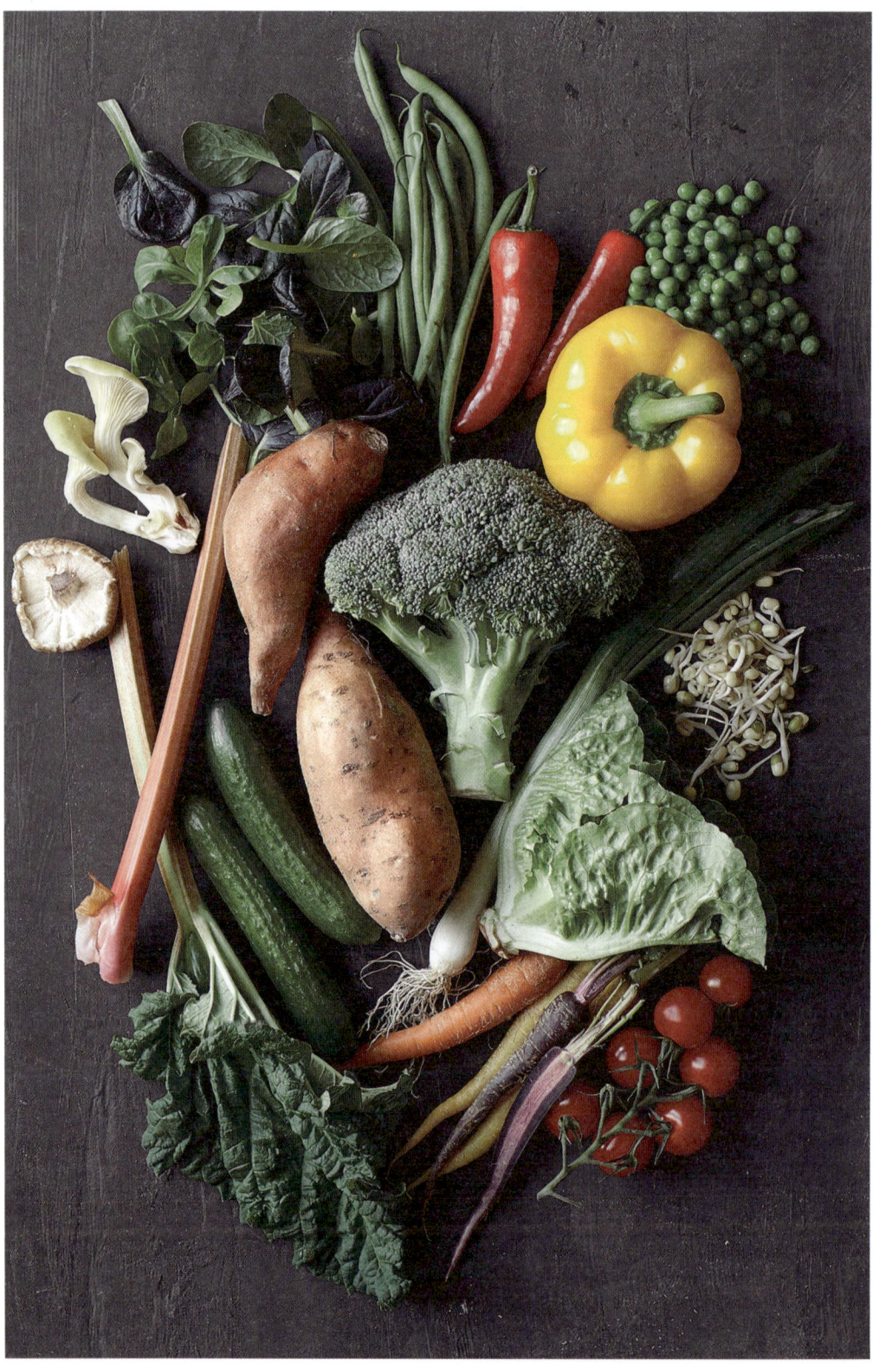

# Puñado 1 (+2): Verduras

Los puñados 1 y 2 consisten en carbohidratos en forma de verduras. El número entre paréntesis (+2) significa que, si lo deseas, puedes elegir dos puñados de verduras, aunque con uno solo basta.

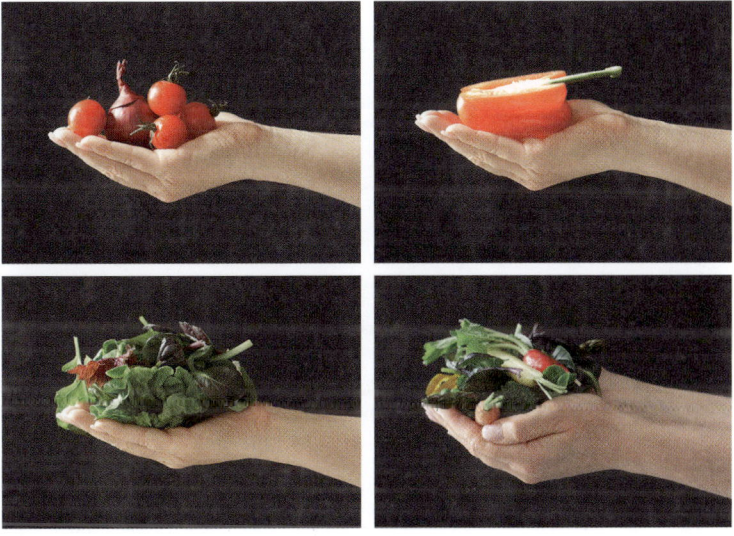

Para una lista detallada de lo que puede incluirse en el puñado 1 (+2), véase la página 240.

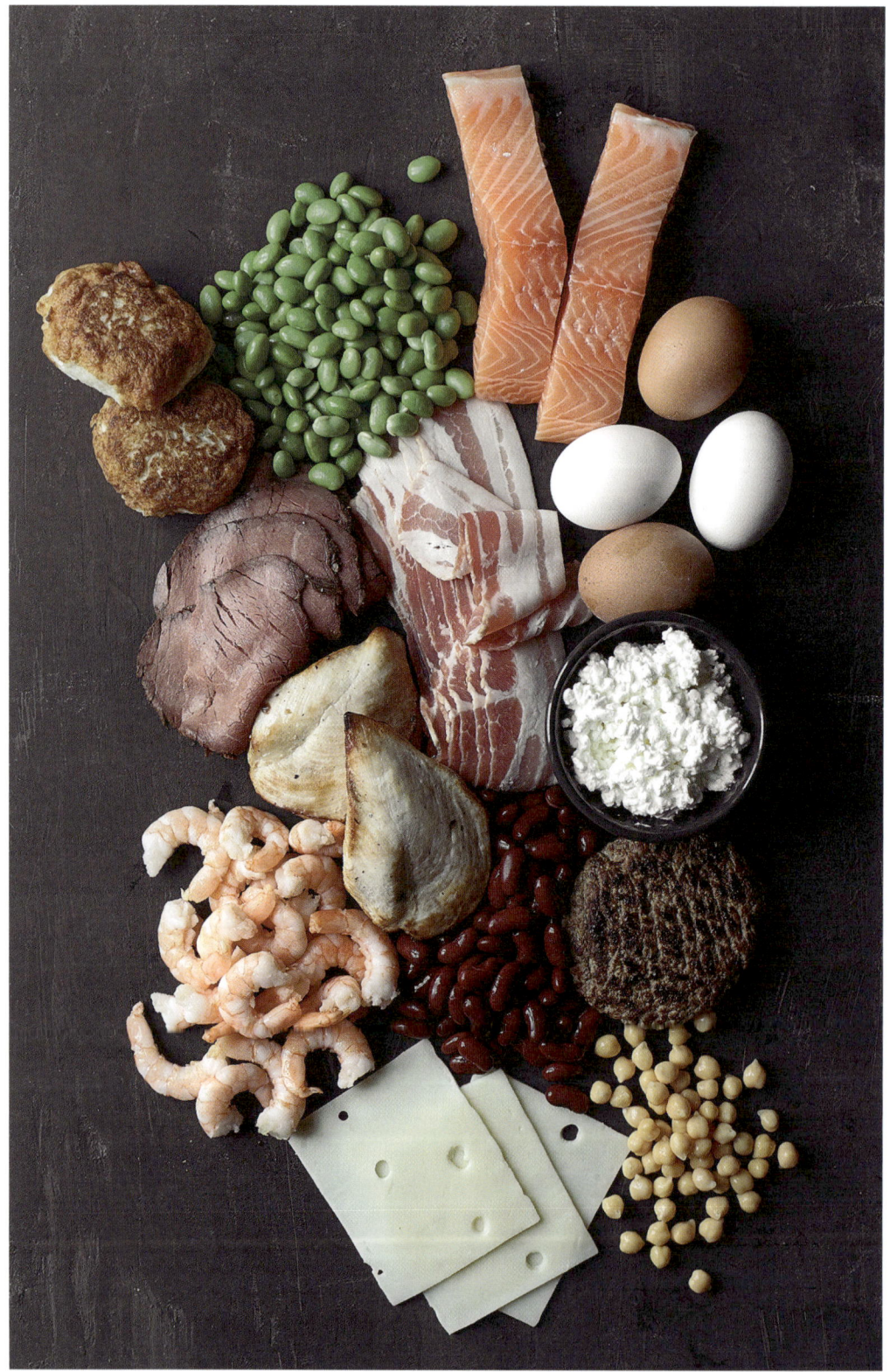

# Puñado 3: proteínas

El puñado 3 incluye proteínas de carne, aves, pescado, mariscos, huevos, queso bajo en grasa o legumbres. Debes incluir proteínas al menos en dos de tus tres comidas diarias; sin embargo, debes limitar las proteínas procesadas, como los embutidos y el beicon. Si haces mucho ejercicio, es buena idea incluir proteínas en tus tres comidas diarias.

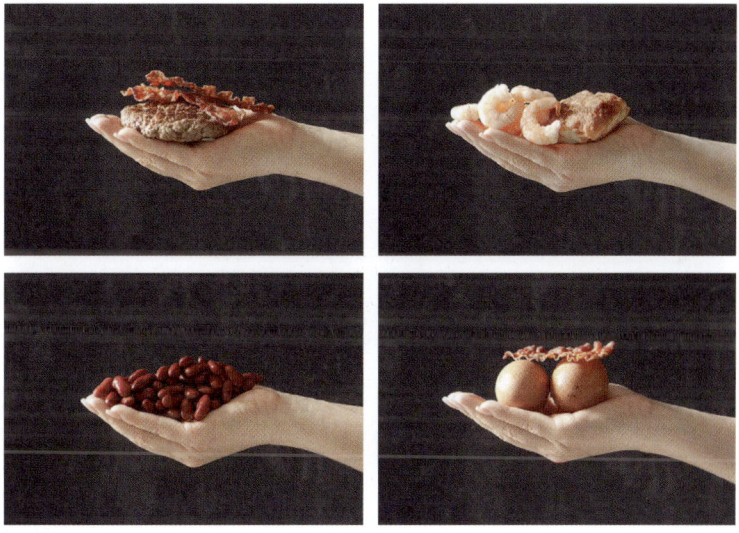

Para una lista detallada de lo que puede incluirse en el puñado 3, véase la página 242.

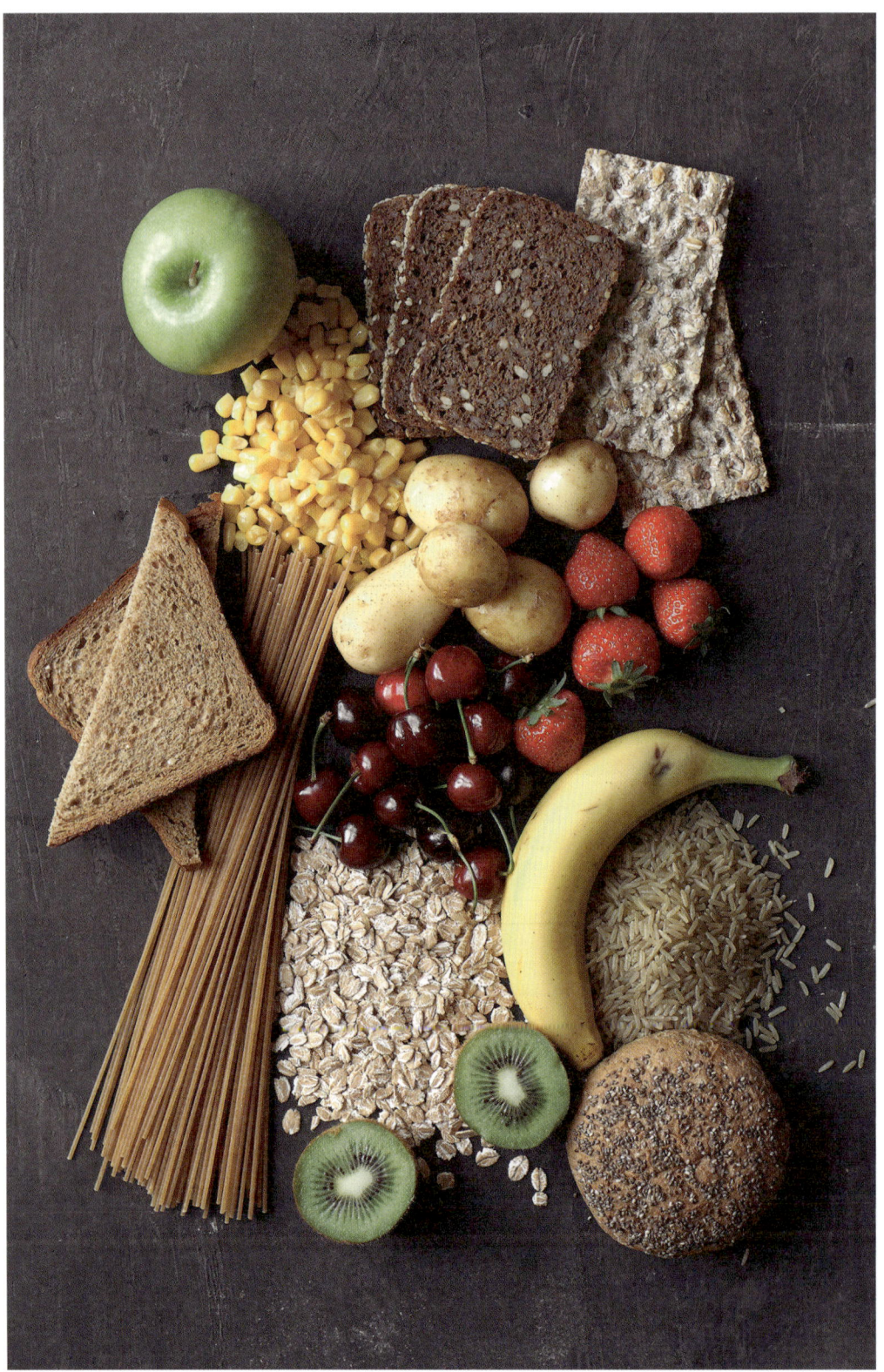

# Puñado 4: fécula y/o fruta

El puñado 4 son carbohidratos en forma de pan, cereales de desayuno, pastas, arroz, patatas y/o frutas y bayas. El puñado 4 puede reemplazarse por más verduras o por hasta medio puñado de proteínas si quieres evitar el pan, el arroz, las pastas, etc.

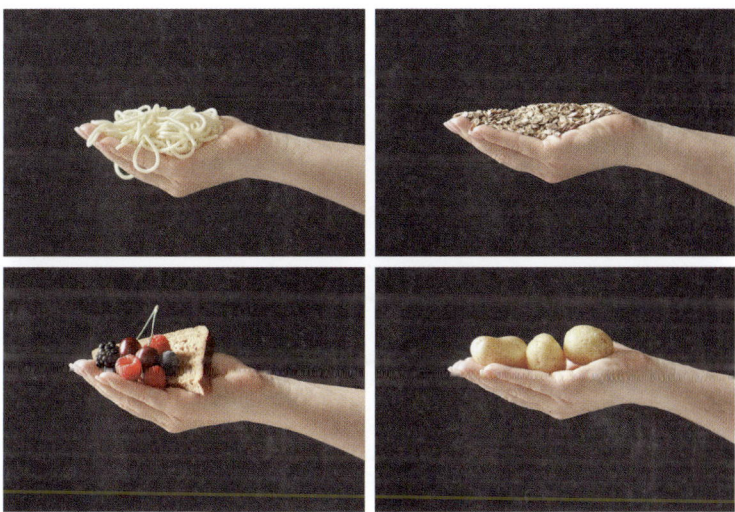

Para una lista detallada de lo que puede incluirse en el puñado 4, véase la página 246.

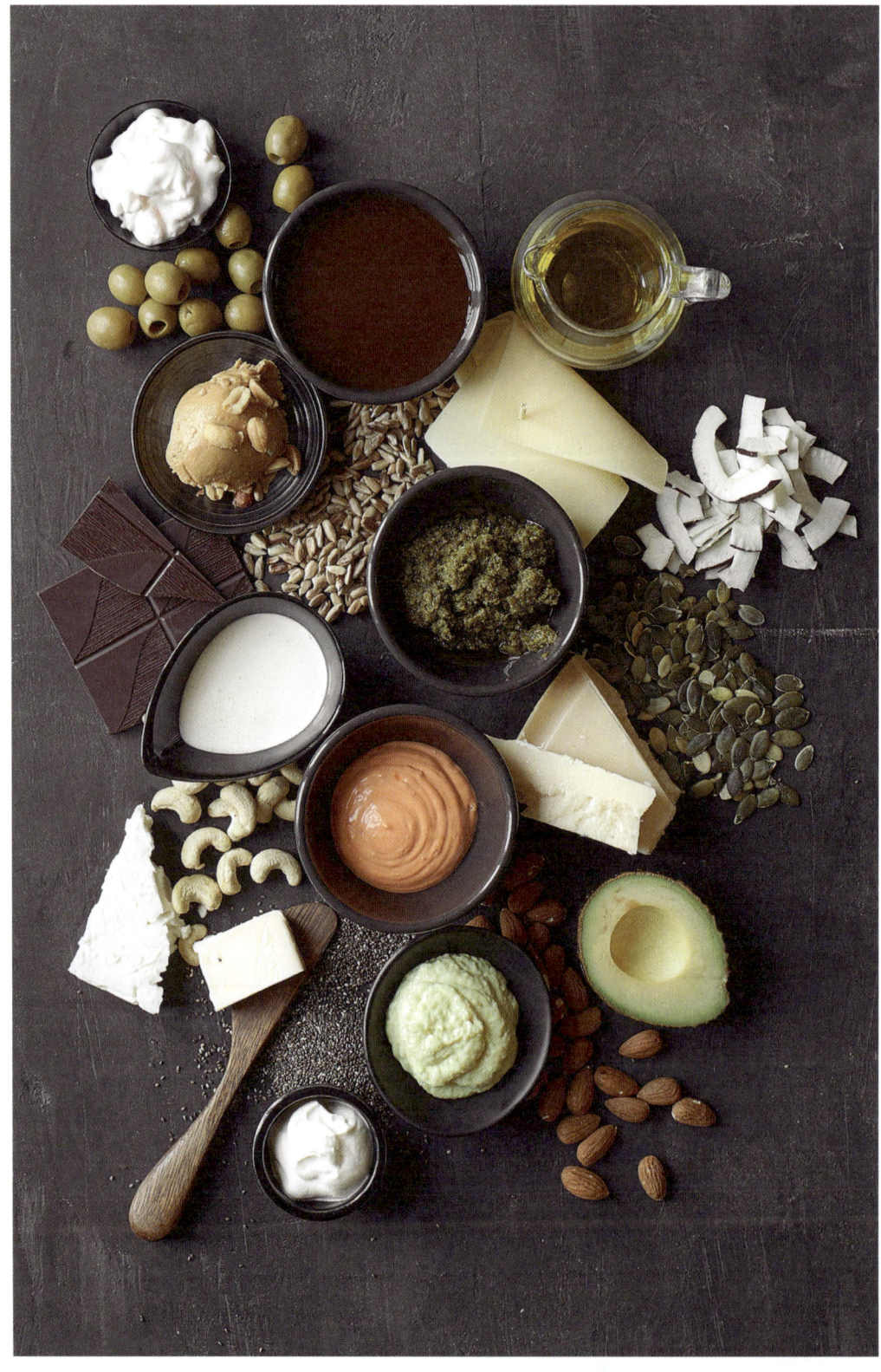

# 1 a 3 cucharadas de grasas

Puedes consumir de 1 a 3 cucharadas de grasas por comida. Eso incluye productos como el aceite de oliva, el aceite de semillas de colza, las nueces, las almendras, las semillas, la mayonesa, la salsa tártara, el aguacate, el alioli, el pesto y similares, así como la mantequilla, la nata, la *crème fraîche*, el queso graso y el chocolate negro. El coco rallado es un ejemplo de grasas con fibra alimentaria: también lo son el aguacate, las nueces, las almendras y las semillas.

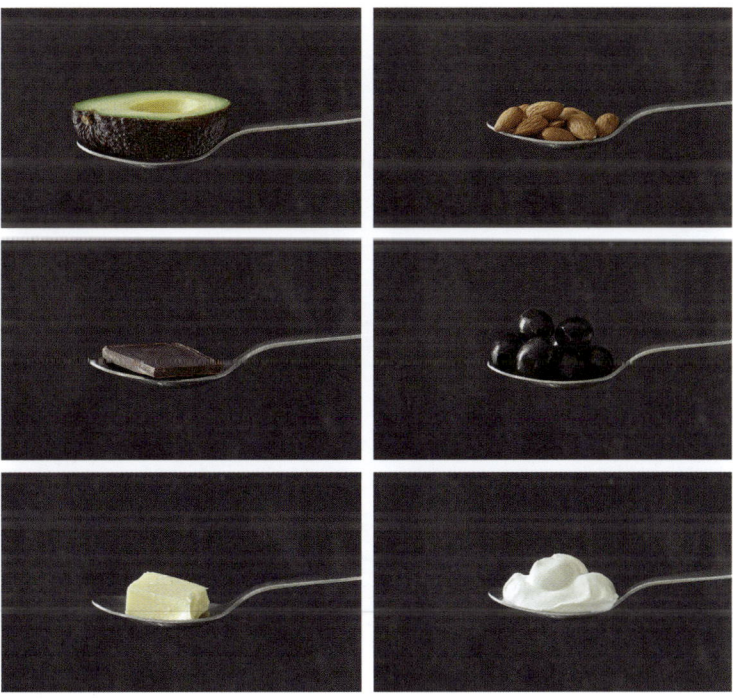

**Para una lista detallada de las grasas, véase la página 252.**

# La Caja Modelo de Puñados de Comida®

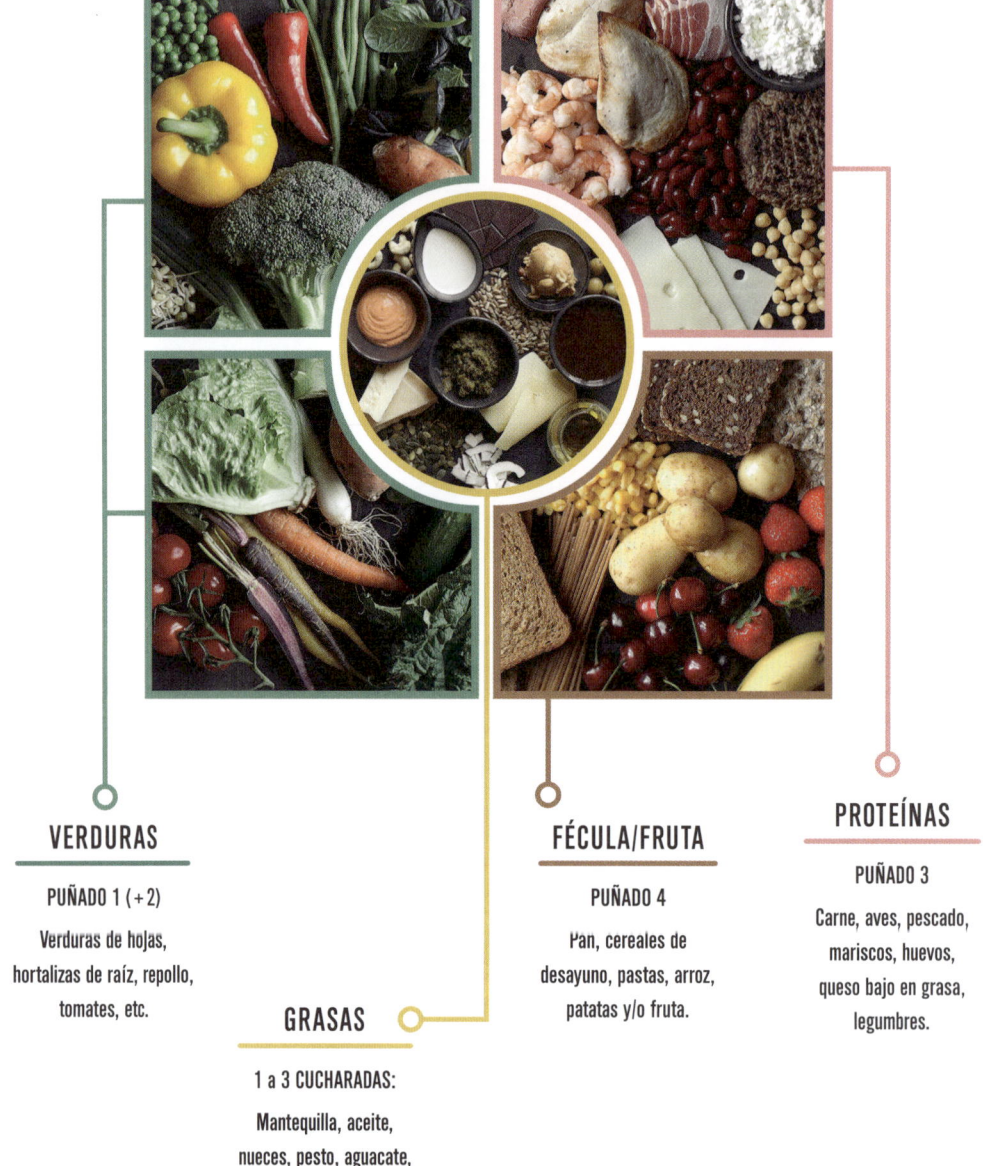

**VERDURAS**

PUÑADO 1 ( + 2)

Verduras de hojas, hortalizas de raíz, repollo, tomates, etc.

**GRASAS**

1 a 3 CUCHARADAS:

Mantequilla, aceite, nueces, pesto, aguacate, mayonesa, queso graso, chocolate negro.

**FÉCULA/FRUTA**

PUÑADO 4

Pan, cereales de desayuno, pastas, arroz, patatas y/o fruta.

**PROTEÍNAS**

PUÑADO 3

Carne, aves, pescado, mariscos, huevos, queso bajo en grasa, legumbres.

Si prefieres evitar el Puñado 4, remplázalo con verduras adicionales y hasta medio puñado de proteínas. En tal caso el modelo se parecerá al siguiente:

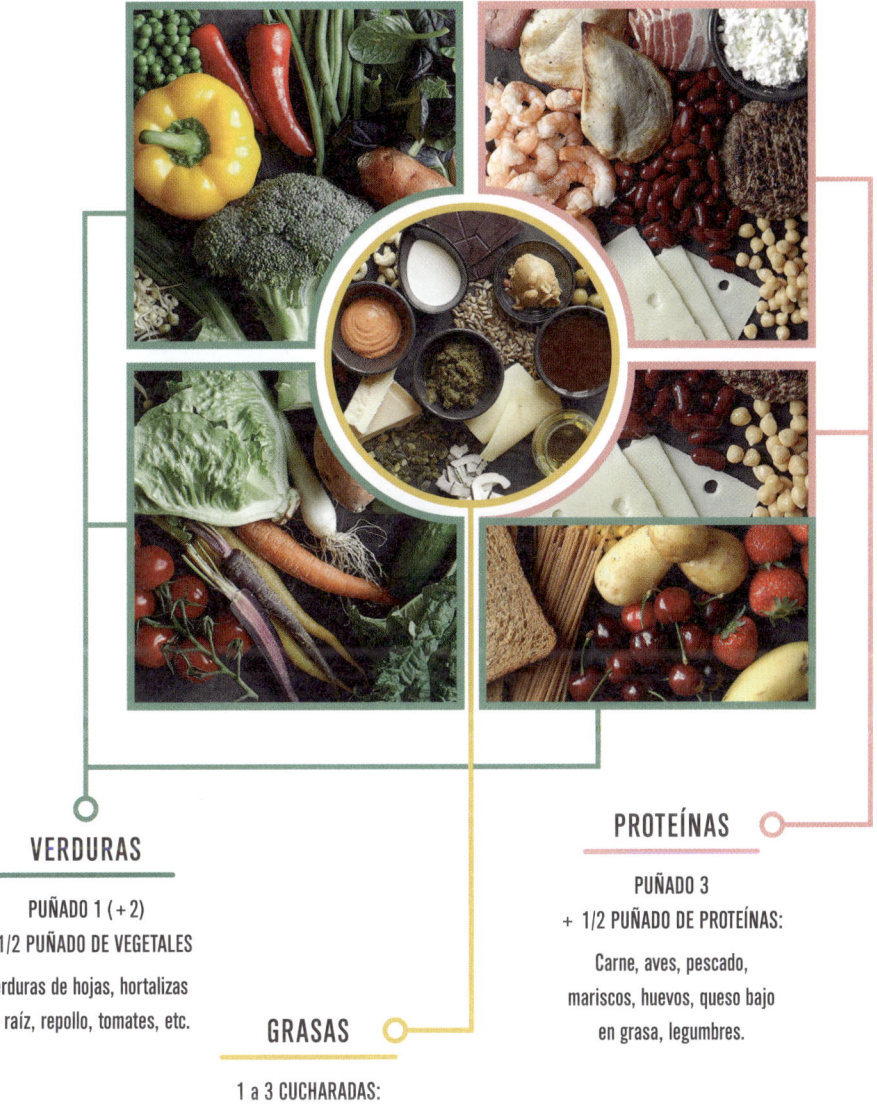

**VERDURAS**

PUÑADO 1 (+ 2)
+ 1/2 PUÑADO DE VEGETALES

Verduras de hojas, hortalizas de raíz, repollo, tomates, etc.

**GRASAS**

1 a 3 CUCHARADAS:

Mantequilla, aceite, nueces, pesto, aguacate, mayonesa, queso graso, salsa, chocolate negro.

**PROTEÍNAS**

PUÑADO 3
+ 1/2 PUÑADO DE PROTEÍNAS:

Carne, aves, pescado, mariscos, huevos, queso bajo en grasa, legumbres.

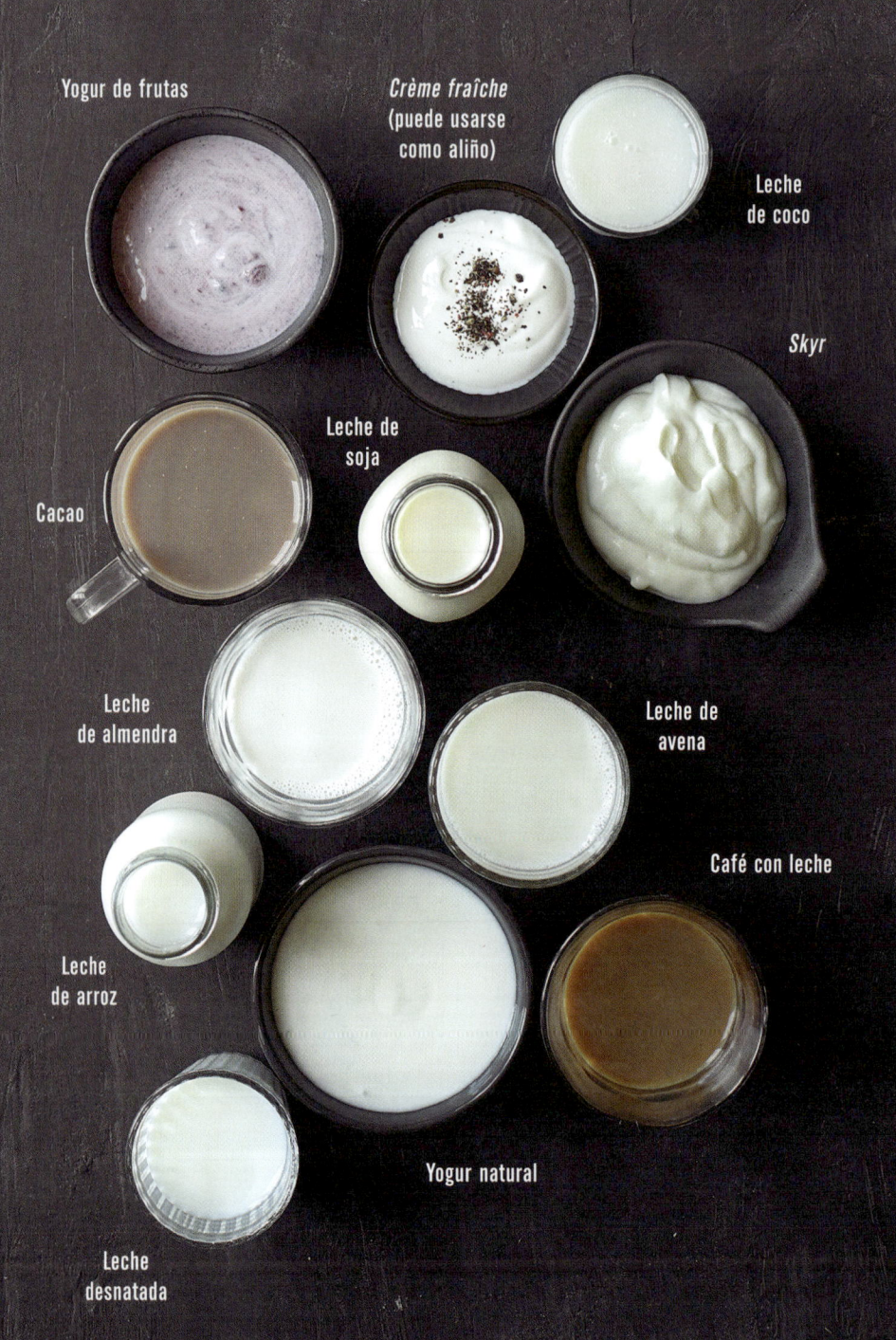

# Comidas y bebidas opcionales

Además de lo incluido en las cajas de comida, puedes consumir lo siguiente:

### LÁCTEOS:
Puedes comer/beber hasta 300 ml de lácteos al día si lo deseas, además de lo que ya está incluido en las cajas de comida. Estos 300 ml deben tener un contenido graso menor a 3,5 % y un máximo de 5 g de azúcar por cada 100 g de producto.

**Para una lista detallada de productos lácteos adecuados, véase la página 257.**

### ALIÑO LÁCTEO:
Además, puedes usar hasta dos cucharadas de aliño lácteo por cada caja de comida. El porcentaje graso deberá ser menor a 9 %.

**Para una lista detallada de aliños lácteos adecuados, véase la página 257.**

Calma la sed con agua.

∎

Bebe todo el té o café solo
(sin leche ni azúcar) que quieras.

∎

Bebe refrescos dietéticos
con la frecuencia deseada,
pero sé razonable.

∎

Consume alcohol
con responsabilidad.

∎

Bebe solo una cantidad
moderada de leche.

∎

Disfruta de bebidas con azúcar
en cantidad limitada.

# Bebidas

Puedes beber toda el agua que necesites, con o sin gas. Bebe de 1 l a 1 ½ l de agua al día, o más si has realizado actividad física o hace calor. También puedes tomar café, té, refrescos y naranjada o limonada sin calorías con la frecuencia que quieras, pero sé razonable.

Decide qué hábitos deseas conservar en tu vida, en especial pensando en la cerveza, el vino y el alcohol fuerte. Si quieres llevar una vida en la que puedas beber un vaso de vino o cerveza, es buena idea definir tus hábitos durante el periodo de pérdida de peso, a fin de que estén implantados una vez que hayas adelgazado.

Si bebes vino o cerveza solo de vez en cuando y, por lo tanto, no lo incluyes en tus porciones habituales, puedes compensar un vaso imprevisto reduciendo el Puñado 4 (pan, arroz, pasta, patatas y fruta) en una comida. Eso te permitirá equilibrar tu consumo de calorías.

Si a veces te gusta beber bebidas aromatizadas y copas, remplaza las bebidas azucaradas como el zumo o los refrescos por productos de bajas calorías.

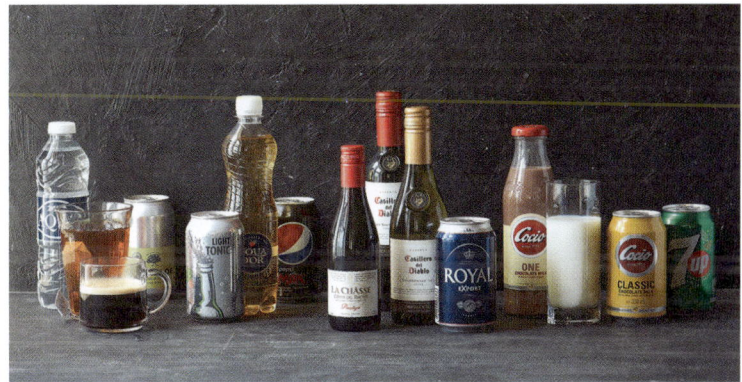

Para una lista detallada de bebidas, véanse las páginas 258 y 260.

# Recompensas

Entre las recompensas figuran distintas variedades de azúcares, dulces, helado, tarta, cereales de desayuno, patatas fritas, tacos, comida rápida y bebidas azucaradas.

En este grupo no hay cantidades definidas. Si utilizas un poco de azúcar o miel para cocinar, estas contarán solo como condimentos. Si comes cantidades más grandes de alimentos de esta categoría, deberás compensarlos en tus cajas de comida. Por ejemplo, no te prives de comer una pequeña porción de tarta, pero compénsala quitando algo que corresponda a media caja de comida. De ese modo, la mayoría de lo que comas será razonable.

**Para una lista detallada de recompensas, véase la página 259.**

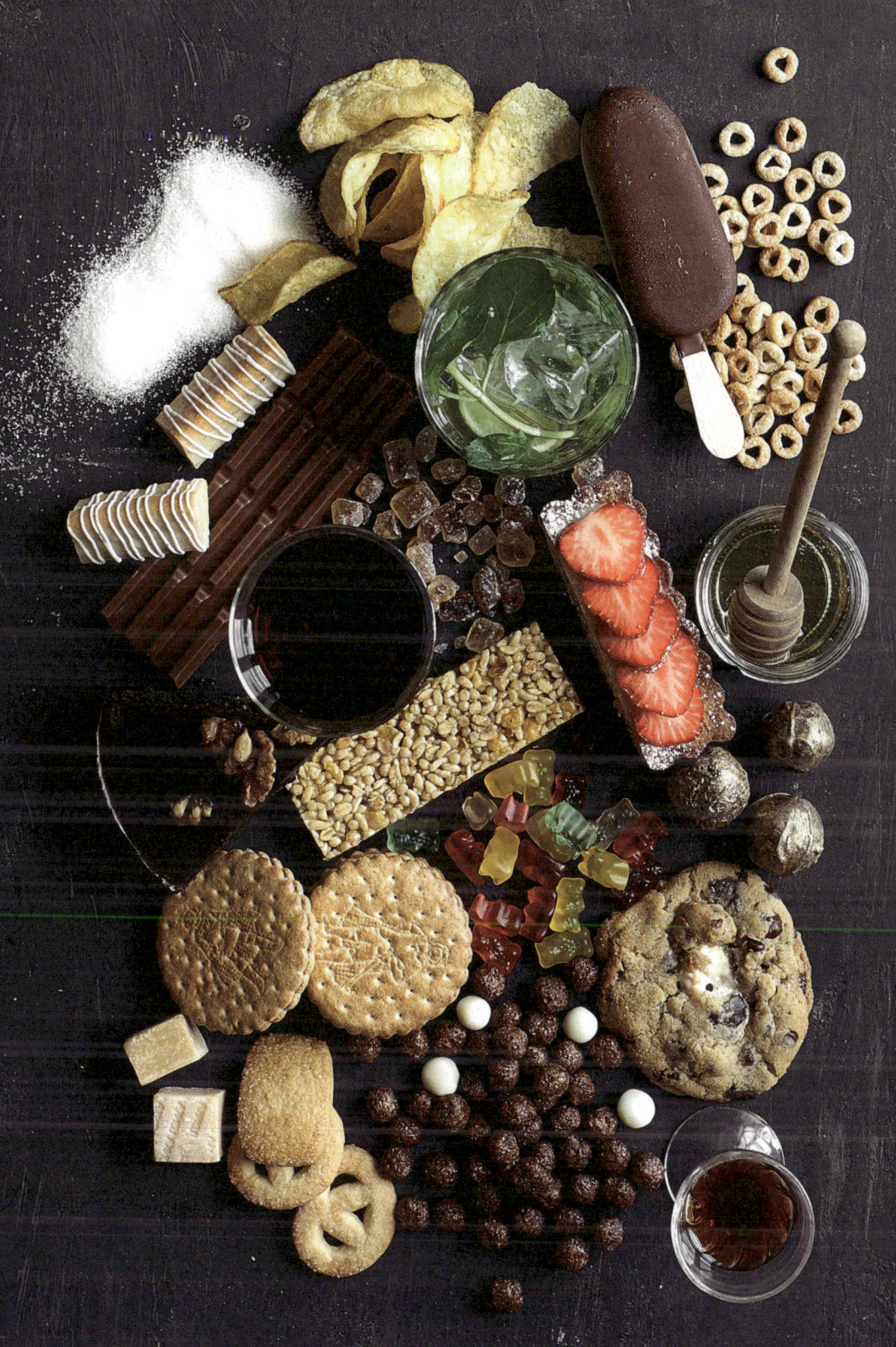

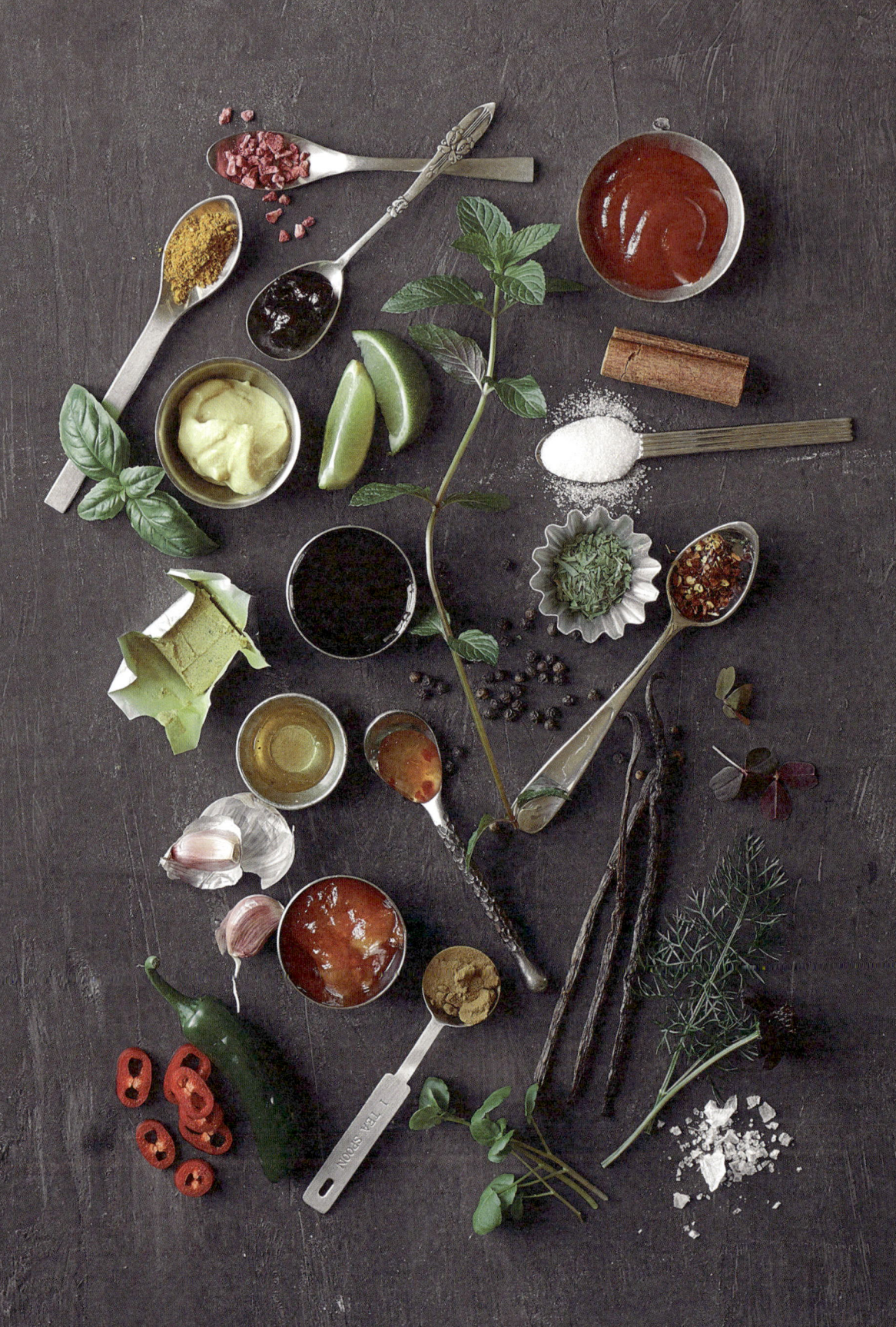

# Condimentos

Tu comida tiene que ser sabrosa, así que utiliza distintos condimentos. Esta categoría abarca todo lo que, en pequeñas cantidades, da sabor a la comida. Por conveniencia, he decidido incluir en este grupo las levaduras y los agentes espesantes.

**Para una lista detallada de condimentos, véase la página 261.**

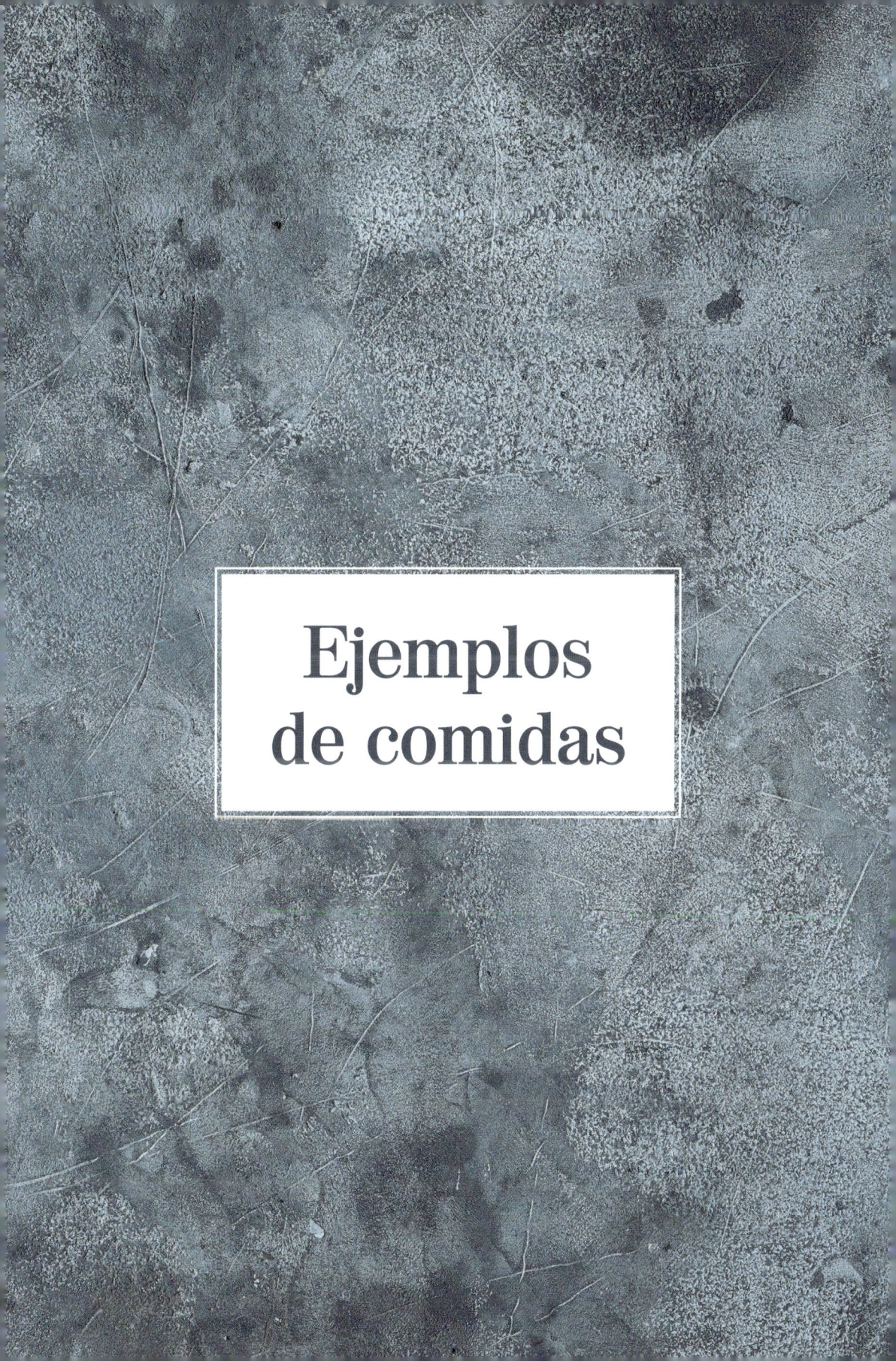

# Ejemplos de comidas

# Desayuno

Si tienes prisa por la mañana y no quieres comer verduras a primera hora, puedes suprimirlas y, por ejemplo, tomar yogur o *skyr* con muesli. Solo tienes que respetar la Caja Modelo de Puñados de Comida en las otras dos comidas del día.

Pero no se tarda mucho tiempo en preparar un desayuno que cumpla con la Caja Modelo.
El siguiente es un ejemplo. Mientras pones a hervir un huevo, coge los ingredientes y llena tu plato (y por lo tanto tu caja de comida) con:

| | |
|---|---|
| Puñado 1 (+2); | *tomate, pepino, lechuga* |
| Puñado 3: | *huevos, queso bajo en grasa* |
| Puñado 4: | *pan crujiente, plátano, muesli* |
| Grasa: | *aguacate, chocolate negro* |
| Productos lácteos: | *yogur natural* |
| Aliño lácteo: | *dos cucharadas de «crème fraîche», máx. 9 % de materia grasa* |
| Condimento: | *sal, pimienta, limón, menta en el té* |

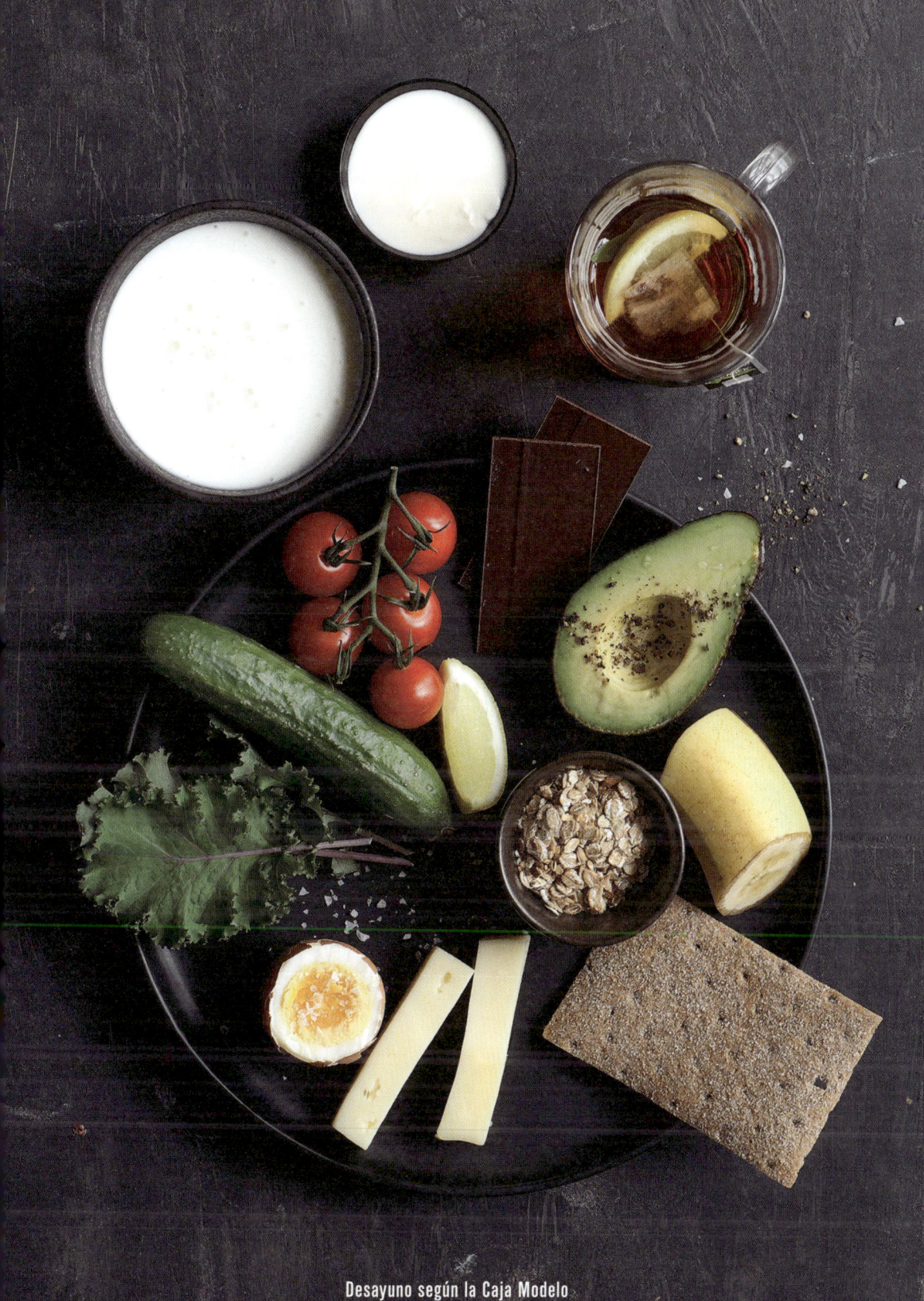

Desayuno según la Caja Modelo
de Puñados de Comida

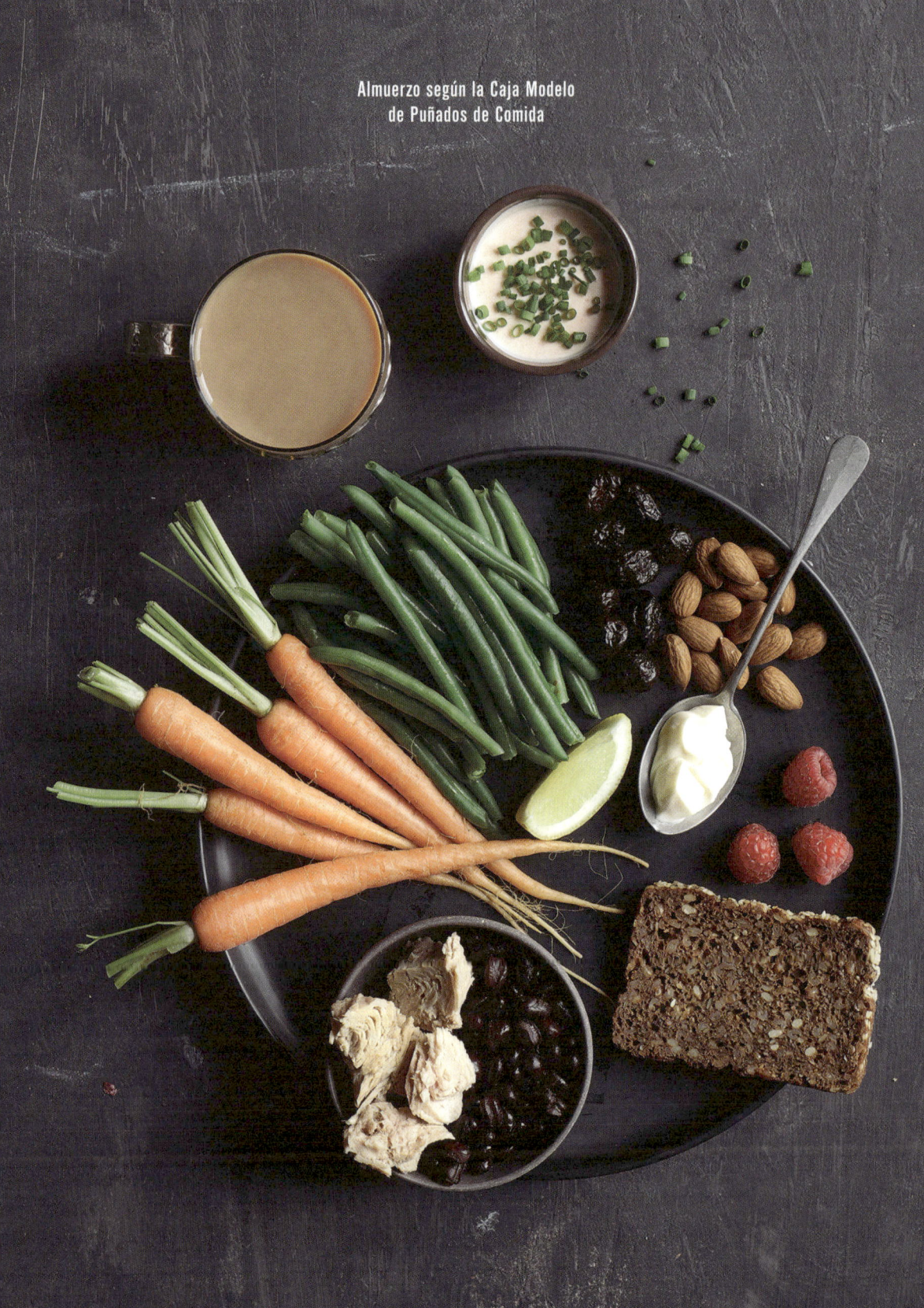

Almuerzo según la Caja Modelo de Puñados de Comida

# Almuerzo

El almuerzo es un buen momento para aprovechar las sobras de la noche anterior. Puedes combinar fácilmente varios tipos de proteínas siempre y cuando se limiten a un puñado. La comida tiene que saciarte durante 5 o 6 horas, así que es importante llenar esta caja.

| | |
|---|---|
| **Puñado 1 (+2):** | *judías, zanahorias* |
| **Puñado 3:** | *atún, alubias pintas* |
| **Puñado 4:** | *pan de centeno, frambuesas* |
| **Grasa:** | *mayonesa, almendras, aceitunas* |
| **Productos lácteos:** | *leche en el café* |
| **Aliño lácteo:** | *dos cucharadas de «crème fraîche», máx. 9 % de materia grasa* |
| **Condimento:** | *sal, pimienta, limón, cebollino, kétchup en el aliño de «crème fraîche»* |

# Cena

Si estás acostumbrado a comer un dulce con el café y no quieres suprimirlo, es buena idea tomarlo de postre en la cena, pues el efecto del azúcar en la sangre depende de toda la comida. Dicho de otro modo, la fibra alimentaria, las grasas y las proteínas de la cena pueden impedir que el postre eleve tus niveles de azúcar en la sangre.

| | |
|---|---|
| **Puñado 1 (+2):** | *champiñones, cebolla, lechuga* |
| **Puñado 3:** | *ternera* |
| **Puñado 4:** | *patata* |
| **Grasa:** | *queso feta, «crème fraîche», mantequilla/aceite de oliva para freír* |
| **Aliño lácteo:** | *dos cucharadas de «crème fraîche», máx. 9 % de materia grasa* |
| **Condimento:** | *sal, pimienta, tomillo, eneldo, curry en el aliño, menta en el agua* |

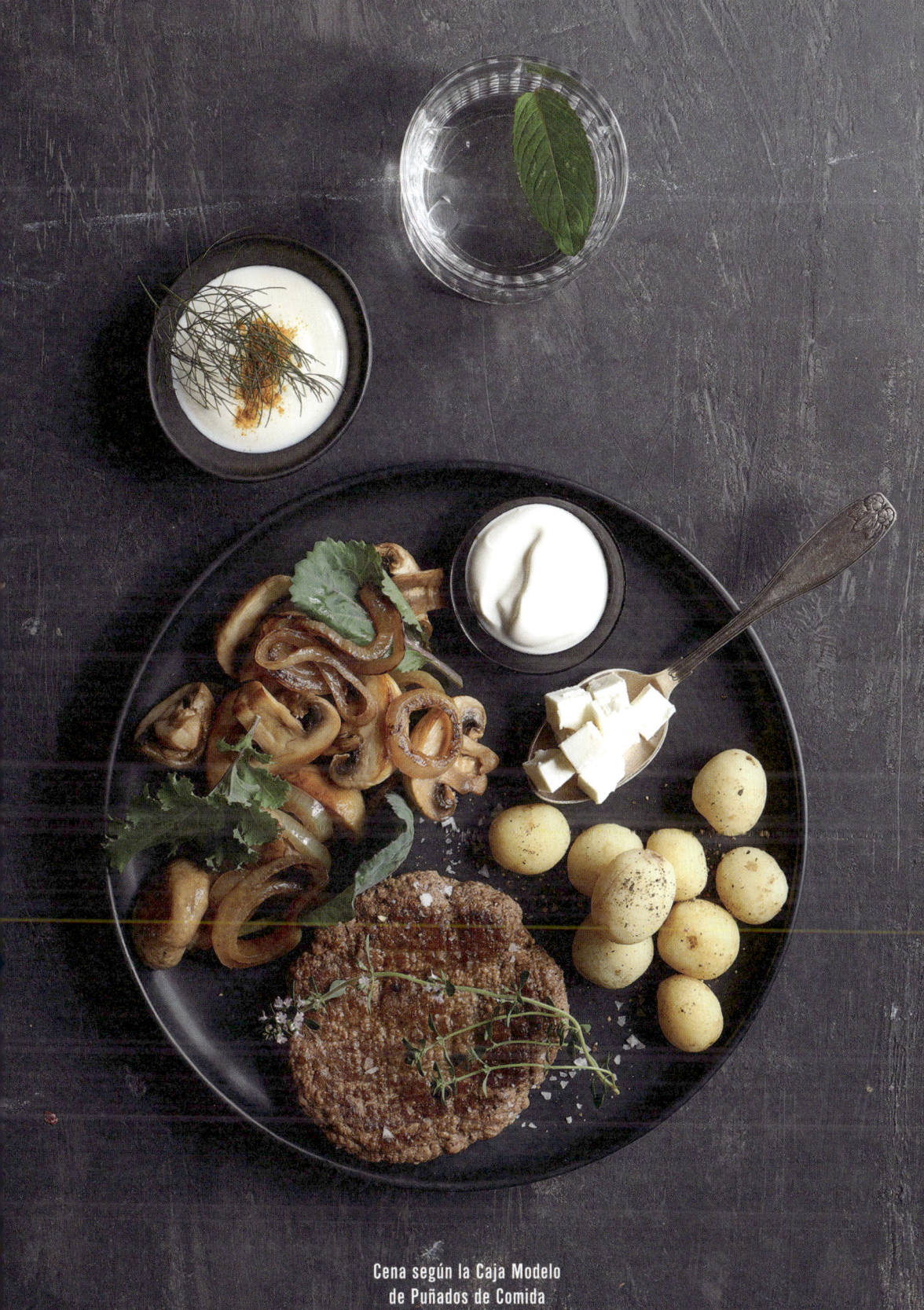

Cena según la Caja Modelo
de Puñados de Comida

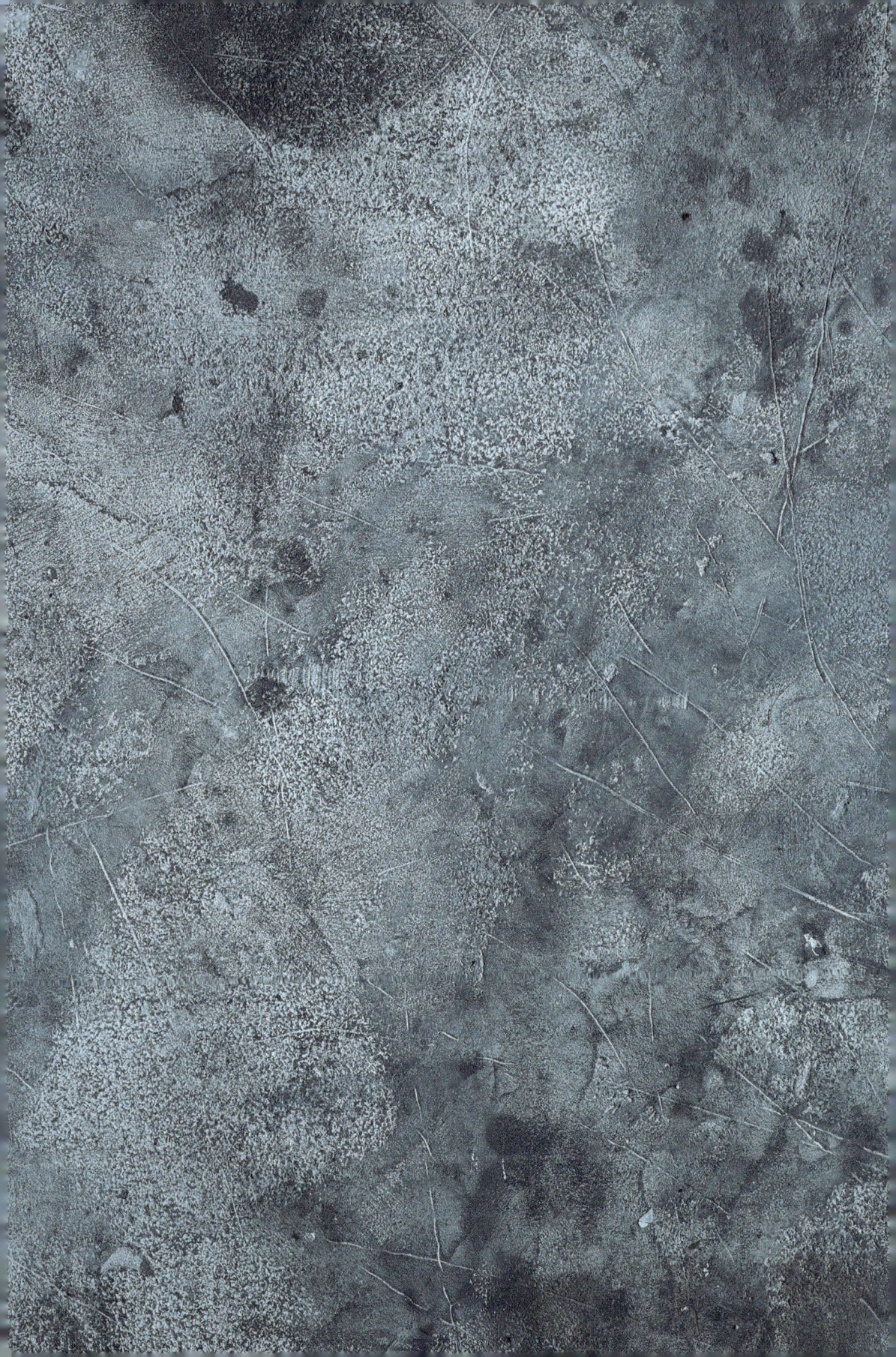

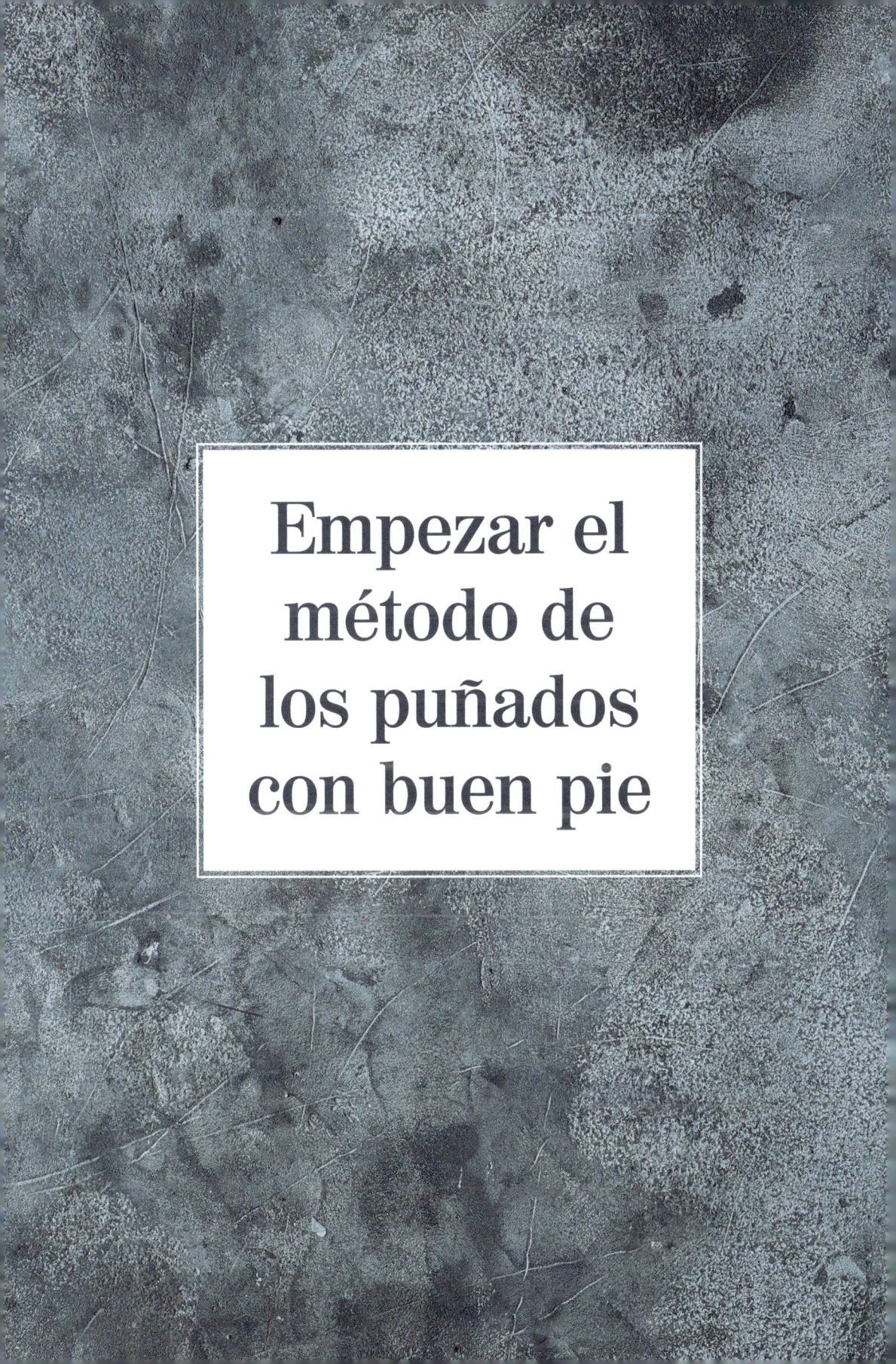

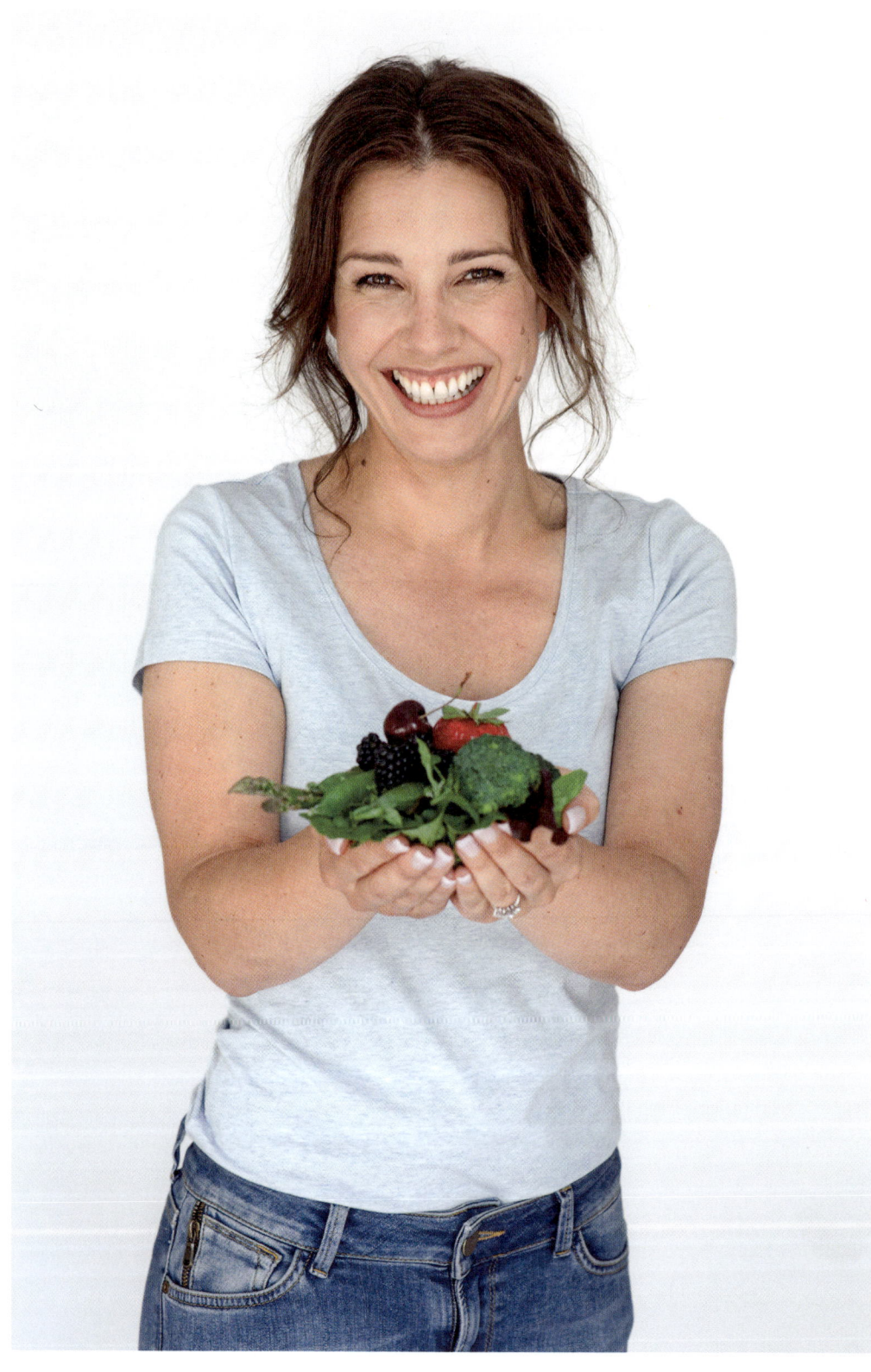

Te recomiendo que, durante los primeros 14 días, sigas los principios del método de los puñados a rajatabla; es decir, tres cajas de comida al día elaboradas según la Caja Modelo de Puñados de Comida. Llenar bien las cajas de comida hará que sea más fácil evitar el picoteo entre horas.

Si te cuesta esperar tanto entre comidas, bebe una taza de caldo caliente un par de veces al día para contrarrestar los efectos secundarios de reducir el consumo de carbohidratos. Hay más información sobre el tema en la sección «Dificultades de principiantes», en la página 62.

Te sugiero que lleves un diario de dieta durante los primeros 14 días. Verás un ejemplo completo correspondiente a una mujer en la página 160 y otro correspondiente a un hombre en la página 228.

Al comienzo, puedes usar las recetas de este libro o seguir con tu dieta actual. Solo asegúrate de respetar las pautas de las porciones: puñados de comida y cucharadas de grasas. Puedes elegir perfectamente uno o dos de tus desayunos favoritos y alternarlos los primeros 14 días, y escoger libremente entre los almuerzos y las cenas.

Revisa tus provisiones de comida. Llena la nevera de verduras. Empieza por las que conoces y te gustan; ya habrá tiempo de ampliar el repertorio. Las verduras de estación son baratas y contienen muchas vitaminas, pero no compres más de las que puedas consumir. Llena el congelador de verduras envasadas, como espinacas, guisantes, judías, etc., para no quedarte nunca sin ellas.

Carne, pescado, aves y queso fresco son buenas fuentes de proteínas. Pero es una buena idea almacenar pescado en conserva como caballa, huevas de bacalao y atún. Al igual que los buñuelos de pescado, son una solución fácil para el almuerzo o una comida rápida.

Asegúrate de tener varios tipos de grasa en la cocina: mantequilla, aceite de oliva, mayonesa, aceitunas, nueces, almendras y queso graso.

Elige el pan integral. La mayoría de la gente no come mucha fruta al principio del método de los puñados, pero es una buena idea tener bayas o frutos rojos en el congelador. Conserva en la nevera un litro de leche, un producto lácteo fermentado y, por ejemplo, *crème fraîche* de entre 5 y 9 %, y estarás bien provisto.

# Dificultades de principiantes

Durante los primeros 14 días del método de los puñados te sentirás raro. Recuerda que estarás retando a tu cuerpo a adaptarse a una nueva dieta. Eso puede traer consigo algunas reacciones, no siempre agradables. Las reacciones del cuerpo pueden variar muchísimo.

### ¿MAREADO, CANSADO Y DE MAL HUMOR?

Hay gente que casi no tiene dificultades al empezar una dieta, mientras que otra se siente como si tuviera algo de gripe, con síntomas que pueden incluir dolor de cabeza, mareo, aumento de orina, problemas estomacales (por ejemplo, diarrea o estreñimiento), bajos niveles de energía e irritación.

Esos síntomas aparecen porque el cuerpo está reaccionando a un cambio de alimentación. Es natural y no hay por qué desanimarse. Tienes que aprovechar todas tus reservas de paciencia y confiar en que las cosas se enderezarán al cabo de algunas semanas.

El sistema digestivo puede tardar varias semanas en adaptarse a los nuevos hábitos alimenticios. No comas demasiadas verduras crudas si no estás acostumbrado a ello, porque quizá tu estómago tenga dificultades para digerirlas. En su lugar, prueba a freír, hervir, asar o cocer al vapor algunas de las verduras que comas.

Bebe 1 o 2 tazas de caldo caliente al día durante las primeras semanas. En el comienzo del método de los puñados, pierdes líquidos corporales y puedes sentir molestias. La sal del caldo ayuda a contrarrestar ese efecto.

### ¿TE RESULTA DIFÍCIL EVITAR EL PICOTEO?

Mucha gente come por costumbre más que por hambre. Es importante que te familiarices con la sensación de apetito utilizando el barómetro del

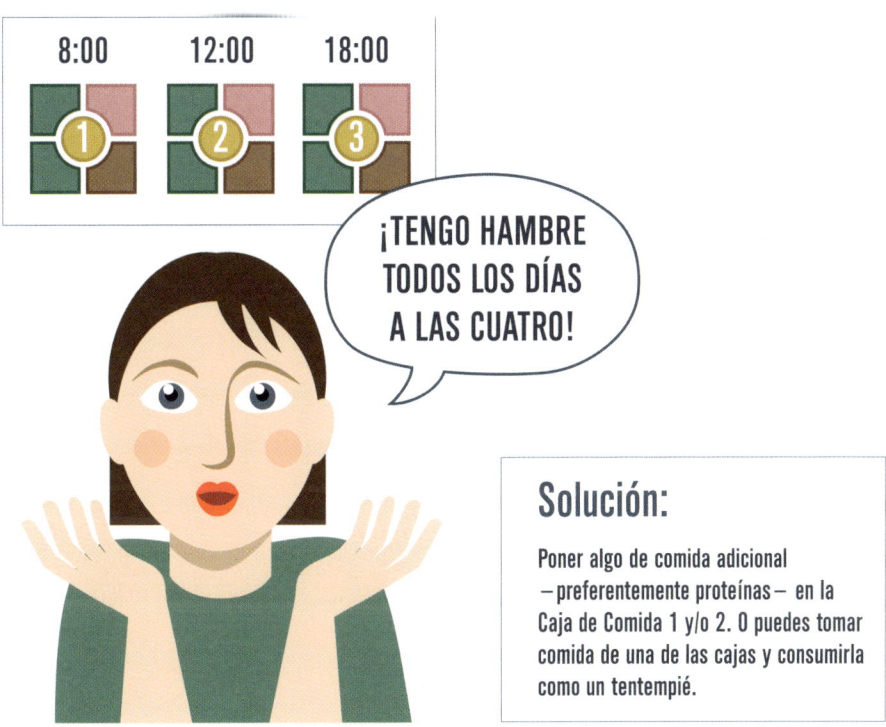

hambre (véase la página 25). Si te cuesta controlar el hambre con tres comidas al día, tienes dos alternativas.

Añadir un poco más de comida en una de las cajas diarias, por ejemplo, incrementando la cantidad de proteínas entre un 5 y un 10 %. Tal vez no estés comiendo lo suficiente.

O dividir tus porciones en tres comidas principales y uno o más tentempiés. Tienes que descubrir lo que mejor te venga, aun cuando se trata del número de comidas. El método de los puñados seguirá funcionando siempre y cuando no comas más en total de lo que pueden contener las tres cajas de comida sugeridas.

Si introduces tentempiés durante el día, es una buena idea elegir algo pequeño con proteínas, carbohidratos y grasas. Esta combinación te saciará y mantendrá estables tus niveles de azúcar en la sangre. Desde luego, puedes comer una zanahoria u otra verdura, si te da resultado.

Pistachos

Caldo

Buñuelo
de pescado

Edamames

Espárrago envuelto
en jamón serrano

Almendras

Huevo
con mayonesa

# 13 tentempiés rápidos:

VÉASE LA SIGUIENTE PÁGINA
PARA LAS CANTIDADES

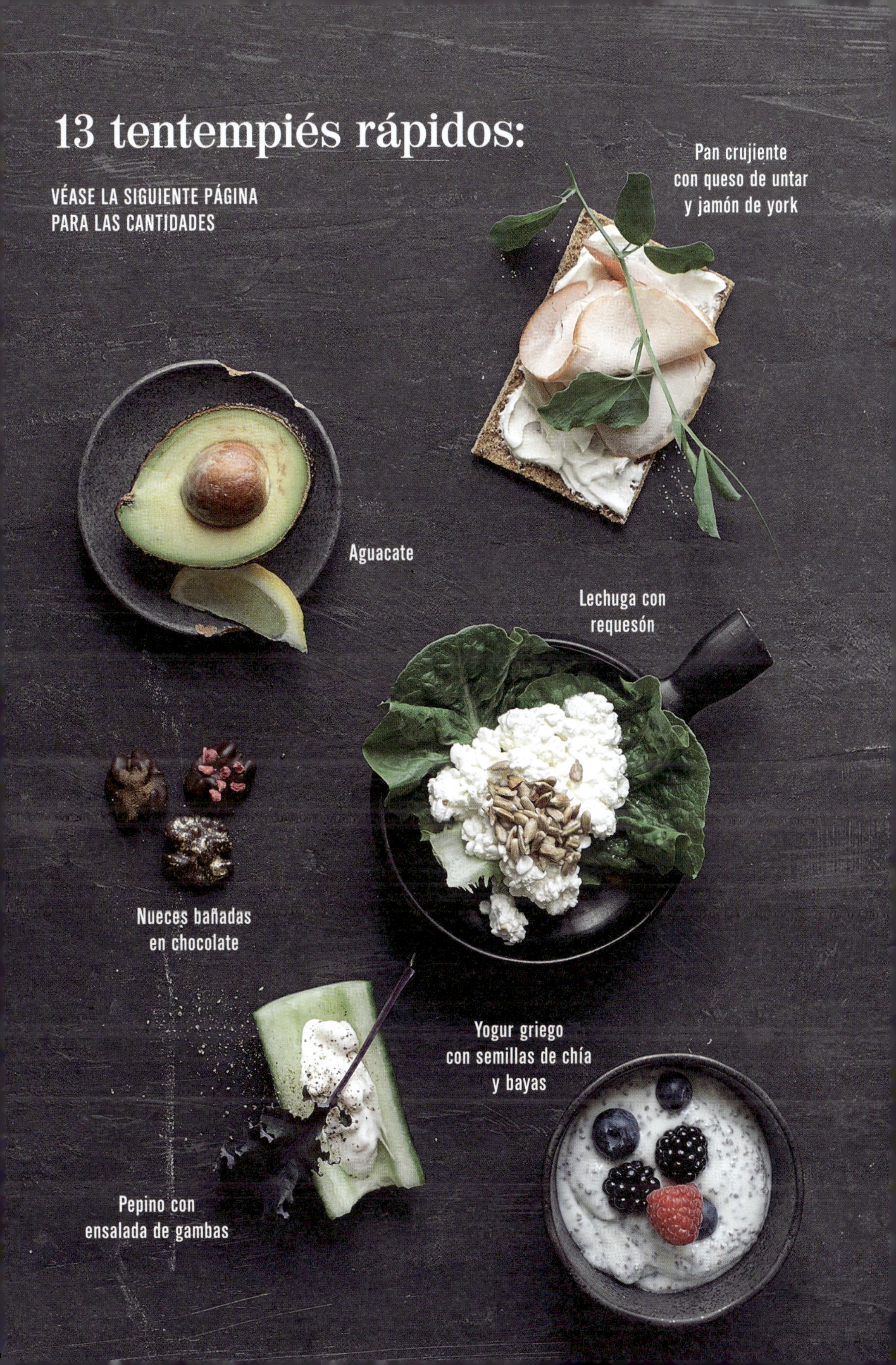

Pan crujiente con queso de untar y jamón de york

Aguacate

Lechuga con requesón

Nueces bañadas en chocolate

Yogur griego con semillas de chía y bayas

Pepino con ensalada de gambas

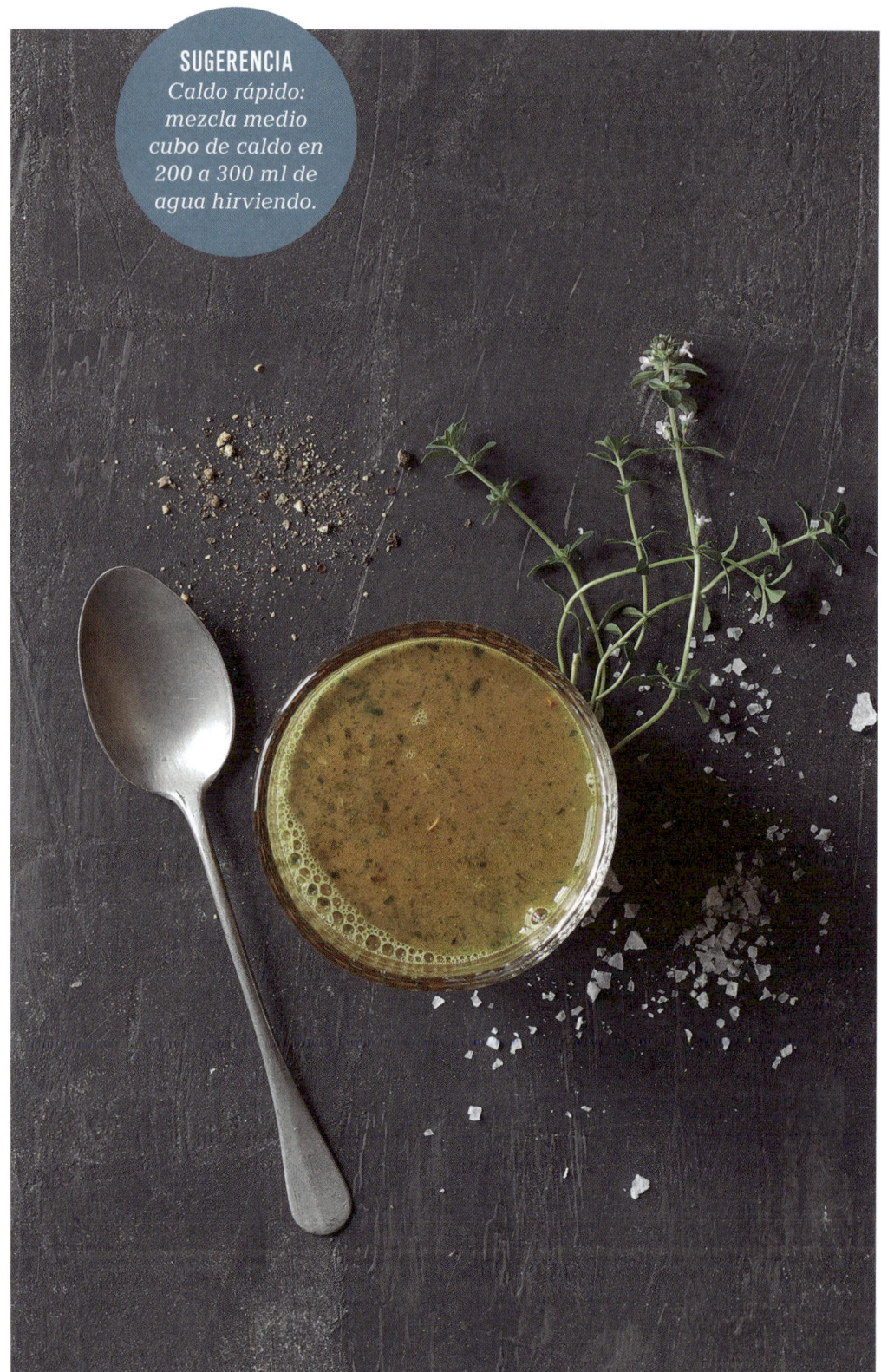

**SUGERENCIA**
*Caldo rápido: mezcla medio cubo de caldo en 200 a 300 ml de agua hirviendo.*

# 13 tentempiés rápidos: cuánto puedes comer

**25 GRAMOS DE PISTACHO CON CÁSCARA.**
Equivale a 1 cucharada de grasa. **85 kcal**

**UNA TAZA DE CALDO.**
Se puede beber cuanto sea necesario, pues solo hay 13 kcal en 300 ml de caldo preparado. Puedes comprar caldo bebible, pero un cubo o una cucharadita de caldo en polvo disuelto en agua sabe igual de rico. **13 kcal**

**UN BUÑUELO DE PESCADO.**
Equivale a medio Puñado 3. **93 kcal**

**2 ESPÁRRAGOS ENVUELTOS EN JAMÓN SERRANO.**
Equivale a medio Puñado 1 y 1/3 de Puñado 3. **45 kcal**

**150 G DE EDAMAME CON GUINDILLA Y ESCAMAS DE SAL.**
Equivale a medio Puñado 3. **109 kcal**

**UN TROZO DELGADO DE PAN CRUJIENTE CON UN CUCHARADA DE QUESO DE UNTAR BAJO EN GRASA Y DOS LONCHAS DE JAMÓN DE YORK.**
Equivale a 1/3 de Puñado 4 y medio Puñado 3. **80 kcal**

**MEDIO AGUACATE CON UNA CUCHARADITA DE ZUMO DE LIMÓN, SAL Y PIMIENTA.**
Equivale a 2 cucharadas de grasa. **134 kcal**

**15 ALMENDRAS.**
Equivale a 1 cucharada de grasa. **79 kcal**

**1 HUEVO DURO CON 10 G DE MAYONESA, TABASCO, SAL Y PIMIENTA.**
Equivale a 1/3 de Puñado 3 y 1 cucharada de grasa. **149 kcal**

**DOS HOJAS DE COGOLLOS DE LECHUGA CON 50 G DE REQUESÓN Y MEDIA CUCHARADITA DE SEMILLAS DE GIRASOL.**
Equivale a 1/4 de Puñado 1, 1/3 de Puñado 3 y media cucharada de grasa. **96 kcal**

**TRES NUECES BAÑADAS EN 10 G DE CHOCOLATE NEGRO (MÍN. 70 %), ESPOLVOREADAS CON FRAMBUESAS LIOFILIZADAS, REGALIZ Y BRILLO COMESTIBLE.**
Equivale a 2 cucharadas de grasa. **166 kcal**

**100 G DE PEPINO CON 25 G DE ENSALADA DE GAMBAS.**
Equivale a 1 Puñado 1, 1/5 de Puñado 3 y 1 cucharada de grasa. **86 kcal**

**100 ML DE YOGUR GRIEGO 2 % MEZCLADO CON 15 G DE SEMILLAS DE CHÍA Y DECORADO CON 25 G DE BAYAS.**
Equivale a 100 ml de producto lácteo, 1 cucharada de grasa y ¼ de Puñado 4. **156 kcal**

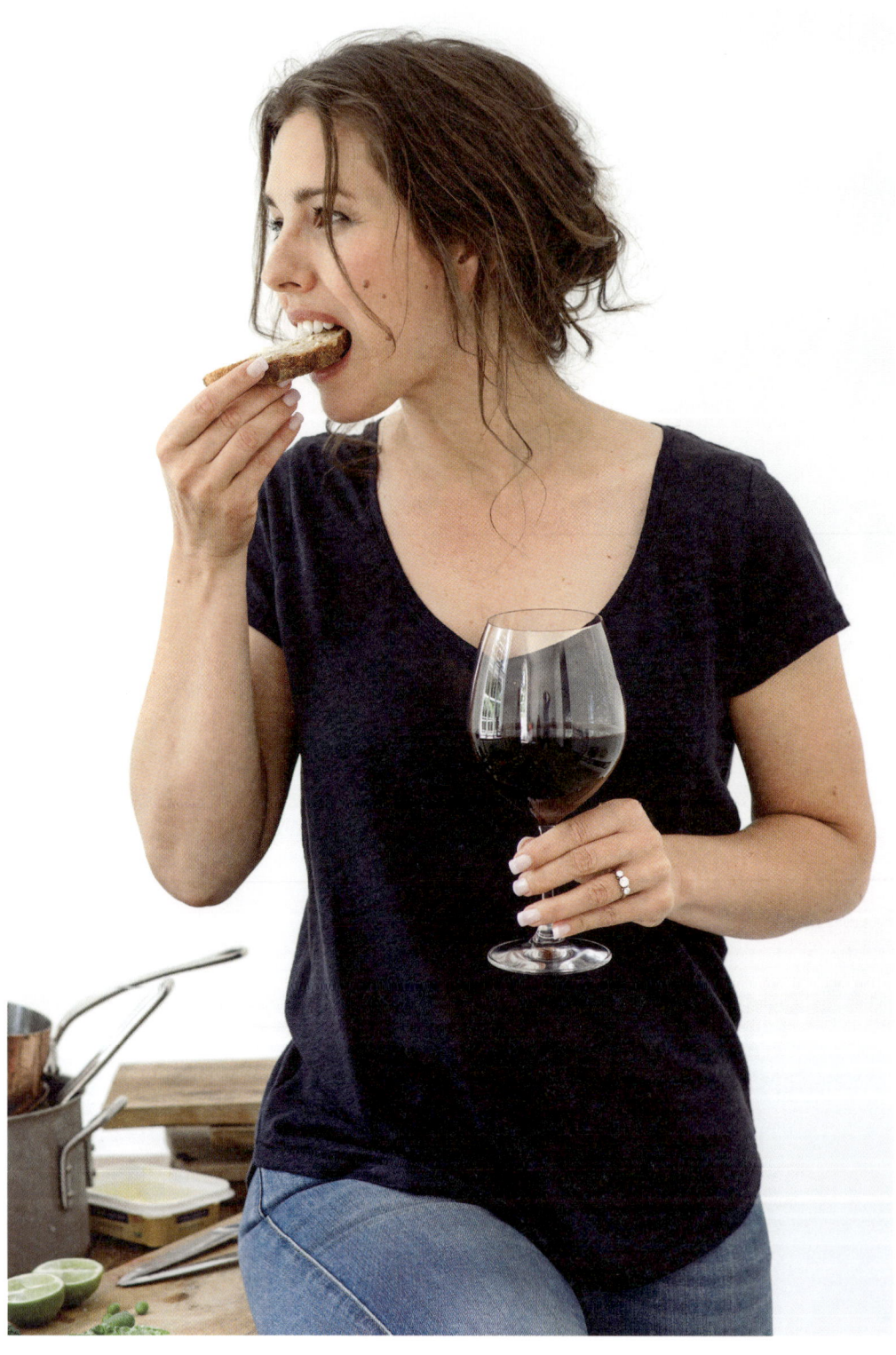

# ¿Cenamos fuera?

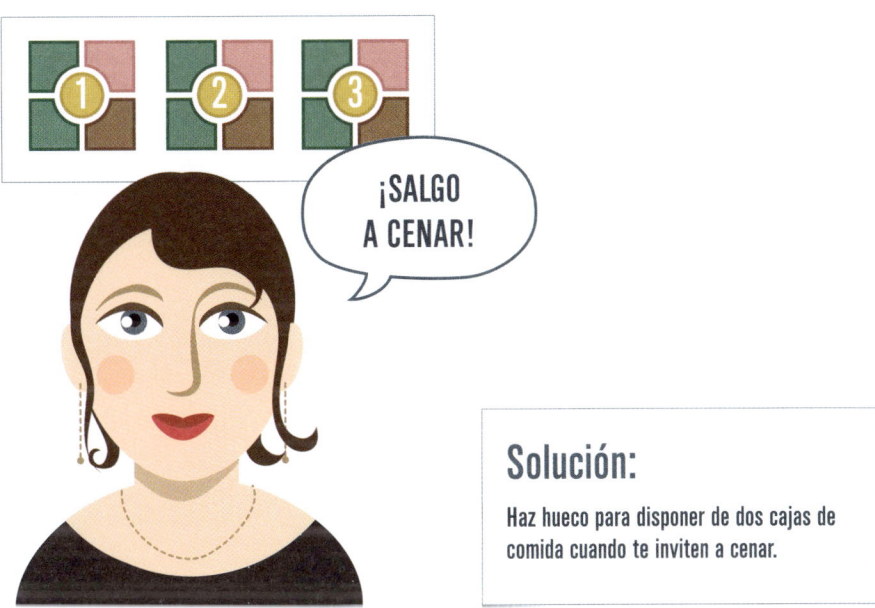

**Solución:**
Haz hueco para disponer de dos cajas de comida cuando te inviten a cenar.

Una vez que hayas comprendido el principio de las cajas de comida, puedes alterarlas, por ejemplo, si cenas fuera o tienes invitados.

## TRES ESTRATEGIAS PARA UNA GRAN COMIDA

Si solo desayunas media caja de comida y almuerzas otra media, dispondrás de dos cajas de comida enteras para la cena.

Si te saltas el desayuno o el almuerzo, por la noche también dispondrás de dos cajas de comida enteras.

También puedes llenar tus cajas de comida de desayuno y almuerzo como siempre y completar la tercera caja de comida según puedas. Lo crucial es ser sensato, no comer de más y asegurarse de recuperar el ritmo debido en la siguiente comida.

# ¿Cuánto ejercicio necesitas?

El ejercicio es bueno para la salud, el ánimo, los músculos, los huesos y las articulaciones. También puede ayudarte a mantener un peso sano cuando has adelgazado un poco. Pero, a la hora de que desaparezcan esos kilitos de más, serán principalmente tus hábitos alimenticios los que determinen si lo lograrás o no.

Cuando se intenta perder peso, el ejercicio funciona como un acelerador: aumenta un poco la velocidad del proceso.

Sin embargo, sinceramente, no marca una gran diferencia.

Por fortuna, hay muchos otros buenos motivos para hacer ejercicio, y si tienes la voluntad y energía necesarias, te aliento a que complementes con ello el método de los puñados.

Sin embargo, no por hacer ejercicio moderado podrás comer porciones más grandes. Hay gente que, por error, piensa que puede comer mucho más porque hace ejercicio. Lamentablemente, los requisitos calóricos del organismo no funcionan así.

También es un mito que debes comer antes y después del ejercicio. Lo importante para la nutrición es la cantidad de proteínas y otros macronutrientes procesados a lo largo del día. Si consumes un puñado de proteínas dos o tres veces al día, obtendrás la cantidad necesaria para tolerar el ejercicio físico junto con la pérdida de peso, siempre y cuando se trate de ejercicio moderado.

Solo necesitarás más comida si haces mucho ejercicio: por ejemplo, si corres largas distancias varias veces por semana o si haces entrenamientos intensivos en el gimnasio muchas horas por semana. En ese caso, asegúrate de comer tres puñados diarios de proteínas, incluso bien colmados.

El día antes de una carrera larga o similar, puedes añadir un puñado o dos de fécula/fruta; pero esto solo

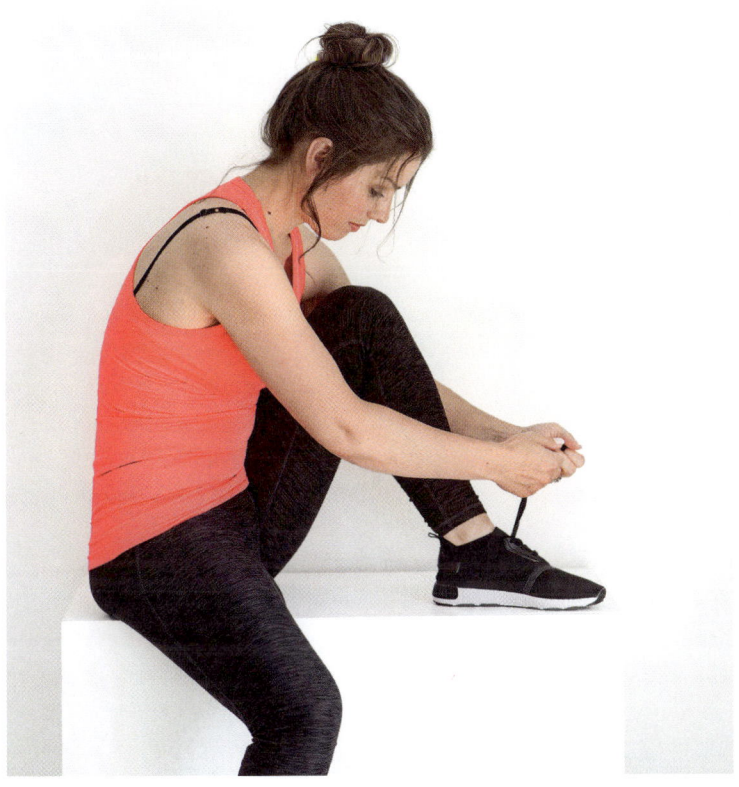

se aplica a las personas que hacen ejercicio intenso. Quienes lo hacen con moderación —casi todos nosotros— deberían darse por satisfechos con la comida de las cajas normales.

Te recomiendo que sigas las directrices oficiales para el ejercicio físico, es decir, 30 minutos al día con una intensidad moderada a alta. Se aconseja hacer ejercicio cardiovascular al menos dos veces por semana durante un mínimo de 20 minutos. Si empiezas por entrenamientos largos e intensos, te expones a detonar las hormonas que aumentan el hambre, así que tendrás muchas ganas de comer el equivalente del peso perdido, por lo menos. Eso no es oportuno cuando estás redescubriendo cómo regular naturalmente el apetito.

El mejor ejercicio es el que te gusta y puedes seguir haciendo a largo plazo. Por supuesto, está bien hacer más actividad física durante algunos periodos.

Sin embargo, el ejercicio no debe estresarte. Si tienes sobrepeso y te enfrentas a la necesidad de perderlo, está bien centrarte en un proyecto cada vez. Empieza por tomar las riendas de tus hábitos alimenticios. El deseo de hacer ejercicio a menudo aparece por sí solo a medida que se van perdiendo kilos. Tal vez sientes algún dolor por culpa del sobrepeso o la movilidad reducida; eso cambia cuando empiezas a adelgazar. Te sentirás menos hinchado y de pronto serás capaz de hacer muchas cosas que antes no podías. Con esos cambios, tu deseo de hacer actividad aumentará automáticamente.

Si quieres hacer ejercicio pero no logras arrancar porque siempre encuentras obstáculos, tienes que repensar tus hábitos y quizá también tu agenda. Todos deberíamos disponer de 10 a 30 minutos unas pocas veces por semana para hacer ejercicio.

El método de los puñados es un estilo de vida que pueda adaptarse a todo el mundo: las personas con mucho sobrepeso; las que solo tienen que perder unos kilos; las que no necesitan adelgazar pero quieren llevar un estilo de vida más sano; las que no hacen ejercicio nunca; y las que hacen muchísimo ejercicio.

# Si no pierdes peso

La mayoría de la gente que sigue el método de los puñados pierde entre 400 y 800 g por semana de media en el proceso total de adelgazamiento. Si, contra lo previsto, no pierdes nada, puede deberse a que estás comiendo demasiado, no estás siguiendo la Caja Modelo de Puñados de Comida o te estás permitiendo demasiadas recompensas.

En tal caso, trata de reducir tus puñados y cucharadas de grasas y cíñete a las tres cajas de comida. Entonces verás resultados. Tienes que entrar en déficit calórico para perder peso.

*En la siguiente página, hay una diario de dieta en blanco que puedes fotocopiar y colgar en la nevera para recordar los principios del método de los puñados. También hay un cuadro de mediciones en la página 000 para ayudarte a registrar tus avances.*

# Método de los puñados

|  | CAJA DE COMIDA 1 | CAJA DE COMIDA 2 | CAJA DE COMIDA 3 | |
|---|---|---|---|---|
|  | Puñado 1 (+ 2): Verduras | Puñado 1 (+ 2): Verduras | Puñado 1 (+ 2): Verduras | ELEMENTOS MÁS IMPORTANTES DE LA DIETA |
|  | Puñado 3: Proteínas | Puñado 3: Proteínas | Puñado 3: Proteínas | |
|  | Puñado 4: Fécula y/o fruta | Puñado 4: Fécula y/o fruta | Puñado 4: Fécula y/o fruta | |
|  | 1 a 3 cucharadas: de grasa | 1 a 3 cucharadas: de grasa | 1 a 3 cucharadas: de grasa | |
|  | 2 cucharadas de aliño lácteo | 2 cucharadas de aliño lácteo | 2 cucharadas de aliño lácteo | ELEMENTOS OPCIONALES |
|  | Productos lácteos | Productos lácteos | Productos lácteos | |
|  | Tentempiés | | | |

# No te preocupes: mantendrás tu nuevo peso

Si has probado muchas dietas y te ha costado perder peso, o si recuperas el peso más adelante, te preguntarás si vale la pena intentar el método de los puñados. Te acuerdas de los fracasos anteriores, pero en eso no estás solo. Las estadísticas arrojan un panorama sombrío: después de adelgazar, casi todo el mundo recupera el peso perdido, si no un poco más. Como sabe cualquiera que haya hecho dietas, una de las cosas más difíciles al acabarlas es no volver a engordar.

Con el método de los puñados, no debería pasarte eso, pues no se trata de una dieta pasajera, sino de un estilo de vida que podrás mantener fácilmente: no dejes que te desmotiven las dudas.

Con el método de los puñados, se suele perder un poco más de peso de lo previsto. Eso se debe a las vacilaciones que demostramos en el periodo de transición entre la fase dedicada a perder peso y un estilo de vida sostenible. Desde luego, es importante llevar una vida acorde con el método de los puñados después del periodo dedicado a perder peso. Si retomas viejos hábitos, recuperarás rápidamente el peso perdido. Eso quiere decir que tienes que seguir viviendo según las normas y las cajas de comida del método de los puñados durante el resto de tu vida, y que debes mantener la costumbre de comer en función del hambre, no de los antojos.

Sin embargo, después del periodo dedicado a perder peso, puedes permitirte más recompensas, siempre y cuando tu peso sea estable. Puedes elegir comer más cantidad a diario o cuidarte entre semana y comer un poco más durante el fin de semana. Ambos métodos son válidos siempre y cuando te mantengas y te ciñas a los principios del método de los puñados.

Puedes tardar uno o dos años hasta dar con el peso en que se armonizan tu dieta, tu rutina de ejercicio y tu estilo de vida. A ese resultado yo lo llamo el peso práctico ideal, porque lo determinan los hábitos que tienes en

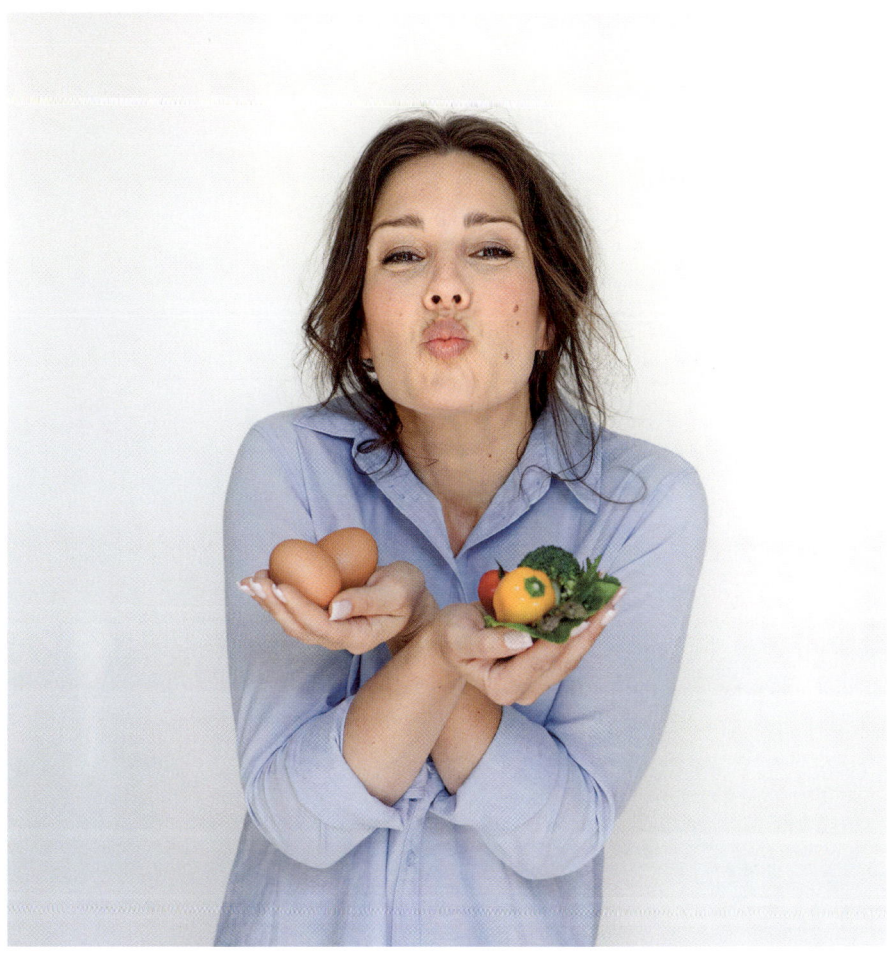

la vida. La vida que llevas debe ajustarse a tu peso y no viceversa; de lo contrario, no mantendrás tu peso.

Cuando alcanzas tu peso práctico ideal, debes decidir, con miras a la calidad de vida, de qué hábitos no quieres privarte. Luego tienes que diseñar un plan que les haga sitio en el modelo del método de los puñados.

Una vez que has perdido peso, puede que te asustes si la báscula del baño marca lo que no debe. Es importante saber que un peso corporal estable a menudo fluctúa de 2 a 3 kg. También tienes que prever la posibilidad de que, una vez alcanzado, tu peso práctico ideal cambie con el tiempo. Muy poca gente pesa lo mismo a los cincuenta años que a los veinte, porque el cuerpo cambia hormonal y metabólicamente con la edad, así que no necesitas tantas calorías como antes. Puede ser difícil de aceptar, pero es totalmente normal que tu peso aumente ligeramente con la edad.

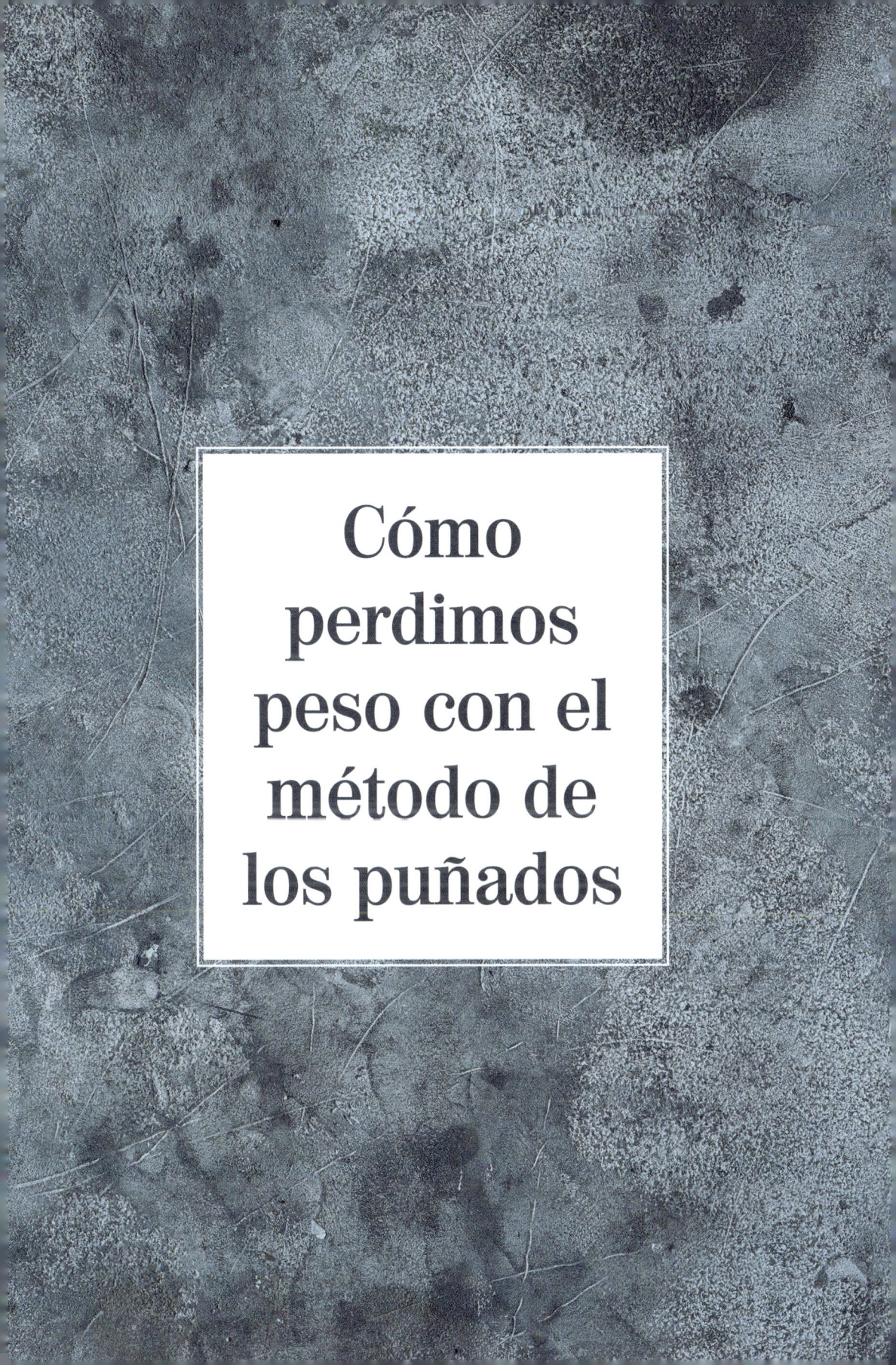

# Cómo perdimos peso con el método de los puñados

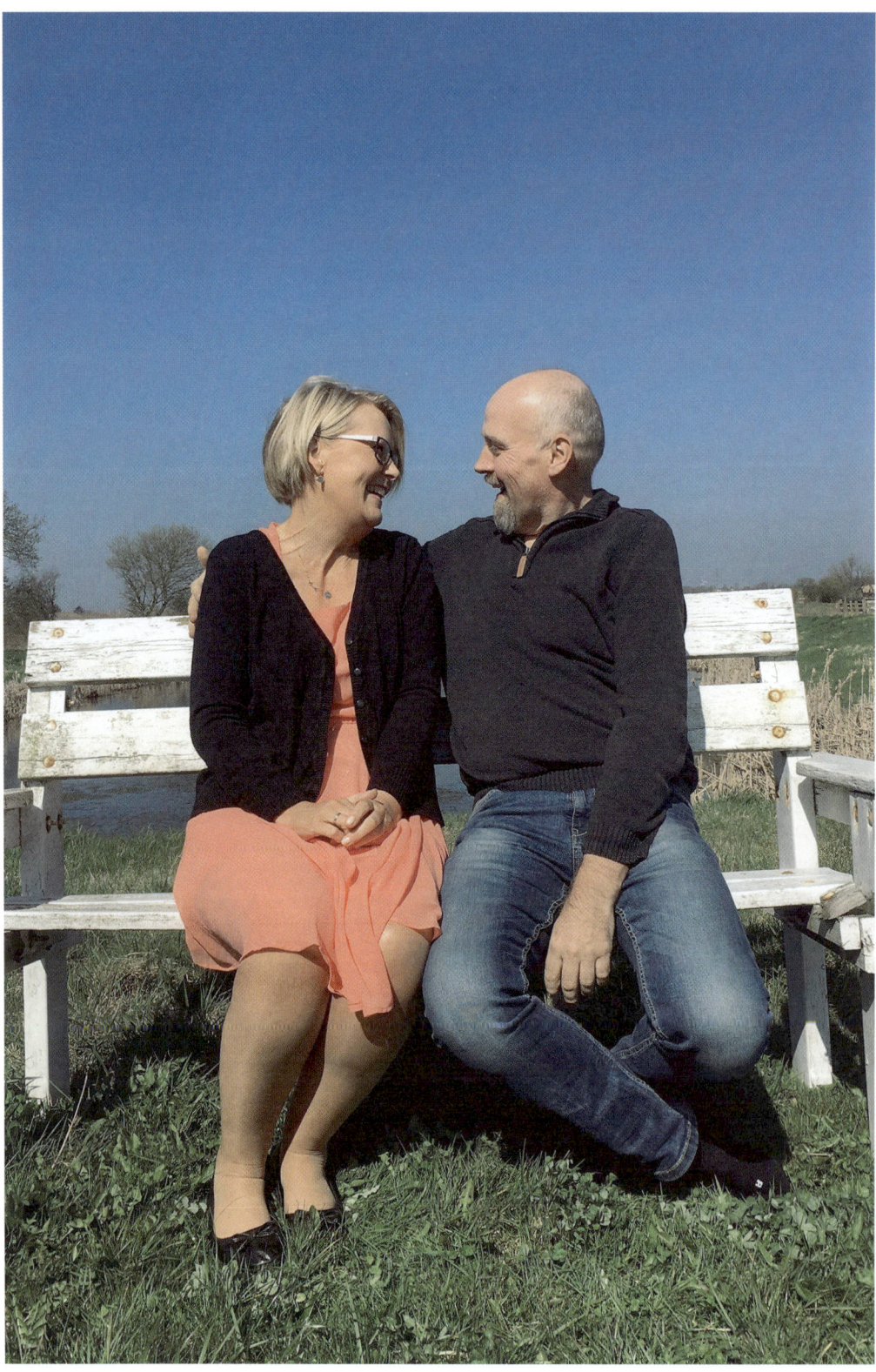

# Mette y John
## Lo mejor que hemos hecho nunca

### CÓMO VIVÍAMOS ANTES DEL MÉTODO DE LOS PUÑADOS

**METTE:** En 1998, me lesioné la columna vertebral en un accidente de tráfico, así que me cuesta caminar y buena parte del tiempo utilizo una silla de ruedas. Convivo con el dolor crónico y no puedo hacer ejercicio debido a los quistes que tengo en la columna. Estos me hacen perder el control de las piernas si cargo con demasiado peso. Mi vida, por lo tanto, es muy sedentaria.

Antes del accidente, era muy activa. Me encantaba mi trabajo y, con cuatro niños en casa, ni que decir tiene que llevaba una vida familiar ajetreada. Los años posteriores al choque, mi condición física se fue deteriorando, pero hasta 2013 no me dieron un diagnóstico definitivo: siringomielia. Entonces, me prejubilé.

El deterioro de mi cuerpo y el diagnóstico definitivo me hicieron sentir que había perdido mi identidad; de pronto me quedé sin todo lo que me había definido hasta entonces. Ya no podía trabajar, no podía estar muy activa y no me sentía capaz de dar a mis hijos todo lo que quería ofrecerles. Me hundí en un pozo y dejé de cuidarme.

---

**METTE CHRISTENSEN, 42**

Prejubilada, antes trabajaba como asistente de atención domiciliaria

Casada con John

Ha perdido 21 kg con el método de los puñados en 9 meses

**JOHN CHRISTENSEN, 46**

Prejubilado, antes trabajaba como impresor

Casado con Mette

Ha perdido 60 kg con el método de los puñados en 9 meses.

*Mette y John tienen cuatro hijos: de 21, 19, 16 y 15 años. Los dos más pequeños viven con ellos.*

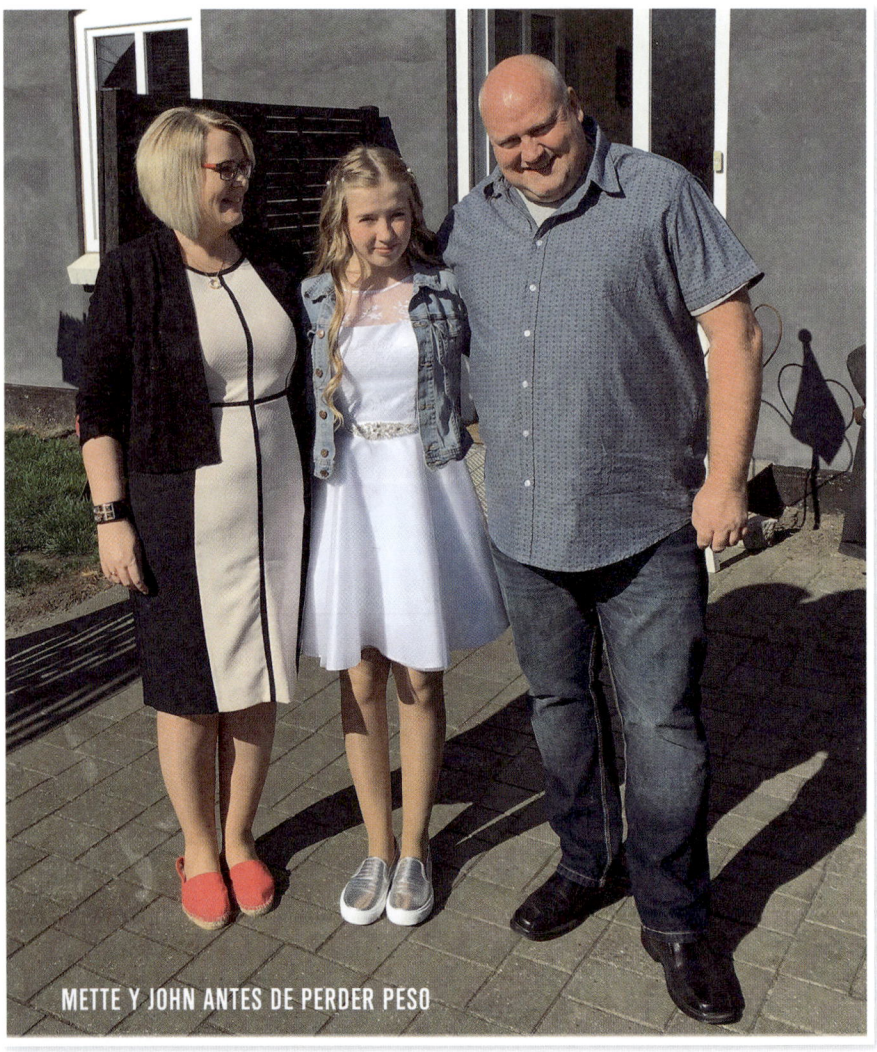

METTE Y JOHN ANTES DE PERDER PESO

Tomaba —y sigo tomado— mucha medicación para mi dolencia. Los analgésicos contribuyeron a que subiera de peso, pero buena parte de este aumento se debió a mi alimentación. No comía mucho, pero lo que tomaba era poco sano. A menudo, por ejemplo, cenábamos hamburguesas, y en casa preparábamos siempre frituras con mantequilla o aceite. Solo bebía refrescos de cola y café, nunca agua. Tenía muy poca energía y me limitaba a sobrevivir, nada más. Eso influía en lo que comía y bebía.

Cuando mi peso superó los 94 kg, empecé a tener problemas físicos adicionales como palpitaciones y sensaciones de agobio. Dada mi experiencia laboral en el área de la salud, conocía bien la relación entre una dieta poco sana, el sobrepeso, la falta de ejercicio y las embolias. Así pues, fui a ver al médico, que me encargó un estudio cardiovascular que reveló colesterol alto y latidos adicionales: debido al sobrepeso y la inactividad, tenía un alto riesgo de sufrir una embolia.

**JOHN:** Cuando tenía unos veinticinco años, me diagnosticaron asma y me recetaron tratamiento. En esa época dejé de jugar al fútbol porque el asma me impedía correr. Cuanta menos actividad hacía, más subía de peso, así que fui engordando cada vez más.

En 2009 tuve un accidente de trabajo y me prejubilé. El accidente dio lugar a que cada vez hiciera menos actividad y fui poniéndome cada vez más gordo. Me di totalmente por vencido. Estaba seguro de que nunca perdería peso, así que comía sin restricciones, porque nada parecía tener importancia.

Todas las mañanas comía dos o tres bollos con mantequilla o queso de untar y, después, seguía comiendo el resto del día, dando cuenta de unas ocho comidas en total, todas ellas poco sanas. Ingería gran cantidad de alimentos grasos; por ejemplo, pedía 3 o 4 hamburguesas cada vez, y compraba un montón de pan en la panadería y el supermercado. Si salía de compras, siempre me llevaba una chocolatina. Nunca comía verduras; las consideraba comida para conejos.

Cuando llegué a los 142 kg, empezó a afectarme seriamente. Sudaba mucho y me quedaba sin aliento, y me costaba ir de un sitio a otro. Cuando Mette y yo teníamos relaciones, sentía una gran incomodidad física. El corazón me latía como un bombo, sudaba y me temblaba todo el cuerpo.

No es lo que se supone que tiene que pasar en esos casos, así que Mette me pidió que me sometiera a un estudio. Después de que el médico me mandara un chequeo general, los resultados fueron pésimos en todas las áreas: niveles elevados de azúcar en la sangre, y a consecuencia de ello un principio de diabetes, colesterol alto e hipertensión. Mette y yo nos asustamos mucho con aquel diagnóstico.

## CÓMO VIVIMOS SEGÚN EL MÉTODO DE LOS PUÑADOS

**METTE:** Más o menos cuando fui a ver al médico, me topé con el método de los puñados en Facebook. Me entró curiosidad, empecé a leer sobre el tema y a mirar los vídeos de Suzy. Creo que estaba lista para un cambio, porque de inmediato pensé que podría vivir así, pues era simple y sensato y no tenía que pesar la comida ni contar calorías.

No suelen darme buen resultado las normas y restricciones. Al contrario, me hacen comer de más. En cambio, el método de los puñados no me restringe ni me regaña, lo que me viene muy bien. Hoy vivo al cien por cien según el método de los puñados. Suelo empezar el día comiendo un bol de *skyr*. Almuerzo humus casero, zanahorias, almendras, requesón y pan casero. Ya nunca compramos pan en la panadería o el supermercado. Por la noche, ceno distintos platos inspirados en las recetas de Suzy. He dejado para siempre el café y refrescos de cola, y solo bebo agua, de 2 a 2 ½ l al día. A veces me doy un capricho: nachos con los niños o dulces, pero nunca me paso. Como un poco, luego cierro la caja de comida y paso a otra cosa.

**JOHN:** Mette me inició en el método de los puñados. Yo ya había probado unas cuantas dietas y había perdido peso. Pero me costaba mucho, y siempre tenía hambre y estaba irritable. Así que tenía la guardia alta cuando Mette me trajo un pedazo de papel con manos dibujadas y me presentó el método de los puñados. No me apetecía volver a fracasar intentando perder peso.

Pero Mette me convenció con un plato de chuletas de cerdo, coliflor y salsa cremosa tomado de uno de los libros de recetas de Suzy. Estaba muy rico; el plato estaba lleno de comida buena y quedé más que satisfecho.

Mette me dijo que podía comer ese plato, o algo similar, todos los días y servirme porciones así tres veces al día. De inmediato, acepté la idea. Aunamos esfuerzos y tomamos la decisión conjunta de cambiar nuestras vidas.

Es lo mejor que hemos hecho nunca. De entrada, fuimos a lo práctico y vaciamos la cocina. Tiramos todo lo malo. Hoy solo tenemos cosas sanas: la nevera está llena de alimentos saludables y ricos.

El cambio de dieta surtió efecto rápidamente. Perdí peso con facilidad y al cabo de nueve meses con el método de los puñados, la báscula mostraba un descenso de 60 kg, una transformación increíble.

Desde el primer día, he vivido siguiendo a rajatabla el método de los puñados. Por la mañana, tomo papilla de avena con uvas pasas y canela, o un bol de *skyr*. El resto de comidas las componen verduras, carne, huevos, etc.

Dado que los dos nos habíamos prejubilado, habíamos perdido unos 26.000 kroner (cerca de 3.500 euros) de ingresos mensuales, y tuvimos que reducir gastos. Antes gastábamos mucho dinero en comprar comida poco sana por impulso. Hoy seguimos un plan alimenticio, compramos en grandes cantidades y congelamos todo lo que podemos. Aun cuando la

Da resultado porque es directo y sencillo, sin prohibiciones ni restricciones».

– METTE Y JOHN

nevera y el congelador están llenos, economizamos entre 1.000 y 1.500 kroner (130 y 200 euros) al mes, porque ya no compramos impulsivamente. Hemos ahorrado la diferencia y, por primera vez en nueve años, podremos permitirnos unas vacaciones. Vamos a ir a Croacia con nuestros hijos, algo que nos hace muchísima ilusión.

## POR QUÉ NOS SIRVE EL MÉTODO DE LOS PUÑADOS

**METTE:** El método de los puñados me sirve porque no tiene restricciones. En general, si alguien o algo intenta restringirme, me pongo terca.

El sistema es tan simple que me llamó la atención de inmediato. Al principio, medía toda la comida con las manos. Ya no. Sé exactamente lo que puedo poner en el plato porque llevo mucho tiempo viviendo de acuerdo con el método de los puñados.

Cuando cenamos fuera, no pido comida especial ni evito la de los demás. Solo me aseguro de respetar las cantidades. Siempre puedes encontrar un plato compatible con el método de los puñados.

**JOHN:** El método de los puñados me sirve porque es muy directo y sencillo. No hay nada prohibido, así que no tienes que castigarte ni abandonar la dieta si de vez en cuando comes algo poco sano. En tal caso, cierras la caja y pasas a otra cosa.

El hecho de adoptarlo con Mette, no me cabe ninguna duda, también contribuyó a que el método de los puñados saliera bien. Hemos podido apoyarnos y motivarnos el uno al otro en todo momento, y eso fue muy importante. Recibimos un montón de inspiración y apoyo en el grupo de Facebook. Es un ámbito muy agradable, y estamos contentos de formar parte de esa comunidad.

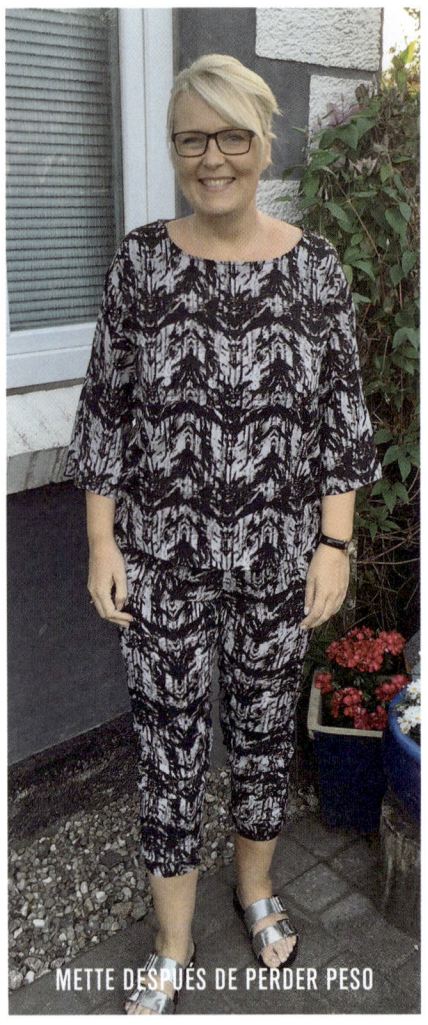

METTE DESPUÉS DE PERDER PESO

## CÓMO FUNCIONA LA FAMILIA CON EL MÉTODO DE LOS PUÑADOS

**METTE:** De nuestros hijos, los dos que viven en casa tuvieron que adaptarse al cambio de alimentación. Al principio protestaron, pero lo superaron enseguida porque la comida es muy rica. Por suerte, ninguno de ellos es tiquismiquis. El chico fue jugador de fútbol de élite y la chica también hace mucha actividad, así que siempre tuvieron una actitud sana en cuanto al ejercicio y la salud. Sin embargo, antes comían la misma comida frita que nosotros, así que su salud ha mejorado del mismo modo. Por ejemplo, antes compraban comida en el comedor del colegio, pero ya no. Todos los días llevan al colegio bollos de pan integral con ensalada y carne.

**JOHN:** En general, los niños se lo han tomado muy bien. Notan la gran transformación de sus padres y están muy orgullosos. Siempre me habían conocido gordo, así que es un gran cambio: para bien. El otro día, calentamos en el horno pollo empanado con patatas fritas, por comodidad, y no había verduras. Cuando vieron la comida, nos dijeron que era aburrida y no les interesaba. Les dimos la razón, y al final la acabamos tirando a la basura, porque ninguno de nosotros quería comerla. Sin duda eso dice mucho de cómo ha cambiado la relación de todos los miembros de la familia con la comida.

## CÓMO AFRONTAMOS LOS RETOS

**METTE:** En ningún momento he pensado: «No, ya no puedo con esto». Lo más difícil fueron los periodos en que mi peso se estancaba. Entonces me sentía frustrada porque no ocurría nada. Pero, en cada ocasión, siempre me he dicho: «Tómatelo con calma, no hay que lograr algo todo el tiempo». Y es cierto, porque pronto la aguja de la báscula vuelve a moverse. Hoy estoy a 900 g de alcanzar la zona de «peso sano». Esa es mi meta, así que para mí es muy importante estar casi en ese punto.

**JOHN:** Mi dieta anduvo bien hasta que alcancé mi primera meta: 90 kg. Entonces la báscula se quedó estancada. Realmente quería llegar a los 80 kg, pero los últimos 10 kg se me resistieron. Estuve a punto de tirar la toalla y decirme que había hecho bastante.

Pero me alegro de no haberlo hecho. Ajusté mi consumo de calorías y volví a perder peso. Al final, alcancé mi meta.

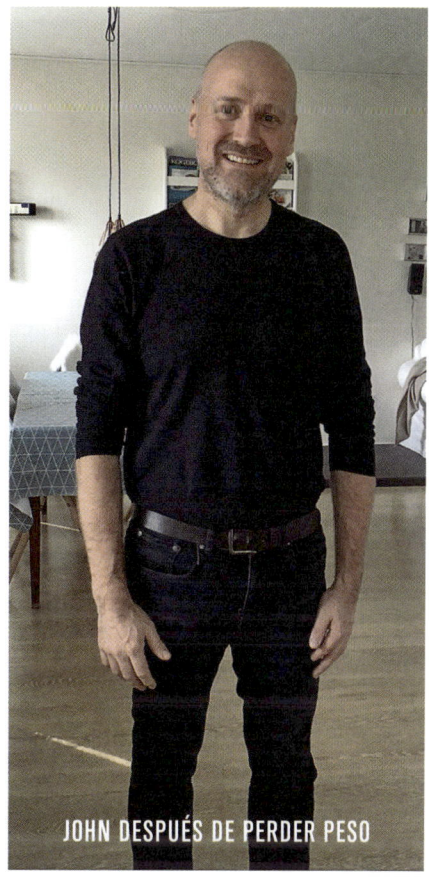

JOHN DESPUÉS DE PERDER PESO

## LA IMPORTANCIA DEL MÉTODO DE LOS PUÑADOS PARA NOSOTROS

**METTE:** Mis nuevos hábitos alimenticios me han devuelto a la vida. Soy una persona más feliz, y mi autoestima nunca ha estado tan alta. He dado con un buen equilibrio y me encanta el aspecto que tengo. Todo me resulta más fácil: levantarme, vestirme, ir de un sitio a otro. Ya no estoy tan tensa como antes. Antes era propensa a las migrañas, pero han desaparecido desde que empecé con el método de los puñados. Sin duda se debe al mayor consumo de vitaminas y líquidos. Ahora mi cuerpo recibe todo lo que necesita, cosa que antes no ocurría.

Desde el accidente, he padecido trastornos digestivos porque mis intestinos están paralizados. Antes de cambiar de dieta, movía el vientre una o dos veces cada quince días, aun tomando laxantes. Hoy mi estómago trabaja más, así que voy al baño dos o tres veces por semana, y he reducido la cantidad de laxantes. Eso supone una gran diferencia para mi bienestar.

También luchaba mucho con el líquido de mi cuerpo, tanto en las piernas como en la cara. Hoy la acumulación de líquido casi ha desaparecido. Puede haber un poco por la mañana, pero no dura mucho y en general desaparece al cabo de una hora.

Siempre he sido tenaz y resuelta, pero después del accidente tuve una gran crisis de identidad. Mi autoestima cayó en picado, y no le veía el sentido a nada: me rendí por completo.

El método de los puñados cambió mis pensamientos negativos. Cuando decidí modificar mi estilo de vida, redescubrí mi espíritu de lucha. El método de los puñados se convirtió en un proyecto y una meta personales y me dio el empujón que necesitaba. De hecho, los dos creemos que nos dio una segunda oportunidad en la vida.

**JOHN:** El método de los puñados me dio una nueva vida. Nunca me había preocupado lo que se pensase y se dijese de mí, pero reconozco que era un mecanismo de defensa, porque desde luego me ponía mal cuando hacían comentarios sobre mi peso del estilo de «¿Te has tragado un globo?». Cuando iba a los partidos de fútbol con mi hijo, me daba vergüenza ser el padre grandote y gordo. Hoy me dicen que parezco quince años más joven, estoy orgulloso y llevo la cabeza bien alta cuando salgo con mis hijos. Encontrar una solución a mis problemas me ha dado mucha seguridad, y ha sido estupendo que Mette y yo lo hiciésemos juntos.

Mi chequeo anual con el médico reveló que todos los valores están bien: de hecho, según el médico, son los de un muchacho de catorce años. Cuando has tenido valores altos en todas las áreas, ese es un mensaje muy gratificante. Me siento sano y fuerte y sé que mi cuerpo recibe todo lo que necesita.

También siento un gran cambio físico. Me han desaparecido los dolores en los tobillos y las rodillas. Ya no me duele la cabeza y estoy de buen humor. Tengo mucha energía y estoy pensando en cancelar la suscripción al paquete de televisión, porque ya no la miro mucho.

Hago mucho ejercicio todos los días. Cuando empecé con el método de los puñados, comencé a caminar entre 15 y 18 kilómetros al día. Todos los días, llueva o truene. Ahora camino entre 6 y 10 kilómetros diarios. Me he vuelto completamente adicto a ello y ni se me ocurriría saltarme un día.

Y además está el cambio de ropa. He pasado de XXXXXL a M. Es una locura. De repente me puedo comprar prendas elegantes. Hace poco necesitaba una camisa para un bautizo. Mi hijo, que mide 1,83 m y pesa 68 kg, me ofreció la camisa de su confirmación, y me entró. ¡Así que me la puse!

## El mejor consejo de Mette

*Tienes que estar motivado al cien por cien. Si lo estás, llegarás al final, pero hace falta tener mucha paciencia. Habrá altibajos: todo forma parte del proceso.*

*Aunque tomes medicamentos y padezcas dolores crónicos, o estés en una silla de ruedas como yo, sigues siendo responsable de tu vida y de tus decisiones. Tienes que dejar de ponerte excusas y tomar las riendas de tu felicidad, te enfrentes a lo que te enfrentes. La autocompasión solo empeora las cosas. Yo decidí que no quería ser una mujer resentida y amargada, porque sabía que acabaría sola, sin amigos, marido ni hijos a mi alrededor. No quería eso.*

*La energía adicional viene sola si eres más feliz y las cosas te salen bien. A pesar de todo lo que me ha pasado en la vida y de los cambios de mi cuerpo a raíz del accidente, sigo siendo la misma por dentro. Sigo siendo tenaz, luchadora y de carácter fuerte.*

## El mejor consejo de John

*Tienes que quererlo en serio: si le echas ganas, seguirás adelante, incluso cuando aparezcan las dificultades. Y merece la pena. Creo que mi vida ha vuelto a empezar y estoy muy agradecido. Conviví con la obesidad durante veinte años y me había dado por vencido. Pero cuando decidí enfrentarme a ella, estaba más resuelto que nunca en mi vida.*

*Apenas soy capaz de describir lo que esto ha significado para mí. Quiero a mi familia más que a nada en el mundo, y mi alegría de vivir me ha impulsado a seguir. Realmente siento que me he salvado y he tenido una segunda oportunidad. Así que mi mejor consejo es que dejes de darte pena y busques tu fuerza y determinación. Puedes lograrlo si realmente lo quieres: yo soy la prueba viviente.*

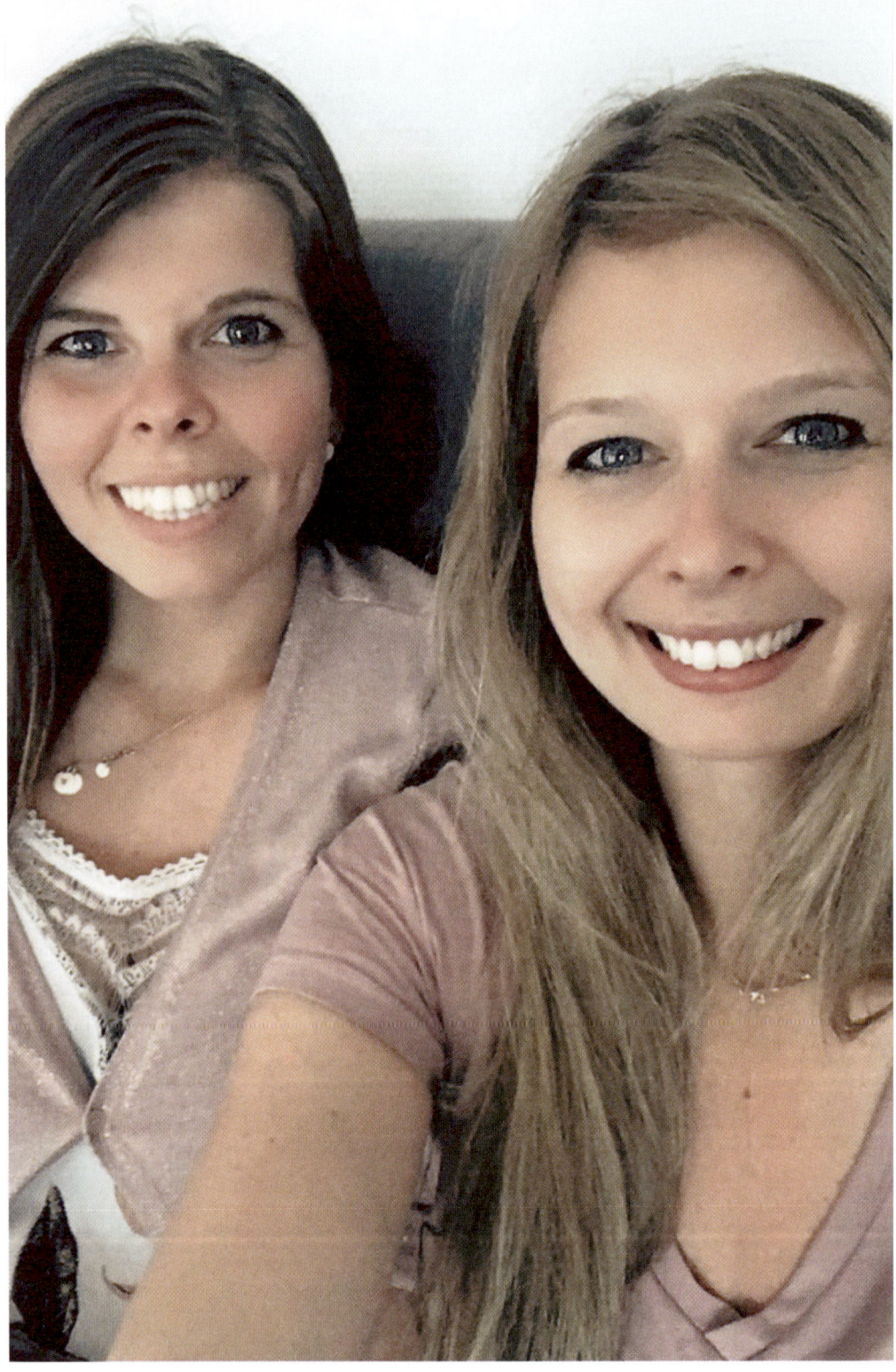

# Christa y Camilla

## Fue muy importante poder hacer el camino juntas

### CÓMO VIVÍAMOS ANTES DEL MÉTODO DE LOS PUÑADOS

**CHRISTA:** Antes comía grandes cantidades de pan y pasta: muchas raciones grandes al día. Trabajo en un hotel en el que todas las mañanas hay un enorme bufé de desayuno, así que empezaba el día comienzo bollos con queso y mantequilla. Seguía tomando pan durante el día y, en la cena, en general repetía dos veces, sencillamente porque tenía hambre: nunca me sentía llena.

En general, cenaba carne en su jugo o con salsa, muchas patatas o pasta y poquísimas verduras. Si algo era rico, lo comía en cantidad: hasta hartarme. No me paraba a pensar en qué contenía la comida ni en las cantidades. Aun así, nunca he sido de picotear ni de comer muchos dulces. Comía patatas fritas de bolsa un par de veces por semana, pero no siempre. Mis problemas de peso se vinculaban a comer comida normal en exceso y no tener una alimentación equilibrada.

En agosto de 2015, di a luz a mi hijo y, después del parto, no bajé de los 100 kg en mucho tiempo. No me gustaba nada. En el armario tenía vestidos que no me entraban y me afectaba mucho verme en fotos. Sabía que tenía sobrepeso y, la verdad, no quería tener aquel aspecto.

---

**CHRISTA KEHLET, 31**

Recepcionista de hotel

Casada, madre de un niño de dos años

Hermana de Camilla

Ha perdido 31 kg con el método de los puñados en un año

**CAMILLA HANSEN, 32**

Administrativa

Comprometida, madre de un niño de dos años y una niña de tres años

Hermana de Christa

Ha perdido 22 kg con el método de los puñados en un año y está a 4 kg de alcanzar su meta

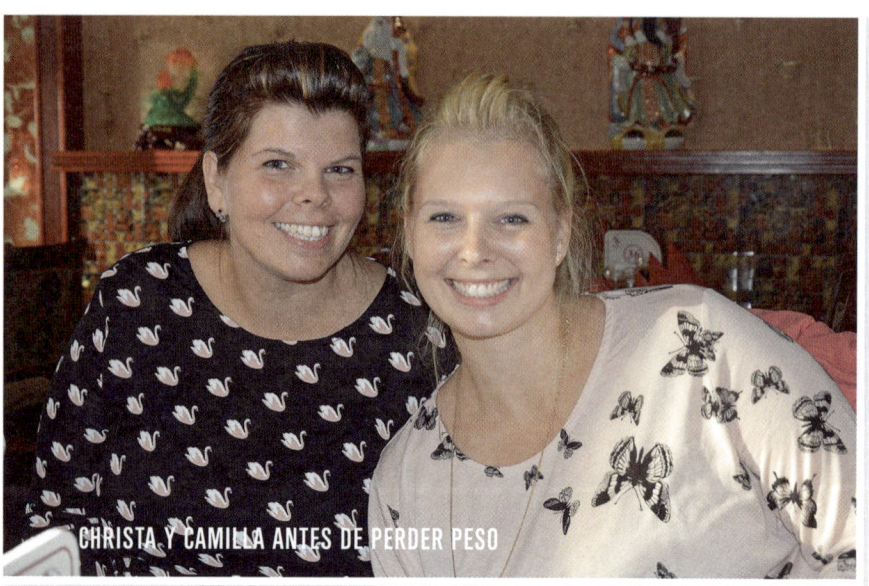
CHRISTA Y CAMILLA ANTES DE PERDER PESO

**CAMILLA:** Creo que siempre intenté llevar una vida sana, al menos por épocas. Pero me costaba atenerme a ello, porque la comida sana me parecía muy sosa. En aquel entonces, creía que toda la comida sana carecía de grasa y sabor. Así que, pese a las buenas intenciones, siempre abandonaba.

Antes del método de los puñados, tenía una alimentación danesa muy tradicional: mucho pan en el desayuno, tres rebanadas de pan de centeno en el almuerzo y carne con salsa y patatas en la cena. No me gustaban las verduras, así que comía muy pocas. Siempre picoteaba algo durante el día además de las comidas principales, por lo que ingería muchas calorías.

Me sentía fatal con mi peso, así que mi hermana y yo, con una amiga, decidimos llevar una vida más sana juntas. Empezamos el 4 de enero de 2016. En ese momento, no echamos mano de ningún plan: solo tiramos del sentido común. Comenzamos a hacer ejercicio, pensamos más en lo que comíamos y cortamos con todo lo que no era sano: nada de patatas fritas de bolsa, tartas ni dulces. Dio resultado y no tardé en perder 8 kg. En aquella época no habíamos oído hablar del método de los puñados, pero cuando hago memoria me doy cuenta de que, en realidad, ya nos habíamos subido a ese tren.

## CÓMO VIVIMOS SEGÚN EL MÉTODO DE LOS PUÑADOS

**CHRISTA:** La vida sana que iniciamos en enero de 2016 fue el punto de partida de una vida aún más saludable para mi hermana y para mí. Hacer ejercicio y eliminar las patatas fritas, los dulces y las tartas enseguida trajeron recompensas. Al cabo de seis meses, mi hermana se cruzó por casualidad con el método de los puñados y empezó a alimentarse según sus principios. Eso despertó mi curiosidad, aunque al comienzo me costó entender en qué consistía.

En octubre de 2016, siguiendo los pasos de mi hermana, empecé a vivir según los principios del método de los puñados y comencé a perder peso radicalmente. Desde entonces, he ingerido tres comidas enteras al día y reducido drásticamente el pan, la pasta, el arroz y las patatas, a cambio de tomar mucha más verdura y proteínas.

En general, ahora desayuno skyr con muesli casero. A veces, por la mañana como pan, pero en vez de dos bollos, me basta con uno y le añado huevo, un poquitín de aceite y verduras.

Para las otras comidas del día, me atengo al tamaño de las porciones recomendadas por el método de los puñados. Preparo los mismos platos de siempre, pero me centro en incluir mucha más verdura. Tengo un cuaderno de recetas simples y, además, busco inspiración en el grupo de Facebook del método de los puñados.

Se ha producido un cambio radical en mi concepción de las grasas. Antes las asociaba con los kilos acumulados en la cintura y con una vida poco sana. Hoy sigo las sugerencias del método de los puñados sobre las porciones de grasas, lo que se traduce, por ejemplo, en un chorrito de nata en una salsa. Antes nunca se me habría ocurrido.

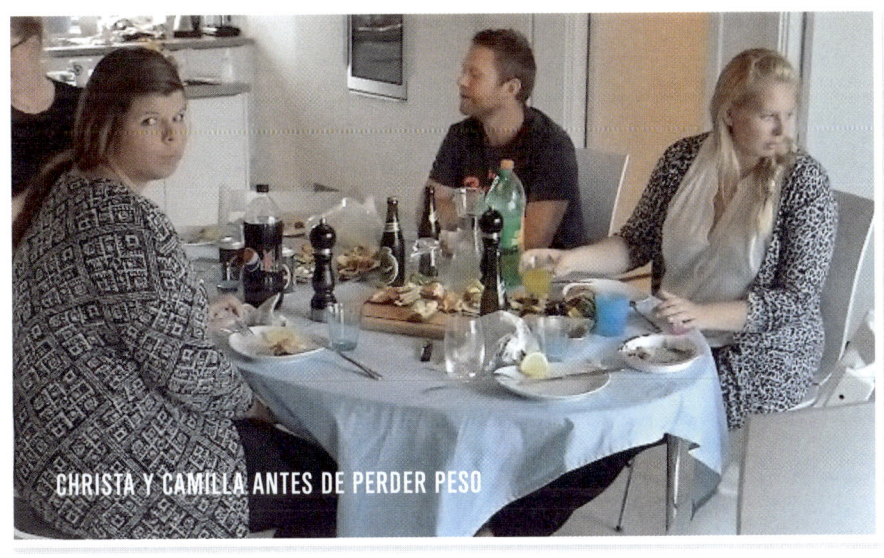
CHRISTA Y CAMILLA ANTES DE PERDER PESO

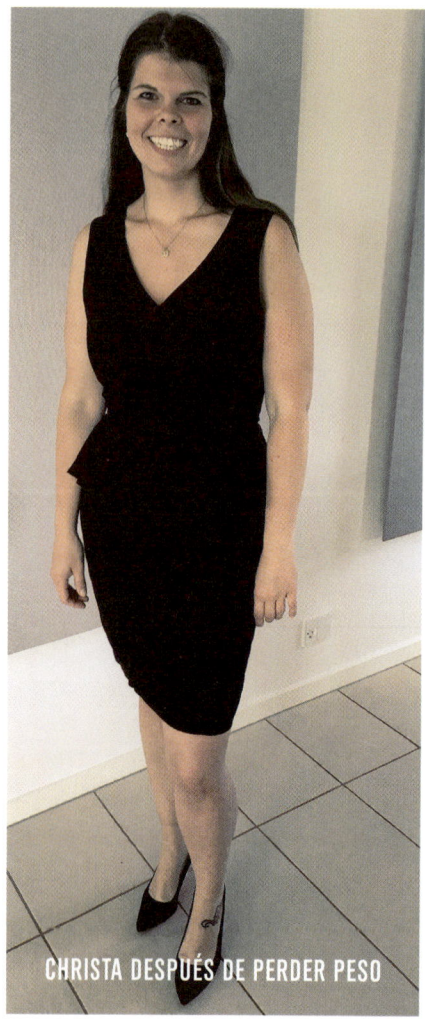

CHRISTA DESPUÉS DE PERDER PESO

tacto, porque sé qué aspecto debe tener un plato. Me he acostumbrado a encontrar el equilibrio con el Puñado 4. Puedo escatimar el pan durante el día, así me queda sitio para un poco más de patatas por la noche. Si cenamos fuera o estamos de vacaciones, también me cuido con el pan, la fruta, la pasta, etc., durante el día, a fin de tener mayor libertad de acción por la noche.

**CAMILLA:** En julio de 2016, me topé por casualidad con el método de los puñados en Facebook. Pedí unirme al grupo y empecé a leer sobre sus principios. Me recordó mucho lo que ya hacía. Fue muy agradable confirmar que iba por el buen camino y poder seguir un concepto concreto, porque hasta entonces yo avanzaba más que nada a tientas. De repente me encontré con un producto final que encajaba muy bien con todo lo que estaba haciendo, lo mejor que me pudo pasar.

Nunca picoteo entre horas: casi siempre estoy llena. Si me entra hambre, espero con ganas la siguiente comida porque sé que disfrutaré de alimentos ricos que me llenarán.

Tras encontrarle la vuelta a los principios subyacentes al método de los puñados, ya no mido la comida con las manos. Lo hago a ojo y al

Desde un comienzo, me he ceñido totalmente a los principios del método de los puñados. Me limito a mis tres comidas diarias y me aseguro de que las porciones tengan el tamaño debido. He adoptado la costumbre de tomar una taza de café con leche y una onza de chocolate por la noche: es agradable que haya sitio para eso. Aparte de que el chocolate satisface mi deseo de algo dulce, se ha vuelto un momento que espero con ganas, un momento de pura relajación.

La transición hacia el método de los puñados me resultó poco problemática porque ya llevaba una vida más sana. Ya había reducido mucho el azúcar y los dulces, así que el cambio no fue tan drástico.

Nunca me han dado miedo las grasas, pero me parecía que debía cuidarme de ellas a la hora de perder peso, aun cuando me habían faltado grasas en mis intentos anteriores de llevar una vida sana. Las grasas aportan sensación de saciedad, sabor y algo delicioso que echas en falta si las suprimes.

He probado con varias dietas, como las bajas en hidratos de carbono. La comida estaba bien, pero era demasiado difícil atenerse a ellas. Había muchísimas reglas y cosas prohibidas. Más o menos te arreglabas en casa, pero en cuanto salías era casi imposible seguirla.

Con el método de los puñados es otra historia, porque puedo vivir de un modo totalmente normal. Como de todo: pan, pasta, incluso un trozo de tarta. Solo tengo que limitar la cantidad y asegurarme de poner la porción adecuada en el plato.

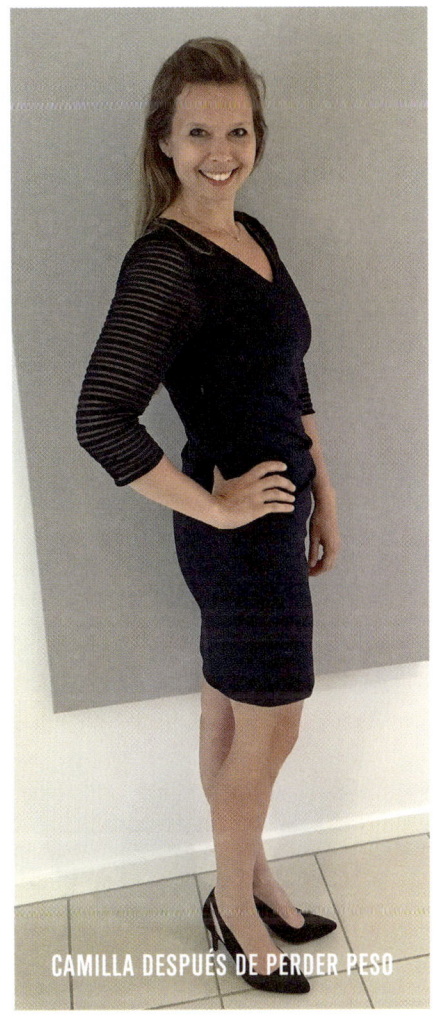

CAMILLA DESPUÉS DE PERDER PESO

## POR QUÉ EL MÉTODO DE LOS PUÑADOS NOS DIO RESULTADO

**CHRISTA:** Es muy fácil seguir el método de los puñados. En cuanto le pillas el truco a los principios, funciona solo. Me lleno fácilmente, aun con menos pan y pasta, y de un modo mucho más agradable. Me siento menos hinchada que antes.

Es un gran alivio no tener que hacer ejercicio para seguir el método de los puñados. Tengo un alto porcentaje de grasa corporal y sé que necesito ejercicio. Probablemente el deseo de ponerme a ello llegue solo, pero, hasta entonces, es liberador poder centrarme solo en la dieta. Si tuviese que seguir un programa con ejercicio físico varias veces por semana, sería incapaz de cumplirlo.

Desde el primer día del método de los puñados, he estado lo bastante motivada para que surtiera efecto. Y debes estarlo y tener fuerza de voluntad para seguir adelante. Romper con tus hábitos supone esfuerzo, sobre todo al comienzo. Acudir con mi hermana a pesarme en la consulta de un asesor en el método de los puñados, Bodil Cramer de Skanerborg, Dinamarca, me ayudó mucho a no perder la motivación. Saber que voy a enfrentarme a la báscula me anima a seguir.

Estoy muy agradecida de que mi hermana me iniciara en el método de los puñados y de que hayamos recorrido este camino juntas. Estoy convencida de que el resultado nunca hubiese sido igual de bueno sin ella.

**CAMILLA:** El método de los puñados me da resultado porque es de sentido común. Es lógico y fácil, y es un acierto que tengas las cantidades literalmente al alcance de la mano. No hay que contar calorías ni pesar la comida. Solo tengo que reflexionar y evaluar si lo que como parece razonable. Es muy sencillo.

Mi marido es marinero y pasa dos semanas en casa y dos fuera. Cuando estoy sola con nuestros dos hijos, es muy importante que pueda atenerme al método de los puñados sin que eso me resulte muy difícil ni tenga que salir por la tarde para ir al gimnasio o a correr. Para mí, algo así no sería posible. Solo puedo centrarme en la comida, por lo que este método me funciona muy bien. Si no tuviésemos niños, estoy segura de que haría más ejercicio, pero tal como son las cosas, estoy satisfecha con hacer un poco de ejercicio por la tarde en el salón.

## CÓMO FUNCIONA LA FAMILIA CON EL MÉTODO DE LOS PUÑADOS

**CHRISTA:** No hay ningún problema. Preparo la misma comida de siempre, pero me aseguro de que haya muchas más verduras que antes. No cocino nada especial: los tres comemos lo mismo. Mi marido toma más patatas que yo, y yo muchas más verduras que él, pero nos servimos de los mismos cuencos y platos en la mesa.

**CAMILLA:** No he recibido ninguna queja por la comida, ni de mis hijos ni de mi marido. A menudo como sola con los niños. Toman más o menos todo lo que les doy. Si preparo un plato en el que quiero reducir el Puñado 4, me aseguro de que ellos

> «Por el camino nos hemos apoyado mutuamente y hemos compartido todo, tanto las alegrías como las frustraciones. Hacer el recorrido juntas fue una ayuda inestimable».
>
> — CHRISTA Y CAMILLA

tengan pan, pasta, arroz o patatas. También me gusta darles un puñado adicional de salsa, y además pueden repetir si tienen ganas.

Pongo toda la comida en la mesa al mismo tiempo, así que no se dan cuenta de que su madre come de un modo distinto. Mi marido no dice nada sobre el hecho de que haya más verduras en la mesa. Come lo que quiere y se sirve más patatas que yo. A menudo espero que aparezcan más platos en el grupo de Facebook, y he probado algunos, pero en general preparo los platos de siempre, solo que en una versión adaptada al método de los puñados con muchas más verduras.

## CÓMO AFRONTAR LOS RETOS

**CHRISTA:** Antes del método de los puñados comía cinco veces al día, así que al principio me resultó difícil conformarme con tres comidas. Pero me he acostumbrado y nunca tengo hambre. Al principio, también me costaba encontrar un buen equilibrio cuando me invitaban a algún sitio. En un cumpleaños o en una fiesta, se sirven sobre todo cosas del Puñado 4: pan, pasta, patatas y arroz. He aprendido a equilibrar las cosas restringiendo esos alimentos durante el día, y así tengo una mayor libertad de acción cuando salgo. Funciona perfectamente.

**CAMILLA:** Creo que el mayor reto es seguir el método de los puñados cuando estás de vacaciones y la semana no sigue su ritmo habitual. Entonces empiezo a comer lo que no debo y en cantidad y quizá a beber más vino que de costumbre. Eso repercute en mi peso, y a veces he vuelto de vacaciones con unos kilos de más.

Pero, en realidad, no pasa nada si te das algún capricho en vacaciones. Lo importante es recobrar luego el ritmo de los buenos hábitos. Por fortuna, a mí me ocurre automáticamente nada más volver a casa; y luego pierdo los kilos con igual facilidad.

Lo mismo puede ocurrir los fines de semana si no te controlas. No pasa nada por beber una copa de vino o darte un capricho el fin de semana, pero la cosa no se te puede ir de las manos y convertirse en excesos todos los fines de semana, porque así es como sale mal. Una vez más, se trata de usar el sentido común.

## LA IMPORTANCIA DEL MÉTODO DE LOS PUÑADOS PARA NOSOTRAS

**CHRISTA:** Tengo mucha más energía y ganas de jugar con mi hijo. Y estoy mucho más contenta. Ahora la ropa que cuelga en el armario me queda bien, y no tengo que comprar prendas en el supermercado y las tiendas de tallas grandes. A mi autoestima le ha sentado muy bien poder comprar ropa en cualquier tienda. Ahora llevo cuatro tallas menos, y de repente todo lo que se vende me sirve.

Cuando me veo en fotos viejas, veo lo corpulenta que estaba. Me cuesta entender que pudiera llegar a ese punto. Ahora peso casi 25 kg menos que cuando me quedé embarazada de mi hijo.

**CAMILLA:** Entiendo mejor cómo combinar la comida para sentirme llena. Cuando comprendes la conexión entre las diferentes partes de la dieta, es fácil vivir según el método de los puñados.

Pienso mucho en comida, pero lo hago de un modo distinto al de antes. Ahora planeo con mucho tiempo mis platos. Hago un plan de alimentos para toda la semana y compro en grandes cantidades. Es práctico, porque estoy sola con los niños buena parte del tiempo, y positivo, porque ahorramos mucho dinero al planear la compra. Evito todas las compras impulsivas que hacía cuando iba al supermercado antes del método de los puñados.

Durante bastante tiempo después de dar a luz a mis dos hijos, mi peso rondaba los 100 kg. En aquel entonces, siempre llevaba leggins y blusas amplias para ocultar mi cuerpo, y no quería entrar en las tiendas de ropa, pues sabía que no me serviría la que me gustaba. Era deprimente. Ahora es otra cosa. Llevo tres o cuatro tallas menos, y puedo comprar una talla 38 o 40. Es muy agradable entrar en tiendas de todo tipo y encontrar la ropa que antes solo podía mirar porque no me quedaba bien. Es maravilloso para mi autoestima y mis niveles de energía.

## El mejor consejo de Christa

*Es importante llenar las cajas de comida para quedar satisfecho. Si eras de picotear dulces y comer porciones grandes, puede que te cuesten las primeras dos semanas. Así que se trata de ponerte firme y seguir adelante. Tómatelo paso a paso: de comida en comida. De repente te acostumbras y entonces ya no es difícil en absoluto.*

*Cuando le pillas el truco a los principios, puedes probar a limitarte durante el día si tienes un compromiso por la noche.*

*Puede ser una muy buena idea emprender el recorrido con alguien. Para mí ha sido una ayuda inestimable tener a mi hermana a mi lado. Al mismo tiempo, para las dos ha sido muy motivador acudir semanalmente a que nos pesaran. Nos ha hecho seguir adelante, así que solo puedo recomendárselo a los demás.*

## El mejor consejo de Camilla

*Sigue las normas del método de los puñados al cien por cien los primeros catorce días y llena bien las cajas de comida. Así aprenderás paulatinamente qué es lo que más te conviene y harás los ajustes necesarios. Tal vez te baste con medio Puñado 4 en algunas comidas o tal vez necesites un tentempié.*

*No creo que debas suprimir por completo el pan, la pasta y demás, porque cuando te prohíbes algo, de pronto parece más interesante.*

*Es una buena idea hacerte fotos antes y después para documentar tu pérdida de peso. A veces me remito a ellas para compararme. Es muy motivador ver cuánto he cambiado. Al principio cuesta un poco cambiar de hábitos, así que se trata de centrarte en lo que te motiva.*

*Me ha encantado que mi hermana pequeña se embarcara en este proyecto conmigo. Como siempre hemos estado muy unidas, fue natural emprender el camino juntas. Nos vemos con frecuencia y comemos juntas al menos una vez a la semana, así que pudimos compartirlo todo: las alegrías y las frustraciones. A menudo nos hacemos fotos de nosotras y de la comida y nos las mandamos. Es personal e inspirador.*

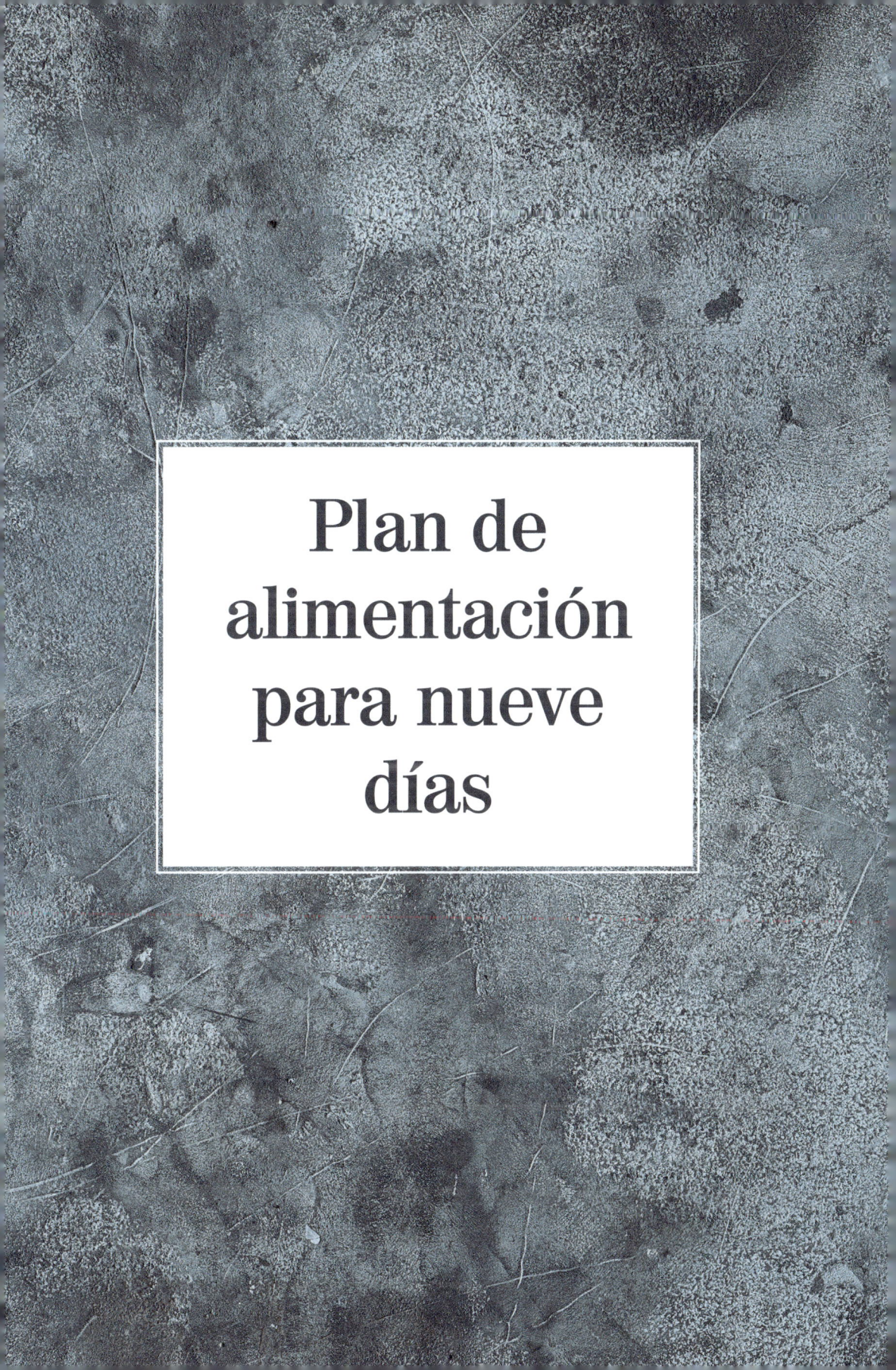

# Plan de alimentación para nueve días

# Nueve días con el método de los puñados, comida a comida

## Elige el plan de alimentación más conveniente para ti

Puedes empezar el día de la semana que quieras, y en principio puedes elegir el desayuno, el almuerzo y la cena según tus gustos o necesidades, lo que quizá sea útil los días de mucho ajetreo.

Si el tamaño de las porciones te resulta demasiado grande o pequeño, simplemente ajusta las recetas. El objetivo es que, con el tiempo, descubras cuánta comida necesitas. También puedes reducir las porciones en una de tus tres comidas diarias.

Si eres mujer, pero tienes un IMC de más de 40, probablemente debas seguir el plan de alimentación de los hombres a fin de ingerir las calorías necesarias para satisfacer tus necesidades básicas. Cuando pierdas peso, podrás adoptar al plan de las mujeres.

Si eres mujer y haces ejercicio más de 10 a 12 horas por semana, también tienes que seguir el plan de los hombres.

Si eres hombre y haces ejercicio más de 10 a 12 horas por semana, tienes que aumentar la cantidad de proteínas en las recetas o comer media o una caja entera de comida adicional, repartida a lo largo del día.

**RECETAS PARA MUJERES** véase la página 102.

**PLAN COMPLETO DE ALIMENTACIÓN PARA MUJERES** véase la página 160.

**RECETAS PARA HOMBRES** véase la página 170.

**PLAN COMPLETO DE ALIMENTACIÓN PARA HOMBRES** véase la página 228.

|  | DÍA 1 | DÍA 2 | DÍA 3 |
|---|---|---|---|
| DESAYUNO | · Plato de desayuno con huevo pasado por agua<br>*Página 107 o 175* | · Tostada con ricota, jamón de york y tomate<br>*Página 112 o 180* | · Batido verde<br>*Página 119 o 187* |
| Tentempié opcional | · Taza de caldo |  |  |
| ALMUERZO | · Fiambrera de requesón y mango<br>*Página 108 o 176* | · Ensalada de pasta con pollo<br>*Página 115 o 183* | · Ensalada de fideos con gambas<br>*Página 120 o 188* |
| Tentempié opcional |  | · Taza de caldo |  |
| CENA | · Espaguetis con albóndigas y calabacín<br>*Página 111 o 179* | · Falafel en pan de pita con pesto<br>*Página 116 o 184* | · Filete adobado con crema de champiñones<br>*Página 123 o 191* |
| Tentempié opcional |  |  | · Taza de caldo |

|  | DÍA 4 | DÍA 5 | DÍA 6 |
|---|---|---|---|
| DESAYUNO | · Tostada con salmón y crema de aguacate<br>*Página 124 o 192* | · Gachas de avena con pimiento relleno<br>*Página 131 o 199* | · Tortitas<br>*Página 136 o 204* |
| Tentempié opcional | · Taza de caldo | · Taza de caldo |  |
| ALMUERZO | · Bol del buda<br>*Página 127 o 195* | · Burrito de rosbif<br>*Página 132 o 200* | · Buñuelos de atún con centeno<br>*Página 139 o 207* |
| Tentempié opcional |  |  | · Taza de caldo |
| CENA | · Sopa de pollo al curry y arroz<br>*Página 128 o 196* | · Tartaleta de queso<br>*Página 135 o 203* | · Boniato al horno con garbanzos<br>*Página 140 o 208* |
| Tentempié opcional |  |  |  |

|  | DÍA 7 | DÍA 8 | DÍA 9 |
|---|---|---|---|
| DESAYUNO | · Plato de desayuno con requesón<br>*Página 143 o 211* | · Tostada con jamón de york<br>*Página 148 o 216* | · Beicon con huevo<br>*Página 155 o 223* |
| Tentempié opcional |  |  | · Taza de caldo |
| ALMUERZO | · Ensalada César con picatostes<br>*Página 144 o 212* | · Burrito de lechuga<br>*Página 151 o 219* | · Burrito de pollo, espinaca y huevo<br>*Página 156 o 224* |
| Tentempié opcional |  | · Taza de caldo |  |
| CENA | · Salmón al horno con aliño de limón<br>*Página 147 o 215* | · Hamburguesa casera<br>*Página 152 o 220* | · Sofrito de pechuga de pato<br>*Página 159 o 227* |
| Tentempié opcional | · Taza de caldo |  |  |

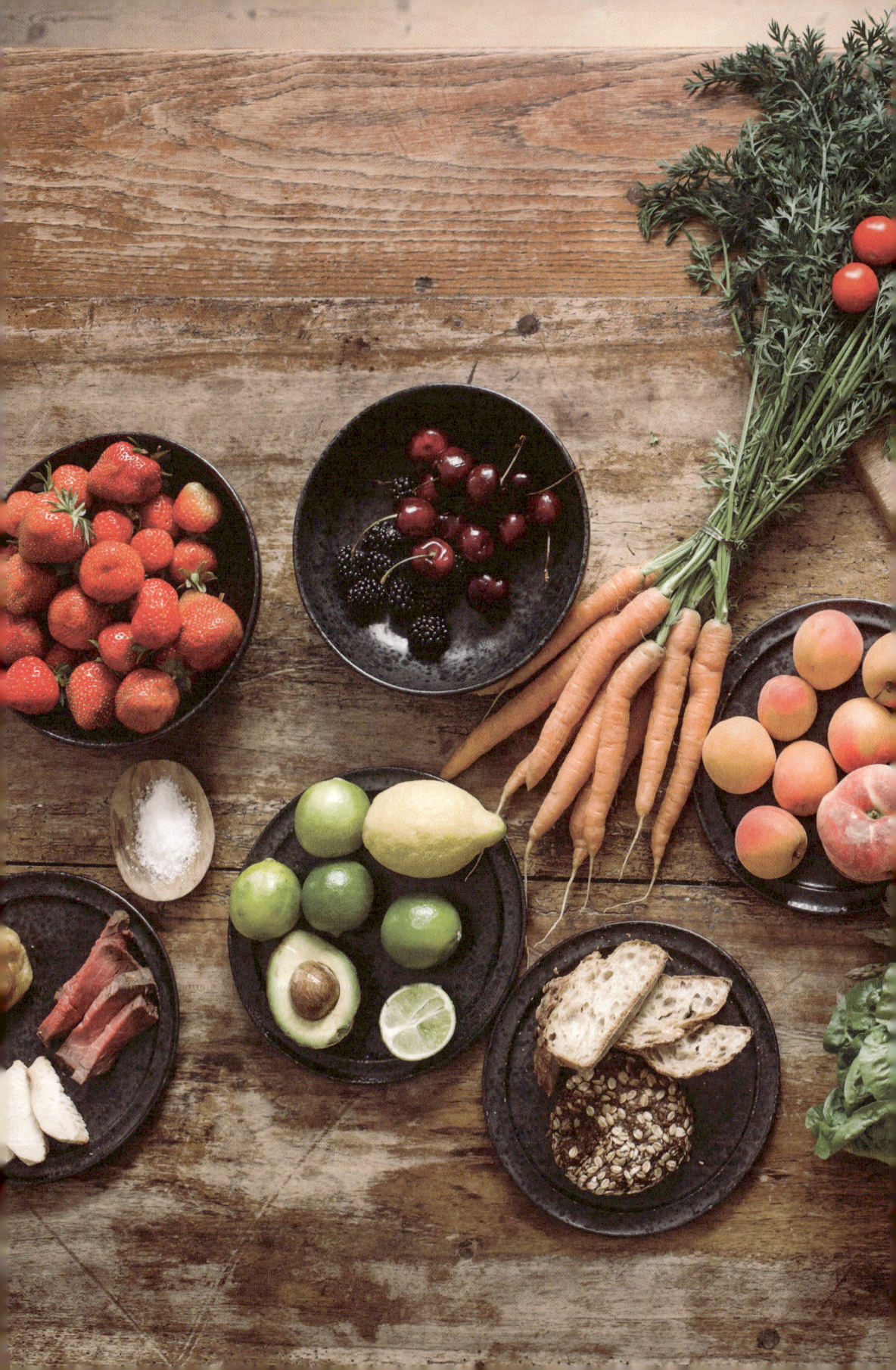

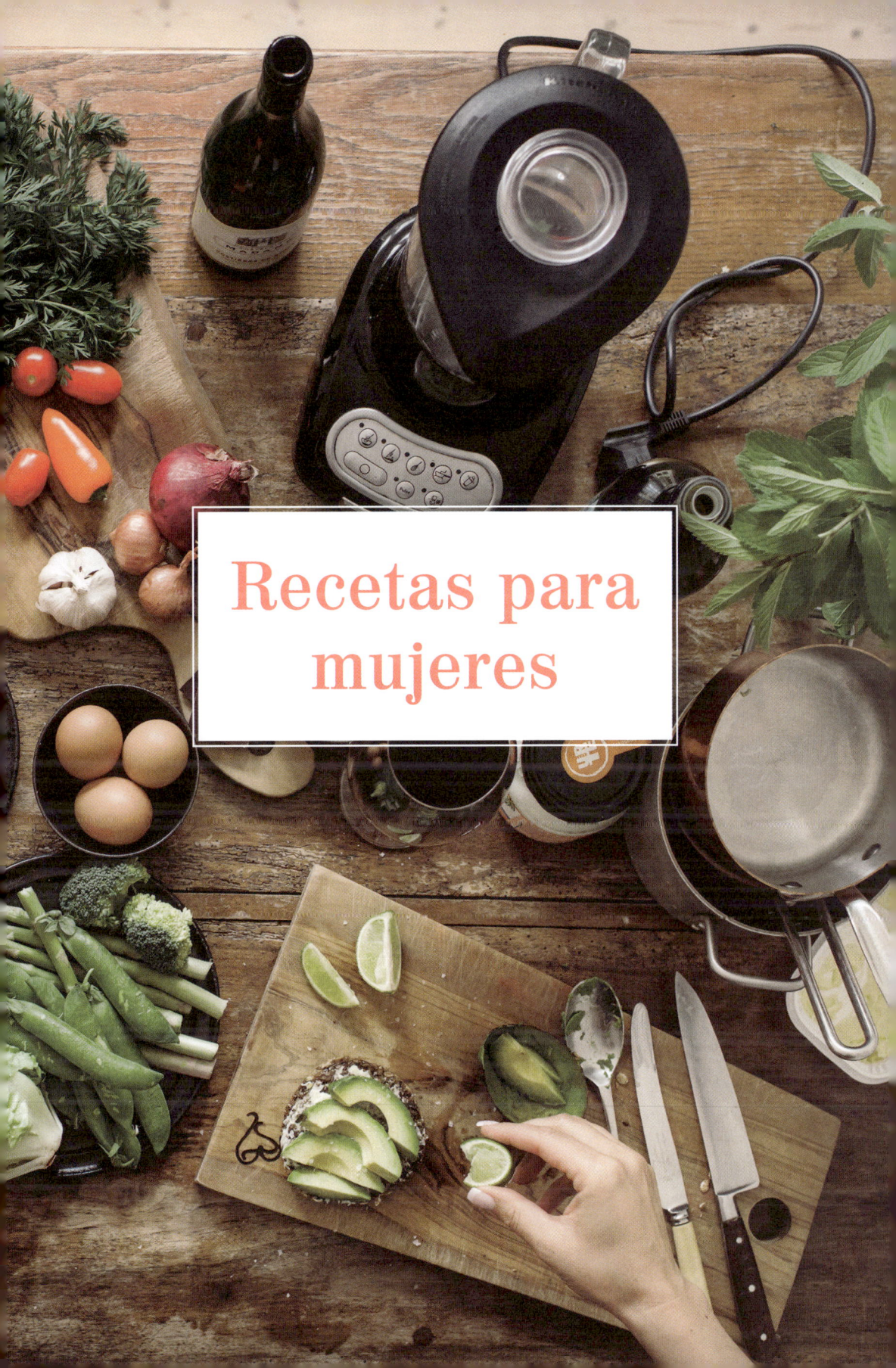

# Recetas para mujeres

# Recetas

## Desayuno

**DÍA 1:** Plato de desayuno con huevo pasado por agua *Página 107*

**DÍA 2:** Tostada con ricota, jamón de york y tomate *Página 112*

**DÍA 3:** Batido verde *119*

**DÍA 4:** Tostada con salmón y crema de aguacate *Página 124*

**DÍA 5:** Gachas de avena con pimiento relleno *Página 131*

**DÍA 6:** Tortitas *Página 136*

**DÍA 7:** Plato de desayuno con requesón *Página 143*

**DÍA 8:** Tostada con jamón de york *Página 148*

**DÍA 9:** Beicon con huevo *Página 155*

## Almuerzo

**DÍA 1:** Fiambrera de requesón y mango *Página 108*

**DÍA 2:** Ensalada de pasta con pollo *Página 115*

**DÍA 3:** Ensalada de fideos con gambas *Página 120*

**DÍA 4:** Bol del buda *Página 127*

**DÍA 5:** Burrito de rosbif *Página 132*

**DÍA 6:** Buñuelos de atún con centeno *Página 139*

**DÍA 7:** Ensalada César con picatostes *Página 144*

**DÍA 8:** Burrito de lechuga *Página 151*

**DÍA 9:** Burrito de espinaca, huevo y pollo *Página 156*

# Cena

**DÍA 1:** Espaguetis y albóndigas con calabacín *Página 111*

**DÍA 2:** Falafel en pan de pita con pesto *Página 116*

**DÍA 3:** Filete adobado con crema de champiñones *Página 123*

**DÍA 4:** Sopa de pollo al curry y arroz *Página 128*

**DÍA 5:** Tartaleta de queso *Página 135*

**DÍA 6:** Boniato al horno con garbanzos *Página 140*

**DÍA 7:** Salmón al horno con aliño de limón *Página 147*

**DÍA 8:** Hamburguesa casera *Página 152*

**DÍA 9:** Sofrito de pechuga de pato *Página 159*

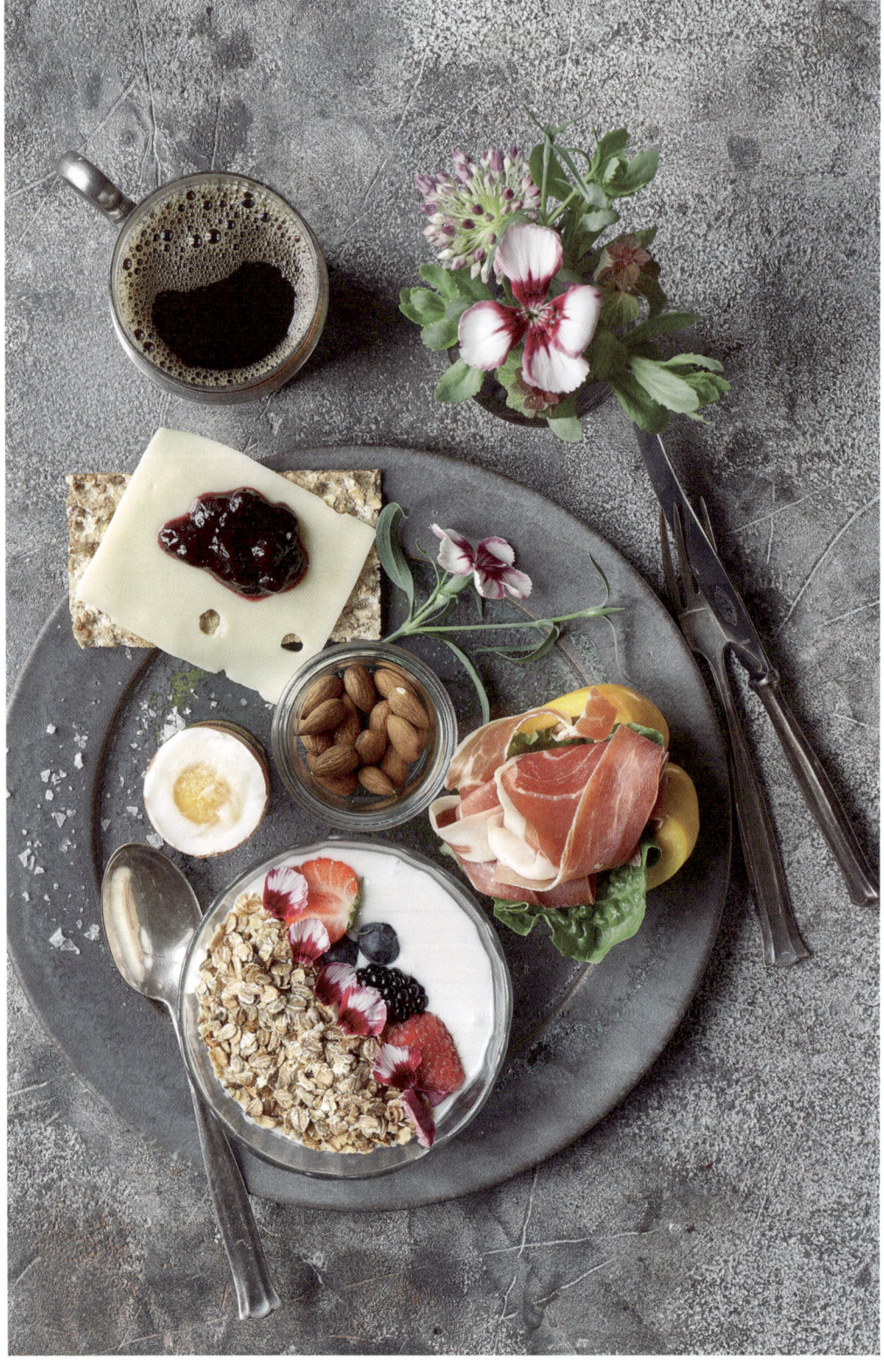

Recetas para mujeres – Desayuno • DÍA 1

# Plato de desayuno con huevo pasado por agua

**TIEMPO DE PREPARACIÓN:** *unos 30 minutos*

## MUESLI BÁSICO:

*60 g de copos de centeno*
*60 g de copos de espelta*
*60 g de avena*
*2 cucharadas de miel*
*Una pizca de sal*

## MÁS:

*1 huevo*
*½ pimiento amarillo*
*1 hoja de lechuga*
*2 lonchas de jamón curado*
*1 loncha de queso, mín. 18 % de materia grasa*
*1 trozo de pan crujiente*
*1 cucharada de jalea o mermelada*
*200 ml de yogur natural*
*15 g de muesli básico*
*25 g de bayas*
*15 g de almendras*

Para preparar el muesli básico, tuesta el centeno, la espelta y la avena en una sartén a fuego medio. Cuando los copos estén ligeramente dorados, añádeles la miel y la sal. Deja enfriar y conserva la mezcla en un contenedor hermético.

Hierve un huevo entre 5 y 6 minutos. Quítale las semillas al pimiento y pon la lechuga, con el jamón encima.

Coloca el queso sobre el pan crujiente y úntalo con jalea o mermelada.

Vierte el yogur en un vaso o cuenco. Añádele el muesli básico, las almendras y las bayas.

## QUÉ DEBERÍAS TENER EN EL PLATO

Medio pimiento con jamón. Un trozo de pan crujiente con queso y jalea o mermelada. Un vaso o cuenco de yogur con muesli básico, almendras y bayas. Un huevo pasado por agua.

---

**DESGLOSE SEGÚN EL MÉTODO DE LOS PUÑADOS**

**PUÑADO 1 (+2):** *pimiento, lechuga*

**PUÑADO 3:** *huevo, jamón*

**PUÑADO 4:** *muesli, pan crujiente, bayas*

**GRASAS:** *queso, almendras*

**LÁCTEOS:** *yogur*

**CONDIMENTOS:** *miel, sal, jalea, mermelada*

---

**SUGERENCIA** *El muesli básico se conserva de 2 a 3 semanas en un contenedor hermético.*

**SUGERENCIA** *Puedes utilizar muesli comprado en lugar de muesli básico, pero asegúrate de que no contenga más de 13 g de azúcar por cada 100 g de producto.*

**SUGERENCIA** *Puedes usar skyr o cualquier otro derivado de la leche en lugar de yogur natural, pero asegúrate de que no contenga más de 5 g de azúcar por cada 100 g de producto.*

### Si contigo comen hombres
*Los hombres pueden comer un poco más de jamón, queso, muesli, almendras y fruta. Véase la página 175.*

---

*Energía 571 kcal · Proteínas 32 g · Carbohidratos 47 g · Fibra alimentaria 5,6 g · Grasas 28 g*

DÍA 1 • Recetas para mujeres – Almuerzo

# Fiambrera de requesón y mango

**TIEMPO DE PREPARACIÓN:** *unos 10 minutos*

*150 g de judías, sin puntas*
*1 tomate*
*½ cebolla roja*
*½ mango*
*15 almendras*
*50 g de guisantes*
*150 g de requesón, máx. 4,5 % de materia grasa*
*1 cucharada de pesto*
*Sal y pimienta, al gusto*
*1 hoja de lechuga, opcional*
*10 g de chocolate negro, mín. 70 % de cacao*

Hierve las judías de 2 a 3 minutos. Escurre y reserva.

Corta por la mitad las judías cocidas. Corta el tomate en trozos pequeños y pica finamente la cebolla roja. Pela el mango y corta la pulpa en trozos. Pica las almendras en trozos grandes.

Mezcla todos los ingredientes preparados en un recipiente idóneo junto con los guisantes.

Mezcla el pesto con el requesón y salpimenta. Mételo en la fiambrera, usando una hoja de lechuga para separarlo, si quieres.

Coloca el chocolate negro a un lado.

### QUÉ DEBERÍAS TENER EN EL PLATO

El contenido de una fiambrera y un trozo de chocolate negro.

---

**DESGLOSE SEGÚN EL MÉTODO DE LOS PUÑADOS**

**PUÑADO 1 (+ 2):** *judías, tomate, cebolla roja, guisantes*
**PUÑADO 3:** *requesón*
**PUÑADO 4:** *mango*
**GRASAS:** *pesto, almendras, chocolate negro*
**CONDIMENTOS:** *sal, pimienta*

---

**SUGERENCIA** *Si eres vegana, puedes reemplazar el requesón por legumbres.*

**SUGERENCIA** *Puedes preparar este plato el día anterior y conservarlo por la noche en la nevera.*

**SUGERENCIA** *Tal vez prefieras utilizar verduras frescas, pero las congeladas también valen.*

**SUGERENCIA** *En lugar de almendras, puedes usar nueces, granos o semillas.*

### Si contigo comen hombres

*Los hombres pueden comer un poco más de requesón, almendras y chocolate negro. Véase la página 176.*

---

*Energía 531 kcal · Proteínas 30 g · Carbohidratos 40 g · Fibra alimentaria 13,1 g · Grasas 26 g*

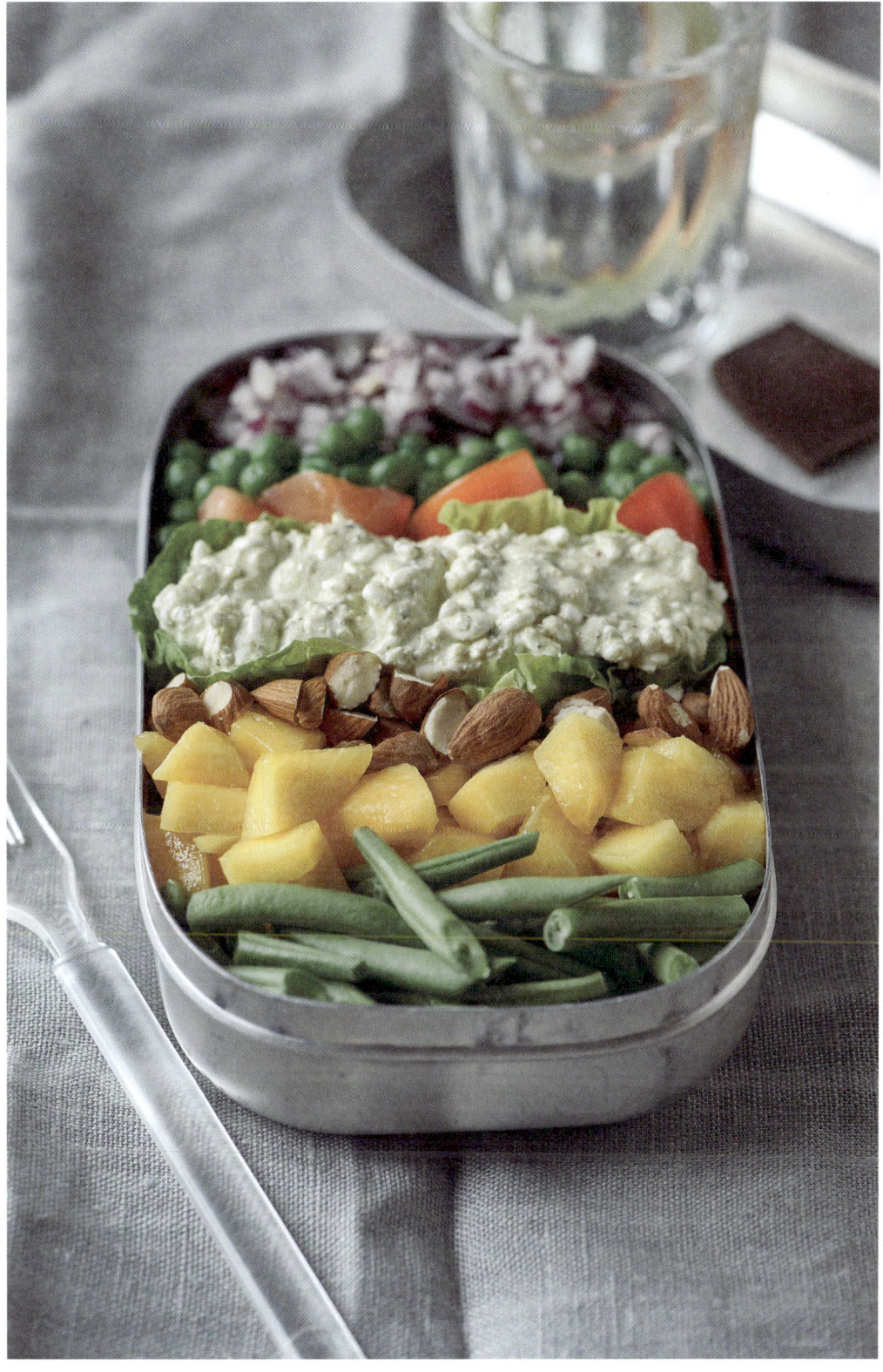

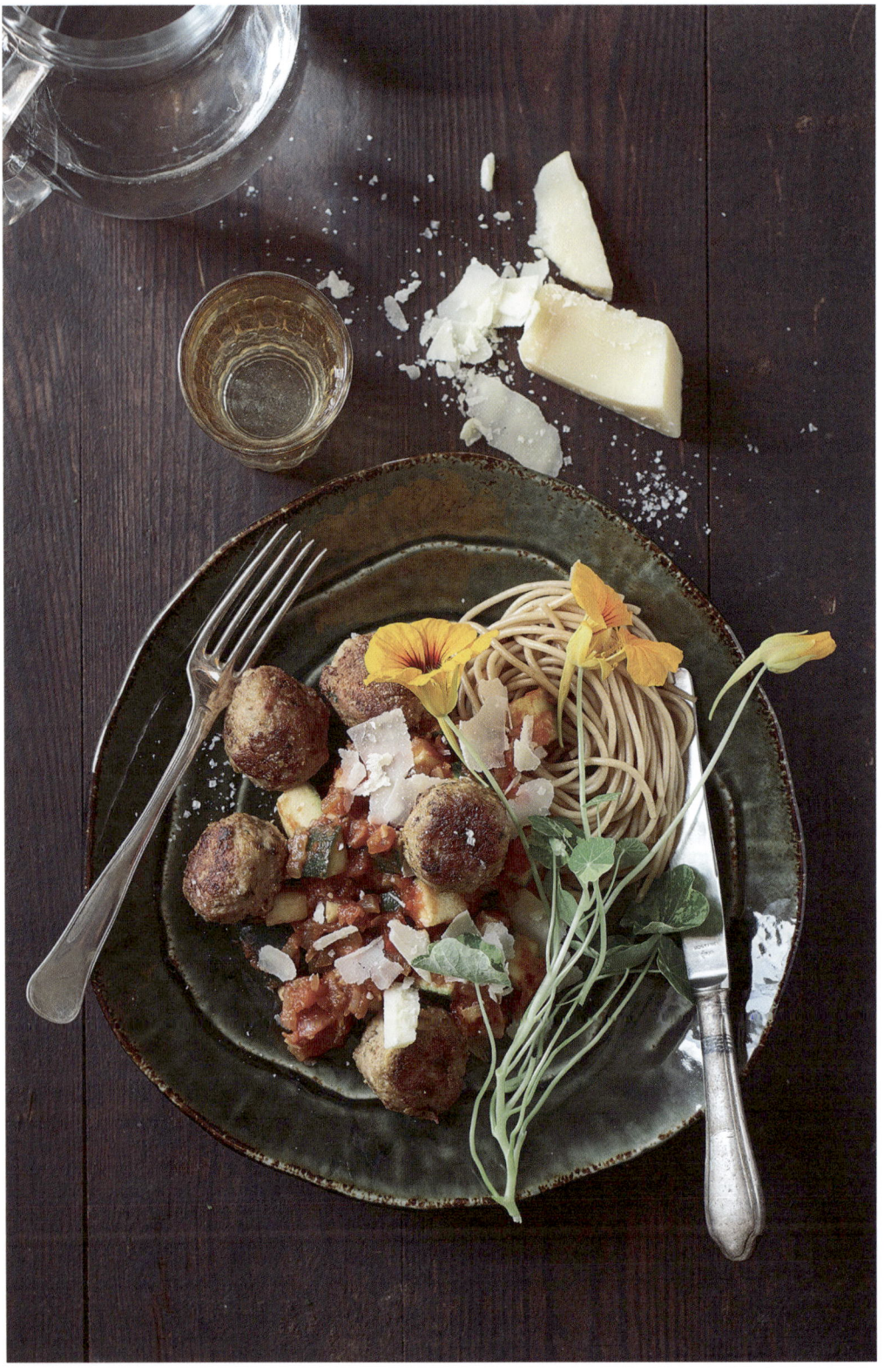

Recetas para mujeres – Cena • DÍA 1

# Espaguetis con albóndigas y calabacín

TIEMPO DE PREPARACIÓN: *unos 40 minutos*

## SALSA DE TOMATE:

*2 dientes de ajo*
*½ cebolla*
*¼ de guindilla, opcional*
*1 cucharadita de aceite de oliva*
*½ cucharadita de pimentón*
*½ lata de tomate triturado*
*Sal y pimienta, al gusto*

## ALBÓNDIGAS:

*150 g de carne picada mixta, máx. 7 % de materia grasa*
*1 cucharada de pan rallado*
*1 huevo pequeño*
*½ puñado de perejil picado*
*1 cucharadita de orégano seco*
*½ cucharadita de sal*
*1 cucharadita de aceite de oliva*

## ACOMPAÑAMIENTO:

*25 g de espaguetis crudos*
*½ calabacín*
*20 g de lascas de queso parmesano*
*Capuchinas o perejil, para decorar*

Pica finamente el ajo, la cebolla y, si la incluyes, la guindilla. Sofríelos un par de minutos en una sartén con aceite de oliva caliente. Añade el pimentón y continúa friendo un minuto para luego añadir los tomates. Salpimenta. Deja cocinar a fuego lento mientras preparas lo demás.

Mezcla los ingredientes de las albóndigas con una cuchara y haz con las manos bolitas del tamaño de una nuez. Fríe las albóndigas 10 minutos en aceite de oliva. Remueve la sartén de cuando en cuando para que se doren de manera pareja.

Cocina los espaguetis, según las instrucciones del paquete.

Corta el calabacín en cubos, o ráyalo si prefieres, y añádelo a la salsa de tomate tres minutos antes de servir.

Emplátalo todo: primero los espaguetis, luego la salsa de tomate con calabacín y por último las albóndigas. Espolvorea parmesano y añade el condimento elegido.

## QUÉ DEBERÍAS TENER EN EL PLATO

Espaguetis, salsa de tomate con calabacín y albóndigas, parmesano.

---

### DESGLOSE SEGÚN EL MÉTODO DE LOS PUÑADOS

**PUÑADO 1 (+2):** *cebolla, tomate, calabacín*
**PUÑADO 3:** *cerdo y ternera, huevo*
**PUÑADO 4:** *pan rallado, espaguetis*
**GRASAS:** *aceite de oliva, parmesano*
**CONDIMENTOS:** *ajo, guindilla, pimentón, sal, pimienta, orégano, capuchinas, perejil*

---

**SUGERENCIA** *Puedes usar solo cerdo o solo ternera en lugar de carne picada mixta. O combinar la carne como quieras.*

**SUGERENCIA** *Puedes añadir más calabacín si quieres evitar la pasta por completo.*

### Si contigo comen hombres

*Los hombres pueden comer un poco más de carne picada, espaguetis y parmesano. Véase la página 179.*

---

*Energía 663 kcal · Proteínas 55 g · Carbohidratos 43 g · Fibra alimentaria 10,8 g · Grasas 29 g*

DÍA 2 • Recetas para mujeres – Desayuno

# Tostada con ricota, jamón de york y tomate

**TIEMPO DE PREPARACIÓN:** *unos 15 minutos*

**MEZCLA DE RICOTA:**

*15 g de piñones*
*60 g de ricota*
*Sal y pimienta, al gusto*

**ACOMPAÑAMIENTO:**

*1 huevo*
*1 rebanada de pan, preferiblemente integral*
*2 lonchas de jamón de york*
*Cebollino, para decorar*
*Café o té*
*50 ml de leche, si se desea*

Tuesta los piñones en una sartén seca a fuego medio. Cuando estén dorados, pícalos bien pequeños y déjalos enfriar antes de mezclarlos con la ricota. Salpimenta.

Hierve un huevo de 5 a 6 minutos.

Tuesta la rebanada de pan y córtala por la mitad. Corta el tomate en rodajas finas.

Unta el pan con la mezcla de ricota, luego añade una loncha de jamón de york y una rodaja de tomate a cada una de las mitades. Salpimenta y decora con cebollino.

Puedes beber una taza de té o café con este plato, y añadir leche si quieres.

**QUÉ DEBERÍAS TENER EN EL PLATO**

Dos medias rebanadas de pan con ricota, jamón de york y tomate, un huevo pasado por agua y una taza de té o café.

---

**DESGLOSE SEGÚN EL MÉTODO DE LOS PUÑADOS**

**PUÑADO 1 (+ 2):** *tomate*

**PUÑADO 3:** *ricota, huevo, jamón de york*

**PUÑADO 4:** *pan*

**GRASAS:** *piñones*

**LÁCTEOS:** *leche, si se utiliza*

**CONDIMENTOS:** *sal, pimienta, cebollino*

---

**SUGERENCIA** *Esta comida te permite tomar además entre 10 y 15 almendras adicionales, un trozo de chocolate negro o entre 8 y 10 aceitunas.*

### Si contigo comen hombres

*Los hombres pueden comer un huevo y unos cuantos piñones adicionales, más ricota, pan y jamón de york. Véase la página 180.*

---

*Energía 456 kcal · Proteínas 24 g · Carbohidratos 30 g · Fibra alimentaria 5,7 g · Grasas 26 g*

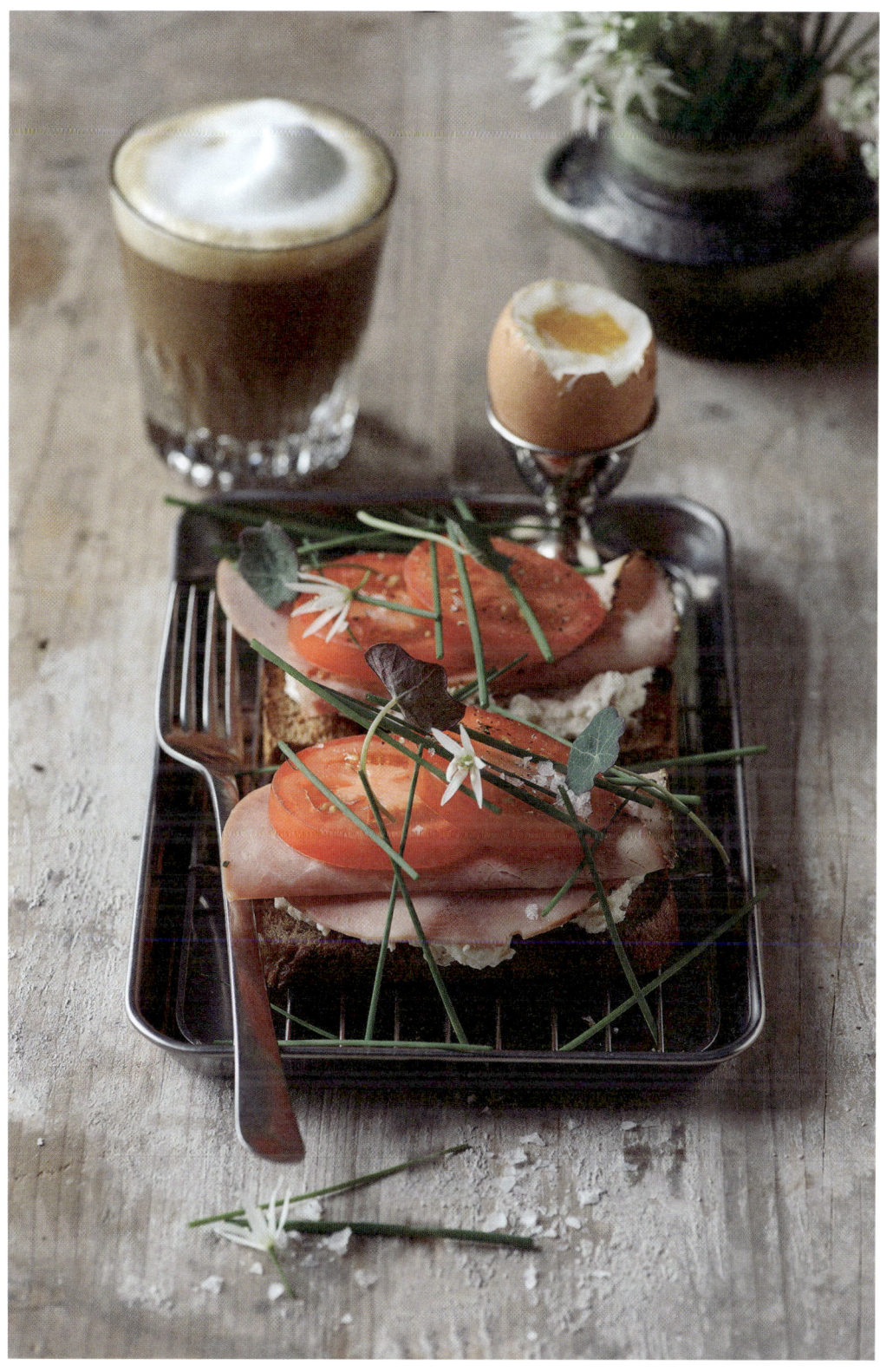

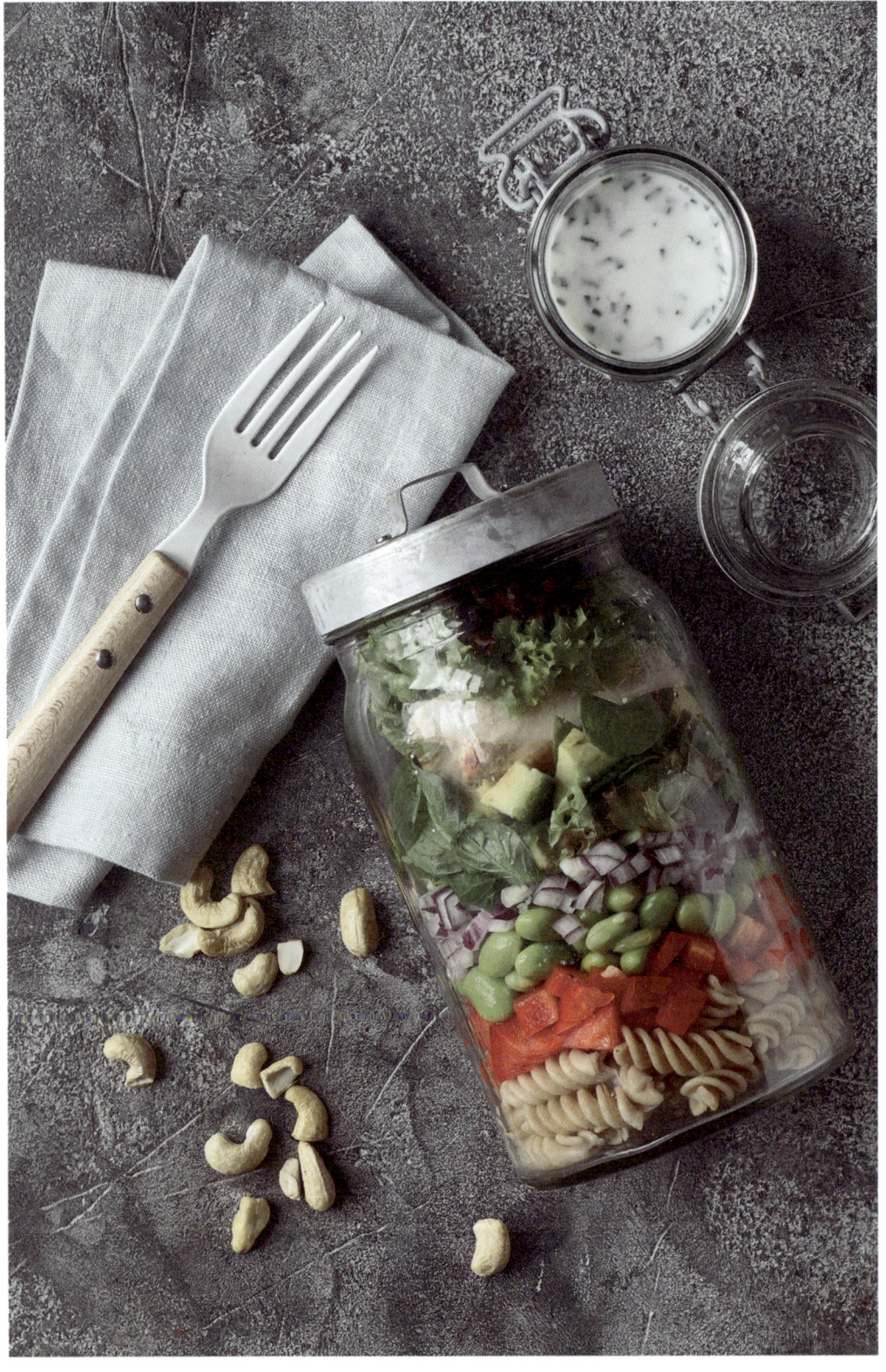

# Ensalada de pasta con pollo

**TIEMPO DE PREPARACIÓN:** *unos 10 minutos*
**NOTA:** *En la receta se utiliza pasta ya cocida.*

*70 g de edamames*
*2 cucharadas de zumo de limón*
*½ cebolla roja pequeña*
*½ pimiento rojo*
*½ aguacate*
*10 g de anacardos*
*25 g de ensalada mezcla*
*80 g de pollo cocido, en dados o tiras*
*75 g de pasta hervida, preferiblemente integral*

## ALIÑO DE YOGUR:

*1 cucharada de cebollino*
*1 diente de ajo*
*50 ml de yogur natural*
*½ cucharadita de sal*
*1 pizca de pimienta*
*1 cucharada de zumo de limón*

### QUÉ DEBERÍAS TENER EN EL PLATO

Una ensalada de pasta con aliño.

---

**DESGLOSE SEGÚN EL MÉTODO DE LOS PUÑADOS**

**PUÑADO 1 (+2):** *cebolla roja, pimiento, hojas verdes*
**PUÑADO 3:** *edamames, pollo*
**PUÑADO 4:** *pasta*
**GRASAS:** *aguacate, anacardos*
**LÁCTEOS:** *yogur*
**CONDIMENTOS:** *zumo de limón, cebollino, ajo, sal, pimienta*

---

Coloca los edamames congelados en una cazuela y échales agua hirviendo. Déjalos reposar un minuto, luego escúrrelos y échales una cucharada de zumo de limón.

Pica la cebolla y el pimiento en daditos.

Pela el aguacate y córtalo en dados y métalo en el zumo de limón restante.

Pica los anacardos en trozos grandes.

Pica finamente el cebollino y el ajo y mézclalos con el resto de los ingredientes para preparar el aliño de yogur.

Incorpora todos los ingredientes, incluidos el pollo y la pasta, a la ensalada en un frasco o en un plato. Sirve el aliño aparte.

**SUGERENCIA** *Puedes elegir otras fuentes de proteína en lugar del pollo y los edamames, por ejemplo: carne de ternera o aves, pescado, mariscos, queso bajo en grasa o legumbres. Así puedes aprovechar fácilmente las sobras de la cena anterior.*

**SUGERENCIA** *En lugar de pasta, puedes utilizar arroz, maíz, bulgur, cuscús, trigo u otros ingredientes con carbohidratos. También puedes comer un trozo de baguette con la ensalada en lugar de pasta.*

**Si contigo comen hombres**
*Los hombres pueden comer más edamames, anacardos, pollo y pasta. Véase la página 183.*

---

*Energía 579 kcal · Proteínas 36 g · Carbohidratos 36 g · Fibra alimentaria 10,0 g · Grasas 24 g*

DÍA 2 • Recetas para mujeres – Cena

# Falafel en pan de pita con pesto

**TIEMPO DE PREPARACIÓN:** *unos 45 minutos*
**NOTA:** *Es una buena idea dejar reposar la pasta de garbanzos en la nevera dos horas antes de hacer las bolas. Aun así, también puedes hacerlas directamente.*

### FALAFELS:

*100 g de garbanzos en conserva, escurridos*
*1 cucharada de zumo de limón*
*½ cebolla*
*1 diente de ajo*
*2 cucharadas de perejil*
*½ cucharadita de cilantro molido*
*½ cucharadita de sal*
*½ cucharadita de cayena*
*½ cucharadita de comino molido*
*1 huevo pequeño*
*1 o 2 cucharadas de harina*
*1 cucharada de aceite de oliva*
*1 cucharada de pan rallado*

### ENSALADA:

*40 g de tomates cherry*
*40 g de guisantes*
*30 g de canónigos u otras hojas de ensalada*
*Brotes de guisantes, opcional*

### ALIÑO:

*2 cucharadas grandes de yogur natural u otro lácteo bajo en grasa*
*1 cucharadita de pesto rojo o verde*

### ACOMPAÑAMIENTO:

*½ pan de pita, preferiblemente integral*
*Gajos de limón*

Echa los garbanzos en el zumo de limón. Pica la cebolla, el ajo y el perejil en trozos grandes. Mezcla en un robot de cocina con los garbanzos. Añade el cilantro, la sal, la cayena, el comino y el huevo, y mézclalos hasta que adquieran una consistencia granulosa.

Añade cucharada a cucharada, mezclando después de cada una, la harina justa para que la masa sea lo bastante firme como para hacer bolas del tamaño de una nuez.

Coloca las bolas en una placa recubierta con papel para hornear. Úntalas con aceite de oliva. Espolvoréales pan rallado y dales la vuelta con cuidado. Presiónalas ligeramente antes de untarlas con aceite de oliva y espolvorearles más pan rallado. Hornea en el centro del horno a 200 ºC, 30 minutos, volteándolas una vez.

Sirve la ensalada, el falafel y el aliño encima del pan. Adorna con 1 o 2 gajos de limón.

### QUÉ DEBERÍAS TENER EN EL PLATO

Dos puñados de ensalada, un puñado de falafel y aliño sobre el pan. Decorado con 1 o 2 gajos de limón.

---

**DESGLOSE SEGÚN EL MÉTODO DE LOS PUÑADOS**

**PUÑADO 1 (+2):** *cebolla, tomate, guisantes, lechuga, brotes de guisantes*

**PUÑADO 3:** *garbanzos, huevo*

**PUÑADO 4:** *harina, pan rallado, pan de pita*

**GRASAS:** *aceite de oliva, pesto*

**LÁCTEOS:** *yogur*

**CONDIMENTOS:** *zumo de limón, ajo, perejil, cilantro, sal, cayena, comino*

---

### Si contigo comen hombres
*Los hombres pueden comer un poco más de garbanzos. Véase la página 184.*

*Energía 620 kcal · Proteínas 25 g · Carbohidratos 64 g · Fibra alimentaria 15 g · Grasas 26 g*

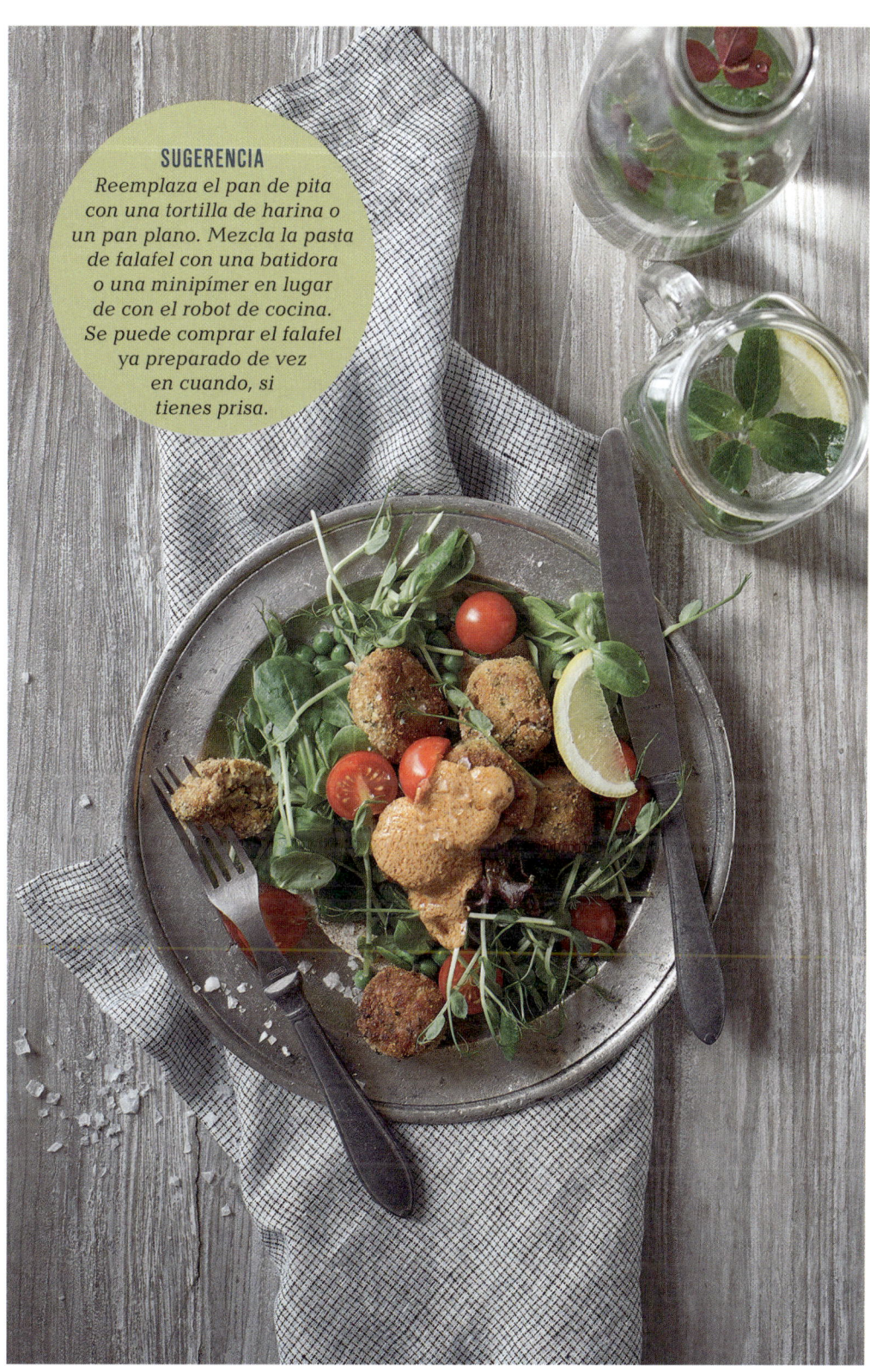

**SUGERENCIA**
*Reemplaza el pan de pita con una tortilla de harina o un pan plano. Mezcla la pasta de falafel con una batidora o una minipímer en lugar de con el robot de cocina. Se puede comprar el falafel ya preparado de vez en cuando, si tienes prisa.*

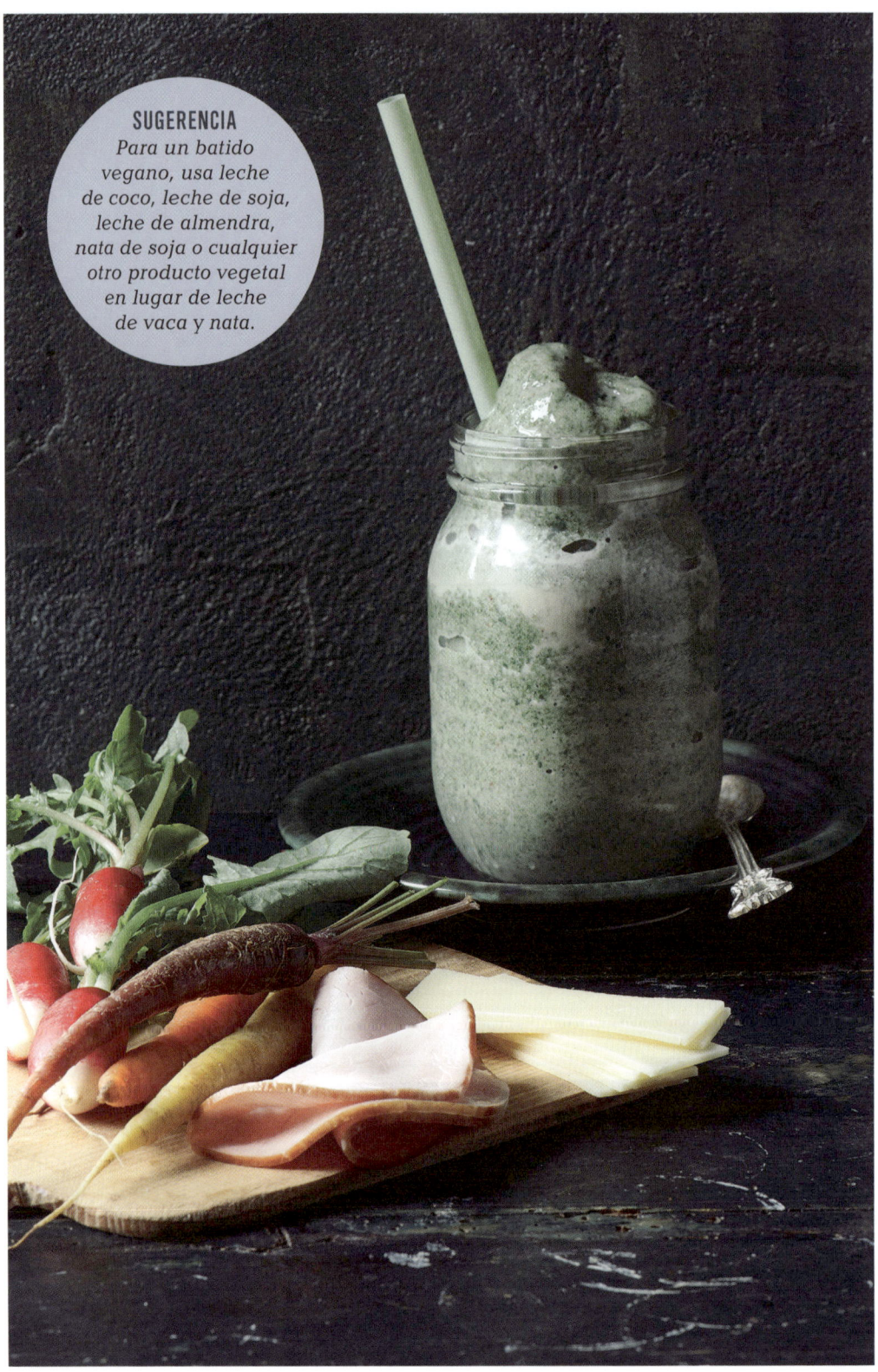

**SUGERENCIA**
*Para un batido vegano, usa leche de coco, leche de soja, leche de almendra, nata de soja o cualquier otro producto vegetal en lugar de leche de vaca y nata.*

# Batido verde

**TIEMPO DE PREPARACIÓN:** *unos 10 minutos*

*100 g de espinacas congeladas picadas*
*150 g de fresas congeladas*
*200 ml de leche desnatada*
*60 ml de nata para montar (38 %)*
*½ cucharadita de vainilla en polvo*
*1 cucharadita de edulcorante líquido*
*40 g de queso, máx. 17 % de materia grasa*
*2 lonchas de lomo de cerdo ahumado*
*2 o 3 zanahorias pequeñas*
*2 o 3 rábanos*

Coloca las espinacas, las fresas, la leche desnatada, la nata, la vainilla en polvo y el edulcorante en una batidora de vaso potente. Mezcla todo hasta que adquiera una consistencia espesa. Tal vez tengas que hacerlo por partes, removiendo los ingredientes cada vez que bates.

Corta el queso en bastoncitos o lonchas delgadas. Sirve el queso, el cerdo ahumado y las zanahorias junto al batido.

### QUÉ DEBERÍAS TENER EN EL PLATO
Un batido, medio puñado de bastoncitos de queso, rábanos y algunas zanahorias con fiambre.

---

### DESGLOSE SEGÚN EL MÉTODO DE LOS PUÑADOS

**PUÑADO 1 (+ 2):** *espinaca, zanahorias, rábanos*

**PUÑADO 3:** *queso, cerdo ahumado*

**PUÑADO 4:** *fresas*

**GRASAS:** *nata*

**LÁCTEOS:** *leche desnatada*

**CONDIMENTOS:** *vainilla en polvo, edulcorante*

---

**SUGERENCIA** *Añade un poco de leche si quieres un batido más líquido.*

**SUGERENCIA** *Reemplaza el queso por un huevo.*

### Si contigo comen hombres
*Los hombres pueden comer un poco más de nata, queso, lomo de cerdo ahumado y rábanos. Véase la página 187.*

---

*Energía 506 kcal · Proteínas 28 g · Carbohidratos 28 g · Fibra alimentaria 5,8 g · Grasas 31 g*

DÍA 3 • Recetas para mujeres – Almuerzo

# Ensalada de fideos con gambas

**TIEMPO DE PREPARACIÓN:** *unos 15 minutos*

**ALIÑO:**

*1 cucharada de salsa de soja*
*15 g de mantequilla de cacahuete*
*2 cucharaditas de miel*
*1 pizca de guindilla*
*1 cucharada de zumo de lima*

**ENSALADA:**

*40 g de fideos celofán*
*50 g de brócoli*
*1 zanahoria pequeña*
*50 g de brotes de soja*
*125 g de gambas*
*1 cucharada de cilantro picado*
*15 g de anacardos tostados*

**MÁS:**

*Cilantro, para decorar*

Mezcla la salsa de soja, la mantequilla de cacahuete, la miel, la guindilla y el zumo de lima con una batidora para preparar el aliño.

Cubre los fideos celofán con agua hirviendo y déjalos reposar 10 minutos. Escurre y enjuágalos con agua caliente.

Divide el brócoli en ramos pequeños y corta la zanahoria en bastoncitos.

Mezcla el brócoli, la zanahoria y los brotes de soja en un cuenco. Echa las verduras en el aliño.

Añade las gambas y el cilantro picados.

Pon la mezcla de verduras encima de los fideos celofán, y espolvorea los anacardos picados en trozos gruesos y añade una ramita de cilantro.

**QUÉ DEBERÍAS TENER EN EL PLATO**

Dos o tres puñados de fideos con gambas, un puñado de fideos celofán.

---

**DESGLOSE SEGÚN EL MÉTODO DE LOS PUÑADOS**

**PUÑADO 1 (+ 2):** *brócoli, zanahoria, brotes de soja*

**PUÑADO 3:** *gambas*

**PUÑADO 4:** *fideos celofán*

**GRASAS:** *mantequilla de cacahuete, anacardos*

**CONDIMENTOS:** *salsa de soja, miel, guindilla, zumo de lima, cilantro*

---

**Si contigo comen hombres**

*Los hombres pueden comer un poco más de fideos celofán, gambas y anacardos. Véase la página 188.*

*Energía 524 kcal · Proteínas 32 g · Carbohidratos 61 g · Fibra alimentaria 5,4 g · Grasas 16 g*

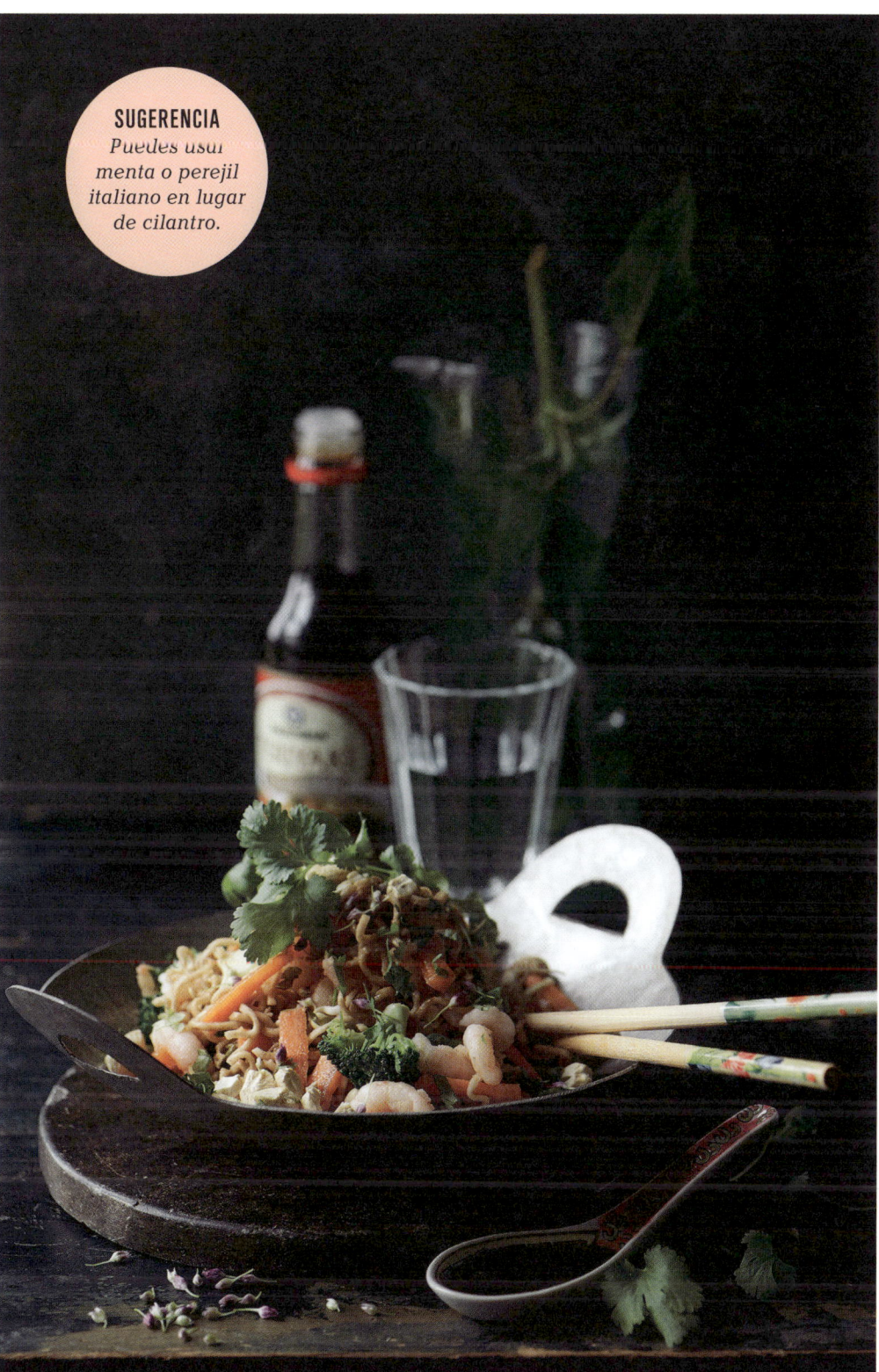

**SUGERENCIA**
*Puedes usar menta o perejil italiano en lugar de cilantro.*

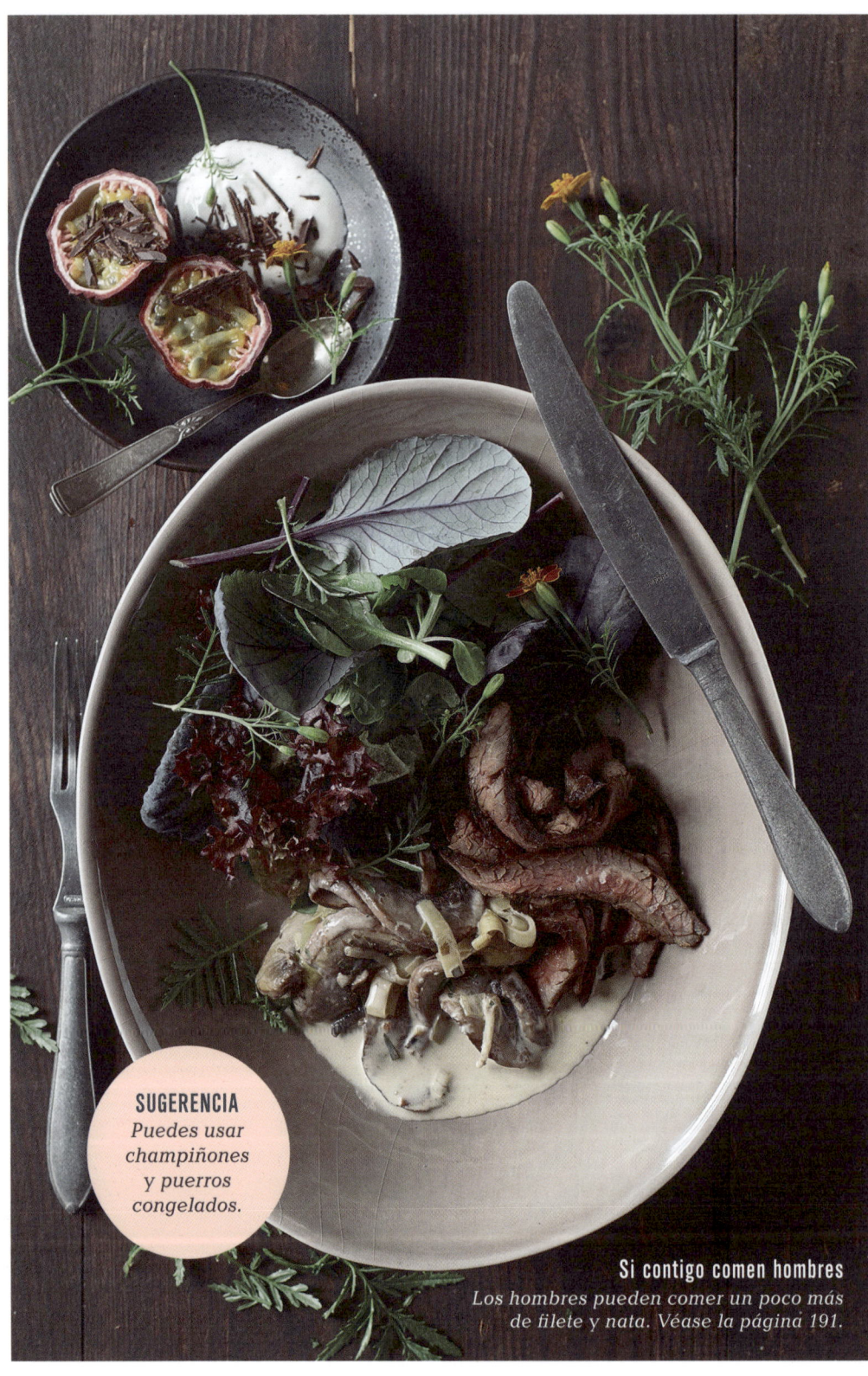

**SUGERENCIA**
*Puedes usar champiñones y puerros congelados.*

**Si contigo comen hombres**
*Los hombres pueden comer un poco más de filete y nata. Véase la página 191.*

# Filete adobado con crema de champiñones

**TIEMPO DE PREPARACIÓN:** *unos 25 minutos*
**NOTA:** *Adoba el filete en la nevera un par de horas o toda la noche si es posible.*

### ADOBO Y CARNE:

*1 cucharada de azúcar mascabado o azúcar moreno húmedo*
*2 cucharadas de salsa de soja*
*½ cucharada de guindilla o pimentón*
*1 pizca de pimienta*
*1 cucharada de aceite de oliva*
*1 filete de falda, aprox. 150 g*

### PLATO DE CHAMPIÑONES:

*2 champiñones portobello*
*½ puerro*
*1 cucharadita de aceite de oliva*
*60 ml de nata para montar (38 %)*
*½ cubo de caldo vegetal disuelto en 100 ml de agua hirviendo*
*½ cucharada de estragón seco*
*Sal y pimienta*

### ACOMPAÑAMIENTO:

*40 g de hojas de ensalada mixta*
*Estragón fresco, para decorar*

### POSTRE:

*1 maracuyá*
*1 cucharada de* crème fraîche, *máx. 9 % de materia grasa*
*Una gota de esencia de vainilla*
*Un par de gotas de edulcorante líquido (opcional)*
*5 g de chocolate negro, mín. 70 % de cacao*

Mezcla los ingredientes para el adobo. Coloca el filete y el adobo en una bolsa para sándwiches, cierra bien la bolsa y déjala en la nevera por lo menos dos horas.

Corta los champiñones y el puerro en rodajas. Fríe los champiñones en aceite de oliva 10 minutos y luego añade el puerro. Incorpora la nata y el caldo y deja la mezcla hervir a fuego lento entre 10 y 15 minutos. Sazona con estragón, sal y pimienta.

Fríe el filete de 6 a 8 minutos por cada lado. Reserva hasta que el revuelto de champiñones esté listo. Coloca tiras de filete junto al revuelto de champiñones y la ensalada.

Corta el maracuyá a la mitad. Añade la esencia de vainilla y el edulcorante a la *crème fraîche*. Pon una cucharada de aliño de vainilla en cada mitad de maracuyá y espolvorea el chocolate.

### QUÉ DEBERÍAS TENER EN EL PLATO

Un puñado de ensalada, un puñado grande de revuelto de champiñones y un puñado de filete. Un maracuyá con crema de vainilla.

---

### DESGLOSE SEGÚN EL MÉTODO DE LOS PUÑADOS

**PUÑADO 1 (+ 2):** *champiñones, puerro, ensalada*
**PUÑADO 3:** *filete de falda*
**PUÑADO 4:** *maracuyá*
**GRASAS:** *aceite de oliva, nata, chocolate negro*
**LÁCTEOS:** *crème fraîche*
**CONDIMENTOS:** *azúcar mascabado, salsa de soja, guindilla, pimienta, caldo de verduras, estragón, sal, esencia de vainilla, edulcorante*

---

*Energía 566 kcal · Proteínas 42 g · Carbohidratos 25 g · Fibra alimentaria 6,7 g · Grasas 32 g*

DÍA 4 • Recetas para mujeres – Desayuno

# Tostada con salmón y crema de aguacate

**TIEMPO DE PREPARACIÓN:** *unos 15 minutos*

**CREMA DE AGUACATE:**

½ *aguacate*
1 *cucharada de* crème fraîche, *mín. 18 % de materia grasa*
1 *cucharadita de zumo de limón*
*Sal y pimienta, al gusto*

**ALIÑO:**

¼ *de guindilla*
1 *cucharada de menta*
1 *tomate*
1 *cucharada de zumo de limón*
1 *cucharadita de vinagre de vino blanco*
*Sal, al gusto*

**ADEMÁS:**

1 *rebanada de pan, preferiblemente integral*
60 *g de pepino*
80 *g de salmón ahumado*
*Pimienta, al gusto*
½ *puñado de berros, brotes de guisantes o margaritas, para decorar*

Machaca el aguacate con la *crème fraîche* y el zumo de limón. Sazónalo con sal y pimienta.

Quita las pepitas de la guindilla. Pícala finamente junto con la menta. Corta el tomate en daditos. Mételo todo en el zumo de limón y el vinagre de vino blanco. Sazona con sal.

Tuesta el pan. Corta el pepino en tiras largas.

Unta la tostada con la crema de aguacate y coloca el pepino y el salmón encima. Vierte el aliño y decora con berros y una pizca de pimienta.

**QUÉ DEBERÍAS TENER EN EL PLATO**

Pan, crema de aguacate, pepino y salmón con aliño.

---

**DESGLOSE SEGÚN EL MÉTODO DE LOS PUÑADOS**

**PUÑADO 1 (+2):** *tomate, pepino*

**PUÑADO 3:** *salmón ahumado*

**PUÑADO 4:** *pan*

**GRASAS:** *aguacate,* crème fraîche

**CONDIMENTOS:** *zumo de limón, sal, pimienta, menta, guindilla, vinagre de vino blanco, berro, brotes de guisantes, margaritas*

---

**SUGERENCIA** *Si tienes prisa, solo corta el aguacate. Colócalo con el salmón y el pepino sobre el pan, utilizando* crème fraîche *en lugar de aliño.*

**Si contigo comen hombres**
*Los hombres pueden comer un poco más de tostada y salmón. Véase la página 192.*

---

*Energía 476 kcal · Proteínas 22 g · Carbohidratos 34 g · Fibra alimentaria · 7,7 g Grasas 25 g*

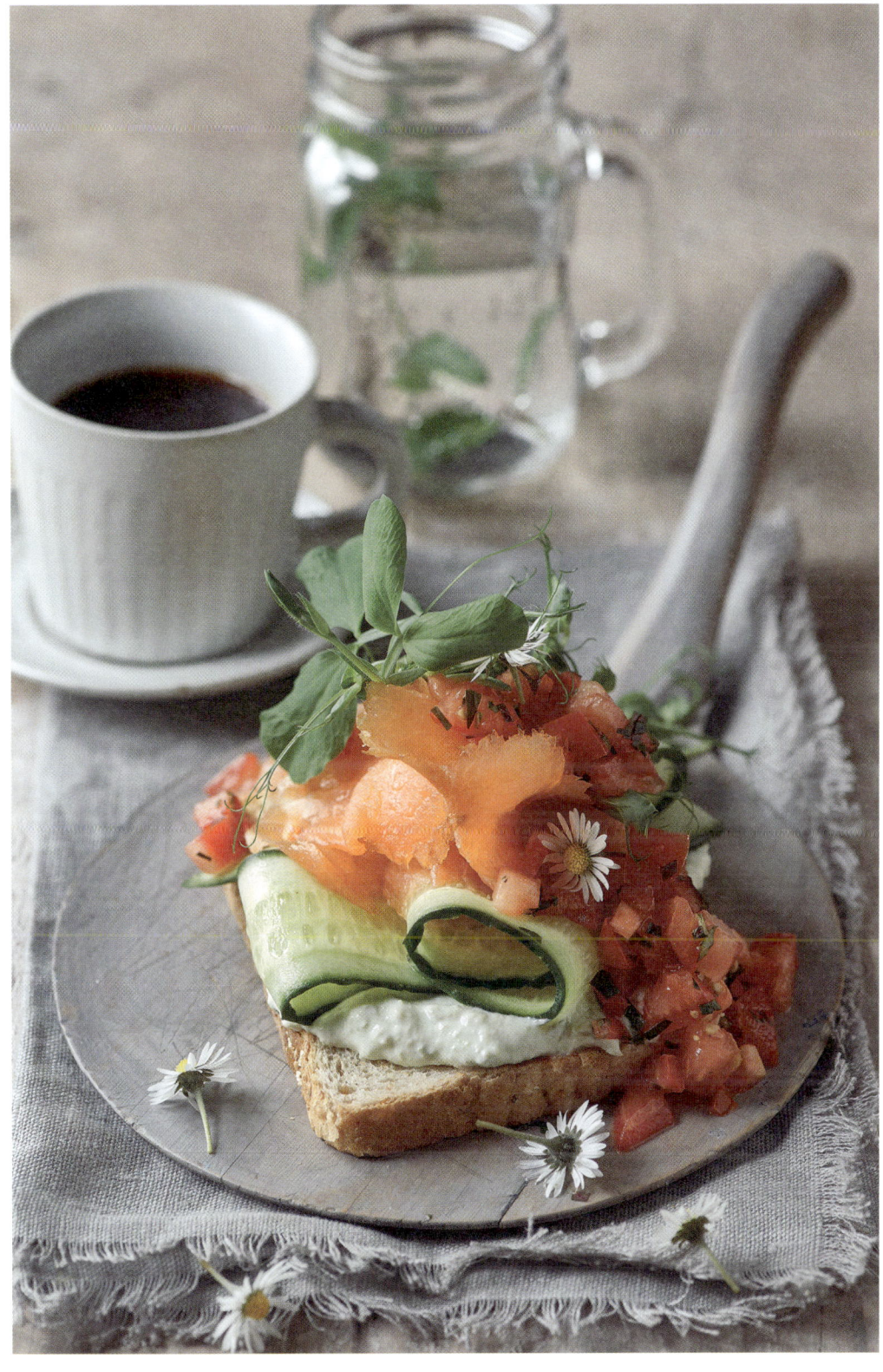

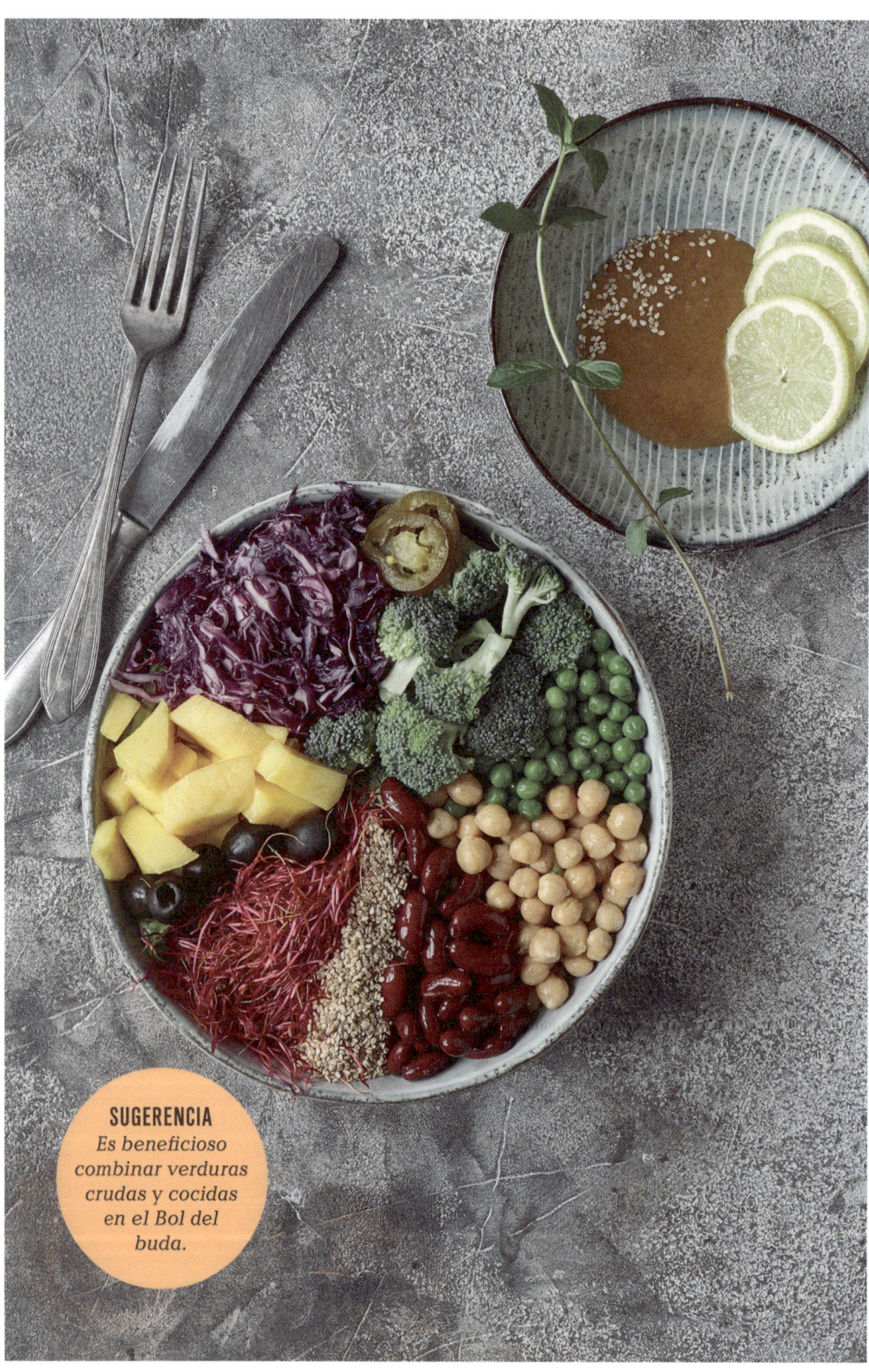

**SUGERENCIA**
*Es beneficioso combinar verduras crudas y cocidas en el Bol del buda.*

# Bol del buda

**TIEMPO DE PREPARACIÓN:** *unos 15 minutos*

### ALIÑO:
*½ cucharada de tahini*
*½ cucharada de aceite de oliva*
*½ diente de ajo, picado*
*1 cucharada de zumo de limón*
*1 pizca de guindilla*
*1 pizca de comino molido*

### BOL DEL BUDA:
*50 g de brócoli*
*½ mango*
*50 g de repollo morado*
*65 g de alubias rojas en conserva*
*65 g de garbanzos en conserva*
*50 g de guisantes*
*30 g de aceitunas negras*
*10 g de jalapeños*
*½ limón*
*1 cucharada de semillas de sésamo*

Para el aliño, mezcla con una batidora el tahini, el aceite de oliva, el ajo, el zumo de limón, la guindilla y el comino.

Corta el brócoli y el mango en trozos pequeños. Pica finamente el repollo morado.

Coloca todos los ingredientes uno al lado del otro en un cuenco redondo.

Sírvelos con el aliño aparte.

### QUÉ DEBERÍAS TENER EN EL PLATO
De 3 a 4 puñados del Bol del buda con 3 cucharadas de aliño.

---

**DESGLOSE SEGÚN EL MÉTODO DE LOS PUÑADOS**

**PUÑADO 1 (+2):** *brócoli, repollo morado, guisantes*

**PUÑADO 3:** *alubias rojas, garbanzos*

**PUÑADO 4:** *mango*

**GRASAS:** *tahini, aceite de oliva, aceitunas, semillas de sésamo*

**CONDIMENTOS:** *ajo, zumo de limón, guindilla, comino, jalapeños*

---

### Si contigo comen hombres
*Los hombres pueden consumir un poco más de aceite de oliva, alubias rojas, garbanzos y aceitunas. Véase la página 195.*

---

*Energía 514 kcal · Proteínas 21 g · Carbohidratos 48 g · Fibra alimentaria 19,0 g · Grasas 22 g*

DÍA 4 • Recetas para mujeres – Cena

# Sopa de pollo al curry y arroz

**TIEMPO DE PREPARACIÓN:** *unos 30 minutos*

½ cebolla pequeña
1 puerro pequeño
½ diente de ajo
2 cucharaditas de curry en polvo
½ cucharadita de comino molido
½ cucharada de aceite de oliva
120 g de pollo
250 ml de caldo de pollo
½ cucharadita de tomillo seco
1 tomate pequeño
½ pimiento rojo
½ cucharadita de sal
1 pizca de pimienta
1 ½ cucharadita de harina de maíz disuelta en 40 ml de agua fría
25 g de arroz
20 ml de nata para montar (38 %)
1 cucharada de perejil
Perejil italiano, para decorar

Corta la cebolla en dados y el puerro y el ajo en rodajas.

Calienta el curry en polvo y el comino en una cacerola de fondo grueso hasta que suelten aroma.

Añade el aceite de oliva, la cebolla, el puerro y el ajo, y fríelos hasta que se ablande la cebolla.

Corta el pollo en dados e incorpóralo en la cacerola, dóralo por todos los lados y luego añade el caldo y el tomillo. Cubre la sopa y déjala hervir a fuego lento unos 20 minutos.

Corta el tomate y el pimiento en dados e incorpóralos a la sopa. Salpimenta; espesa la sopa con la harina.

En una cacerola aparte, pon a hervir el arroz según las instrucciones del paquete.

Calienta bien la sopa y añade la nata.

Pon el arroz en la superficie y espolvorea perejil picado antes de servir.

### QUÉ DEBERÍAS TENER EN EL PLATO
Una porción de sopa con arroz, decorada con perejil.

---

**DESGLOSE SEGÚN EL MÉTODO DE LOS PUÑADOS**

**PUÑADO 1 (+ 2):** *cebolla, puerro, tomate, pimiento*
**PUÑADO 3:** *pollo*
**PUÑADO 4:** *harina de maíz, arroz*
**GRASAS:** *aceite de oliva, nata*
**CONDIMENTOS:** *curry en polvo, comino molido, ajo, caldo, tomillo, sal, pimienta, perejil*

---

**Si contigo comen hombres**
*Los hombres pueden tomar un poco más de aceite de oliva, pollo, caldo de pollo, harina de maíz, arroz y nata. Véase la página 196.*

Energía 513 kcal. · Proteínas 33 g · Carbohidratos 39 g · Fibra alimentaria 6,9 g · Grasas 24 g

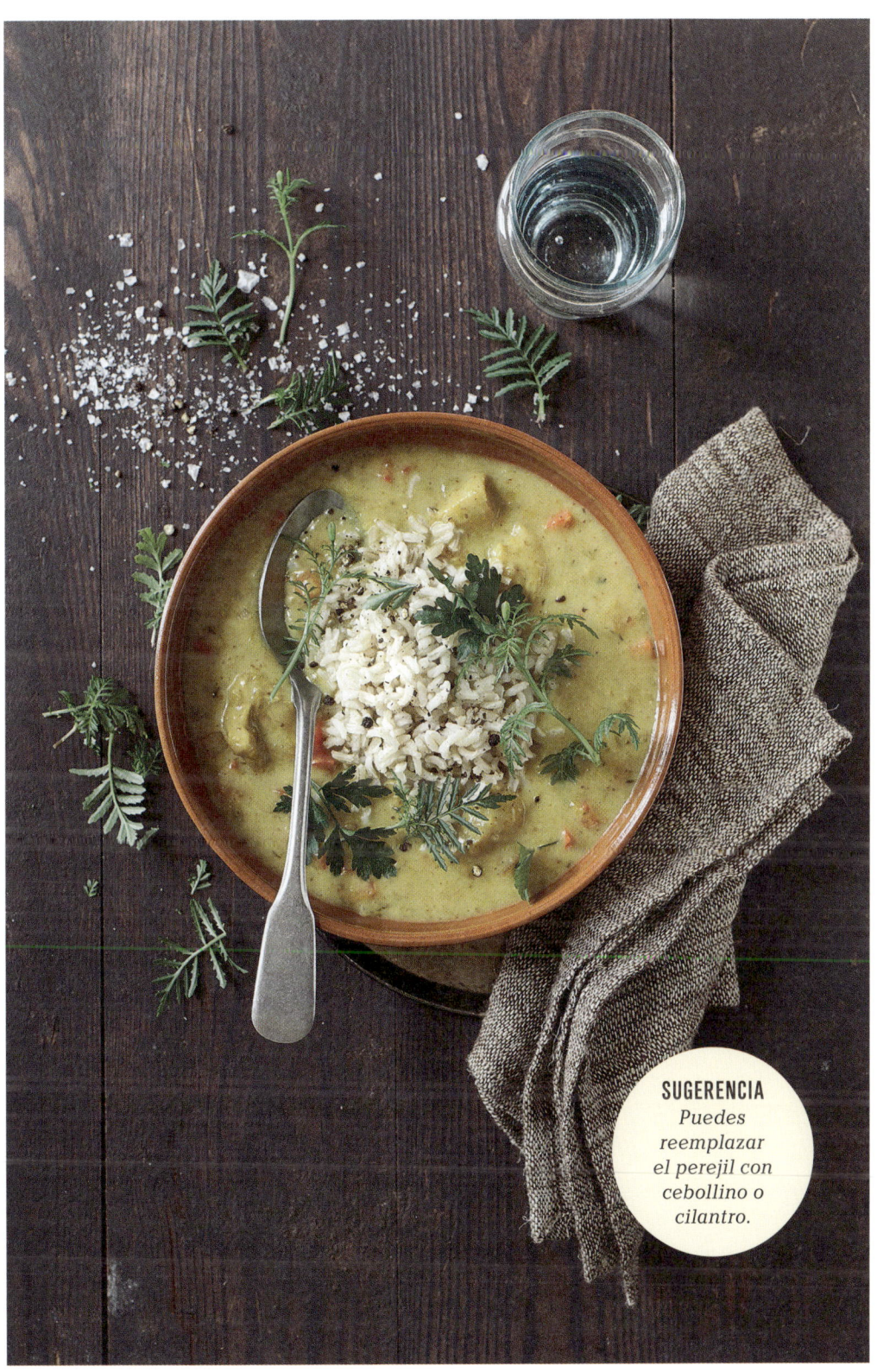

**SUGERENCIA**
*Puedes reemplazar el perejil con cebollino o cilantro.*

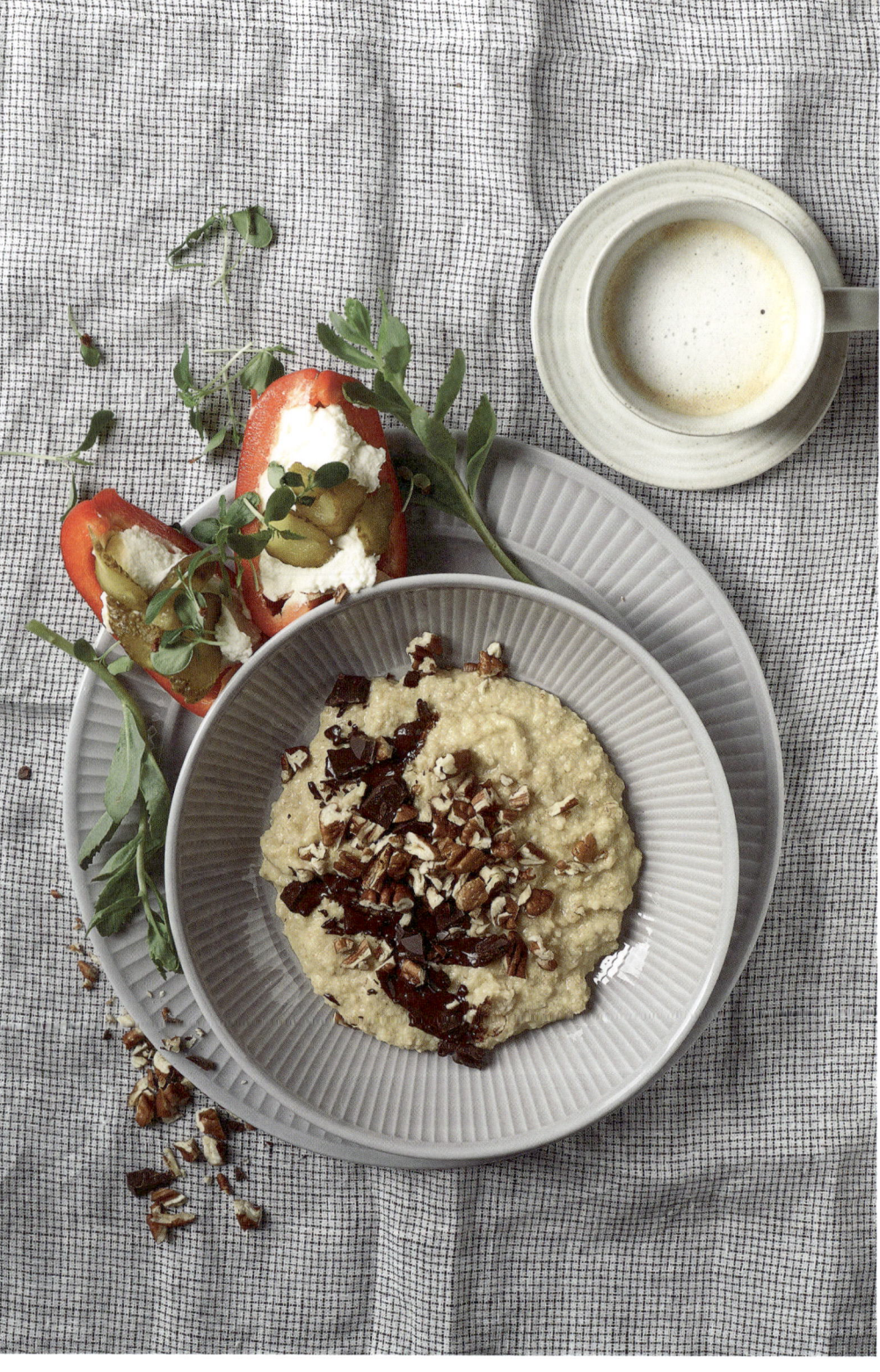

# Gachas de avena con pimiento relleno

**TIEMPO DE PREPARACIÓN:** *unos 15 minutos*

**PIMIENTO RELLENO:**

*5 g de piñones*
*½ pimiento rojo*
*80 g de ricota*
*Sal y pimienta, al gusto*
*Berros y acedera, para decorar*

**GACHAS DE AVENA:**

*30 g de avena*
*200 ml de agua*
*1 pizca de sal*
*1 huevo*
*10 g de pacanas*
*10 g de chocolate negro, mín. 70 % de cacao*
*1 cucharadita de miel clara*

**ADEMÁS:**

*2 pepinillos*

Tuesta los piñones a fuego medio en una sartén seca. Quita las pepitas y la parte blanca del pimiento. Rellénalo con ricota y espolvoréalo con los piñones. Salpimenta y adorna con berros y acedera.

Pon la avena, el agua y la sal en una cacerola de fondo grueso. Espera a que hierva y remueve unos minutos hasta que adquiera la consistencia adecuada. Rompe un huevo sobre las gachas y revuelve para que todo quede bien mezclado. Corta las pacanas y el chocolate en trozos grandes.

Sirve las gachas con nueces, chocolate y miel, con el pimiento relleno y los pepinillos aparte.

**QUÉ DEBERÍAS TENER EN EL PLATO**

Medio pimiento relleno, dos pepinillos y un cuenco de gachas de avena.

---

**DESGLOSE SEGÚN EL MÉTODO DE LOS PUÑADOS**

**PUÑADO 1 (+ 2):** *pimiento, pepinillos*

**PUÑADO 3:** *ricota, huevo*

**PUÑADO 4:** *avena*

**GRASAS:** *piñones, pacanas, chocolate negro*

**CONDIMENTOS:** *sal, pimienta, berro, acedera, miel*

---

**SUGERENCIA** *Si quieres, puedes reemplazar la ricota por cuajada o requesón.*

**SUGERENCIA** *Puedes reemplazar las pacanas por cualquier otro tipo de nueces, granos o semillas.*

### Si contigo comen hombres

*Los hombres pueden comer un poco más de piñones y pacanas, un poquito más de ricota y chocolate negro. Véase la página 199.*

---

*Energía 576 kcal · Proteínas 22 g · Carbohidratos 47 g · Fibra alimentaria 6,8 g · Grasas 32 g*

DÍA 5 • Recetas para mujeres – Almuerzo

# Burrito de rosbif

**TIEMPO DE PREPARACIÓN:** *unos 10 minutos*

### ALIÑO DE MANGO:

*20 g de chutney de mango*
*20 g de mayonesa*
*½ cucharadita de curry en polvo*
*Sal y pimienta, al gusto*

### ADEMÁS:

*1 zanahoria*
*1 tortilla de harina pequeña, preferiblemente integral, aprox. 40/50g*
*25 g de ensalada mezcla*
*50 g de tirabeques*
*30 g de pepinillos*
*120 g de rosbif, cortado en tiras o cuadrados*
*Ajo de oso, para decorar*

Para el aliño, mezcla el chutney de mango, la mayonesa y el curry en polvo. Salpimenta.

Corta la zanahoria en bastoncitos.

Coloca la tortilla de harina sobre una tabla de picar y úntala con la mitad del aliño.

Pon la ensalada, las verduras y la carne encima y luego añade el resto del aliño en el centro. Decora con ajo de oso.

### QUÉ DEBERÍAS TENER EN EL PLATO

Una tortilla de harina con un puñado de vegetales, un puñado de carne y aliño de mango.

---

**DESGLOSE SEGÚN EL MÉTODO DE LOS PUÑADOS**

**PUÑADO 1 (+2):** *ensalada mezcla, zanahoria, tirabeques, pepinillos*

**PUÑADO 3:** *rosbif*

**PUÑADO 4:** *tortilla de harina*

**GRASAS:** *mayonesa*

**CONDIMENTOS:** *chutney de mango, curry en polvo, sal, pimienta, ajo de oso*

---

**Si contigo comen hombres**

*Los hombres pueden comer un poco más de mayonesa y rosbif, y una tortilla de harina más grande. Véase la página 200.*

Energía 553 kcal · Proteínas 33 g · Carbohidratos 48 g · Fibra alimentaria 7,1 g · Grasas 24 g

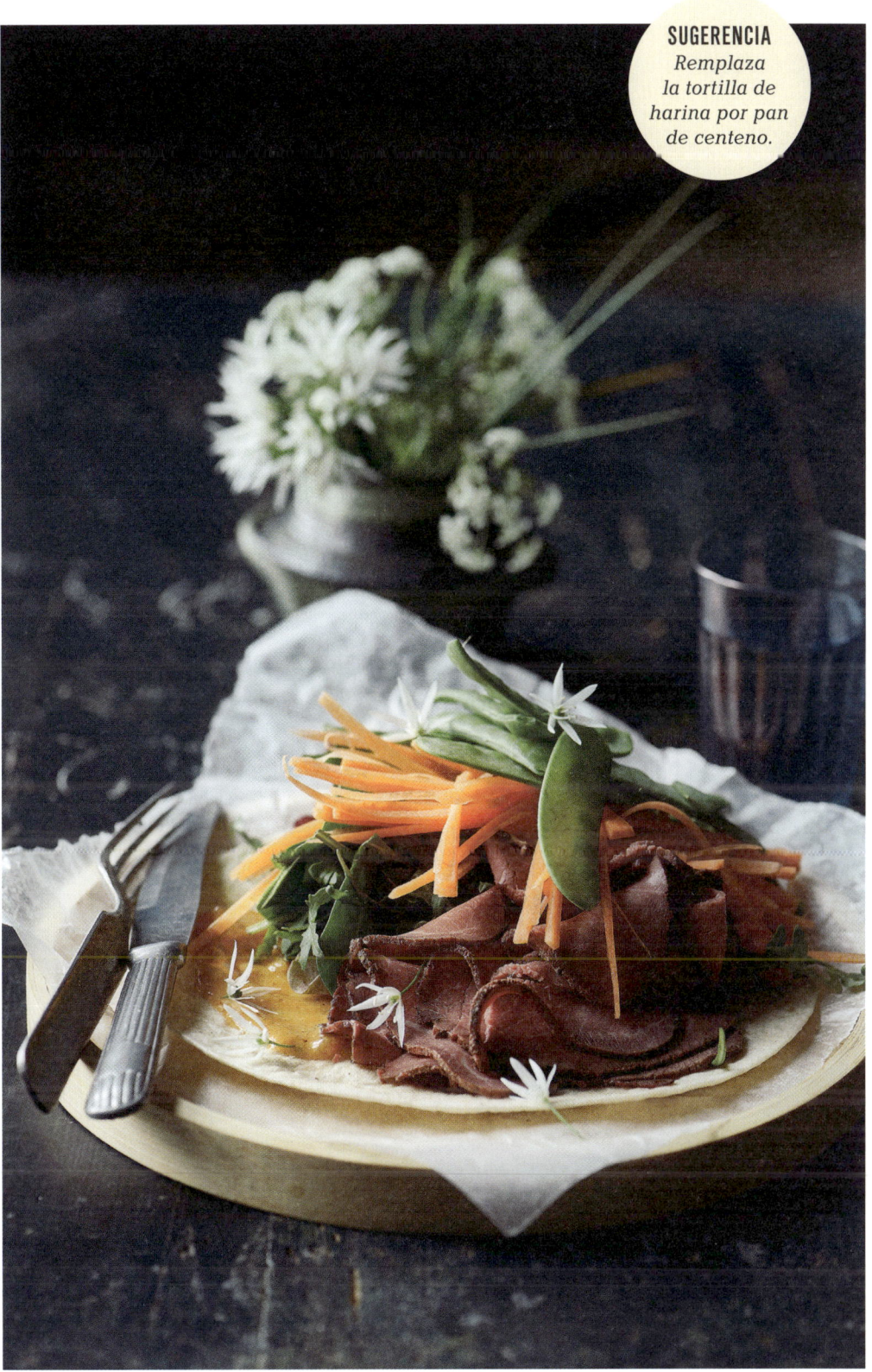

**SUGERENCIA**
*Remplaza la tortilla de harina por pan de centeno.*

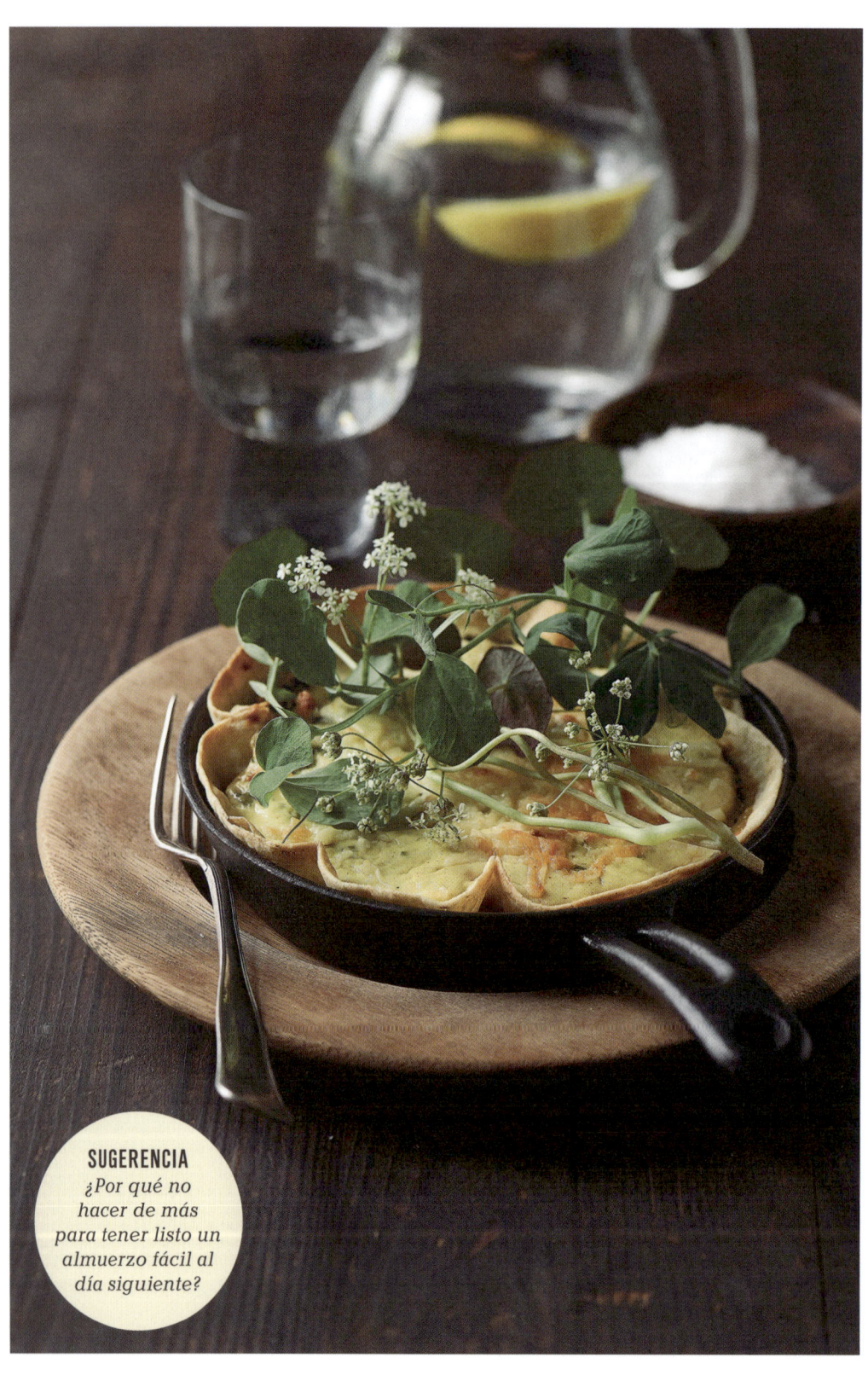

**SUGERENCIA**
*¿Por qué no hacer de más para tener listo un almuerzo fácil al día siguiente?*

# Tartaleta de queso

**TIEMPO DE PREPARACIÓN INCLUIDO EL TIEMPO DE HORNEADO:** *unos 40 minutos*

**REVUELTO DE ESPINACAS:**

½ cebolla
1 diente de ajo
2 cebolletas
2 lonchas de beicon
100 g de espinacas congeladas picadas

**RELLENO DE QUESO:**

1 huevo
125 g de ricota
½ cucharadita de nuez moscada
½ cucharadita de sal
1 pizca de pimienta
25 ml de leche desnatada
½ cucharadita de aceite de oliva

**TAMBIÉN:**

1 tortilla de harina pequeña, preferiblemente integral, aprox. 40/50g
20 g de queso, máx. 18 % de materia grasa, rallado
Brotes de guisantes o capuchinas, para decorar

Pica finamente la cebolla, el ajo y las cebolletas. Corta el beicon en trozos pequeños y fríelos a fuego medio durante unos minutos; incorpora la cebolla y el ajo. Añade las cebolletas y la espinaca. Continúa friendo hasta que se descongele la espinaca.

Bate el huevo, la ricota, la nuez moscada, la sal, la pimienta y la leche en un mismo cuenco hasta obtener una crema suave.

Unta un plato refractario con aceite de oliva y pon la tortilla de harina sobre él. Presiona en los bordes.

Coloca en la tortilla de harina el relleno en el siguiente orden: la mitad del revuelto de espinacas, la mitad del relleno de queso, el resto del revuelto de espinacas, el resto del relleno de queso, con queso rallado encima.

Hornea en el horno precalentado a 200 °C durante 30 minutos. Sirve y decora con brotes de guisantes o capuchinas.

**QUÉ DEBERÍAS TENER EN EL PLATO**

Una tartaleta de queso decorada.

---

**DESGLOSE SEGÚN EL MÉTODO DE LOS PUÑADOS**

**PUÑADO 1 (+ 2):** *cebolla, cebolleta, espinaca*

**PUÑADO 3:** *beicon, huevo, ricota*

**PUÑADO 4:** *tortilla de harina*

**GRASAS:** *aceite de oliva, queso*

**LÁCTEOS:** *leche desnatada*

**CONDIMENTOS:** *ajo, nuez moscada, sal, pimienta, brotes de guisantes, capuchinas*

---

**SUGERENCIA** *Sazona con tu hierba favorita; por ejemplo, una cucharada de tomillo seco.*

*Si contigo comen hombres*
*Los hombres pueden comer un poco más de cebolleta, una tortilla de harina más grande y más queso. Véase la página 203.*

---

*Energía 625 kcal · Proteínas 33 g · Carbohidratos 34 g · Fibra alimentaria 7 g · Grasas 37 g*

DÍA 6 • Recetas para mujeres – Desayuno

# Tortitas

**TIEMPO DE PREPARACIÓN, INCLUIDO EL TIEMPO DE REPOSO:** *unos 30 minutos*
**NOTA:** *Con estas cantidades se preparan entre 4 y 6 tortitas pequeñas, que constituyen 1 porción.*

### MASA DE TORTITAS:
½ plátano pequeño
15 g de avena
2 huevos
2 claras de huevo
1 pizca de sal
½ cucharadita de vainilla en polvo
½ cucharadita de canela o cardamomo molido
1 cucharada de miel

### MÁS:
5 g de almendras
10 g de chocolate negro, mín. 70 % de cacao
10 g de mantequilla
4 a 6 bayas de tu elección

### ACOMPAÑAMIENTO:
100 g de tirabeques
Pensamientos, para decorar

Coloca todos los ingredientes para la masa de las tortitas en una batidora de vaso. Mezcla hasta que la masa quede homogénea y déjala reposar de 10 a 15 minutos.

Pica las almendras y el chocolate en trocitos.

Derrite un poco de mantequilla en una sartén y vierte la masa en cucharadas. Cuando empiece a cocerse, añade una baya en el medio de cada tortita. Cuando la masa se cueza por completo, dale la vuelta para cocerla del otro lado.

Apila las tortitas y espolvoréalas con los trocitos de chocolate y almendras. Decora con pensamientos.

Sirve los tirabeques en un vaso aparte.

### QUÉ DEBERÍAS TENER EN EL PLATO
Todas las tortitas, con los trocitos de chocolate y almendras, y un puñado de tirabeques aparte.

---

**DESGLOSE SEGÚN EL MÉTODO DE LOS PUÑADOS**

**PUÑADO 1 (+2):** *tirabeques*

**PUÑADO 3:** *huevos, claras de huevo*

**PUÑADO 4:** *plátano, avena, bayas*

**GRASAS:** *almendras, mantequilla, chocolate negro*

**CONDIMENTOS:** *sal, vainilla en polvo, canela o cardamomo, miel, pensamientos*

---

### Si contigo comen hombres
*Los hombres pueden comer un huevo más y un poco más de plátano, avena, almendras, chocolate negro, mantequilla y bayas. Véase la página 204.*

*Energía 576 kcal · Proteínas 30 g · Carbohidratos 52 g · Fibra alimentaria 7,1 g · Grasas 26 g*

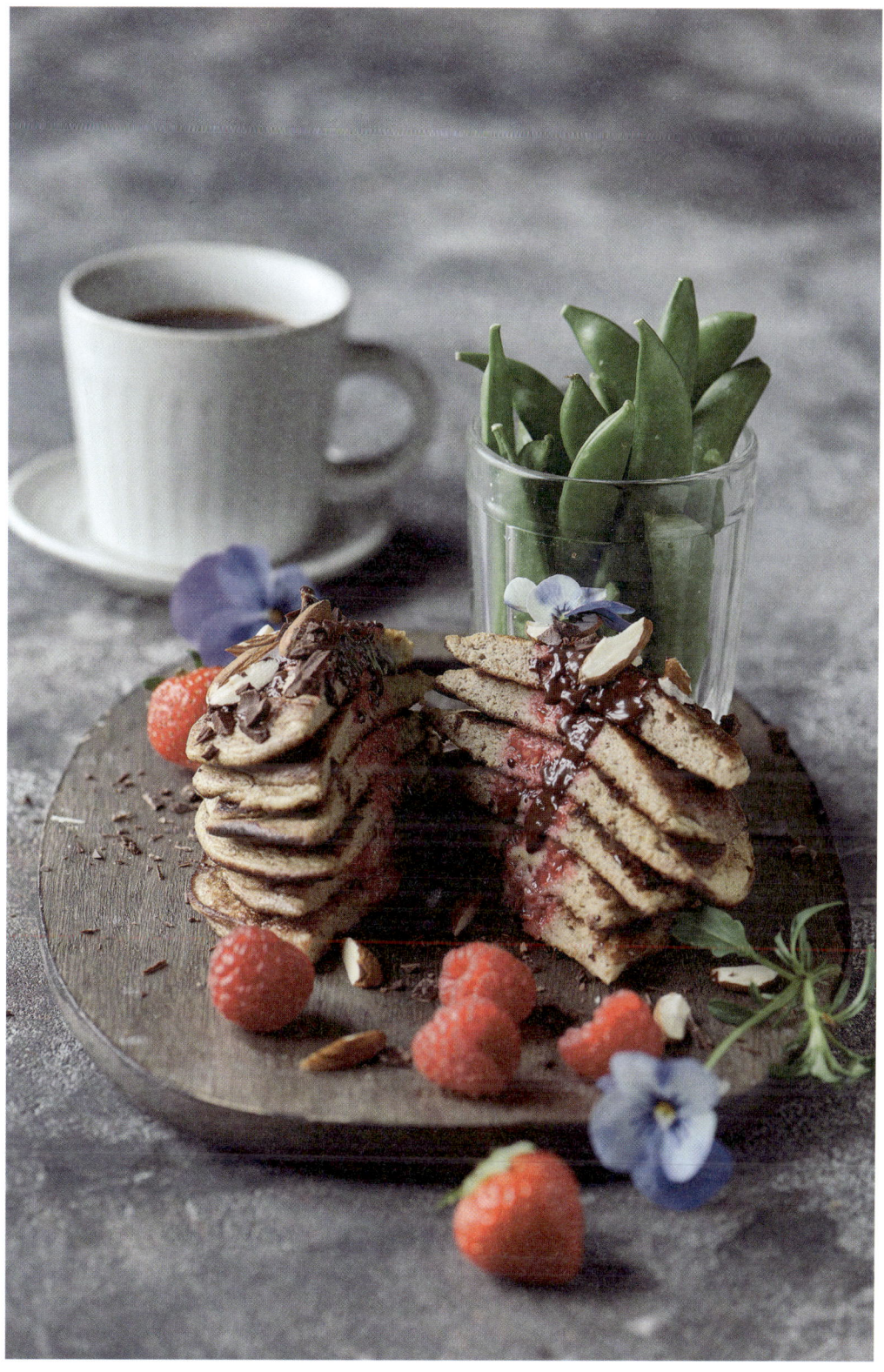

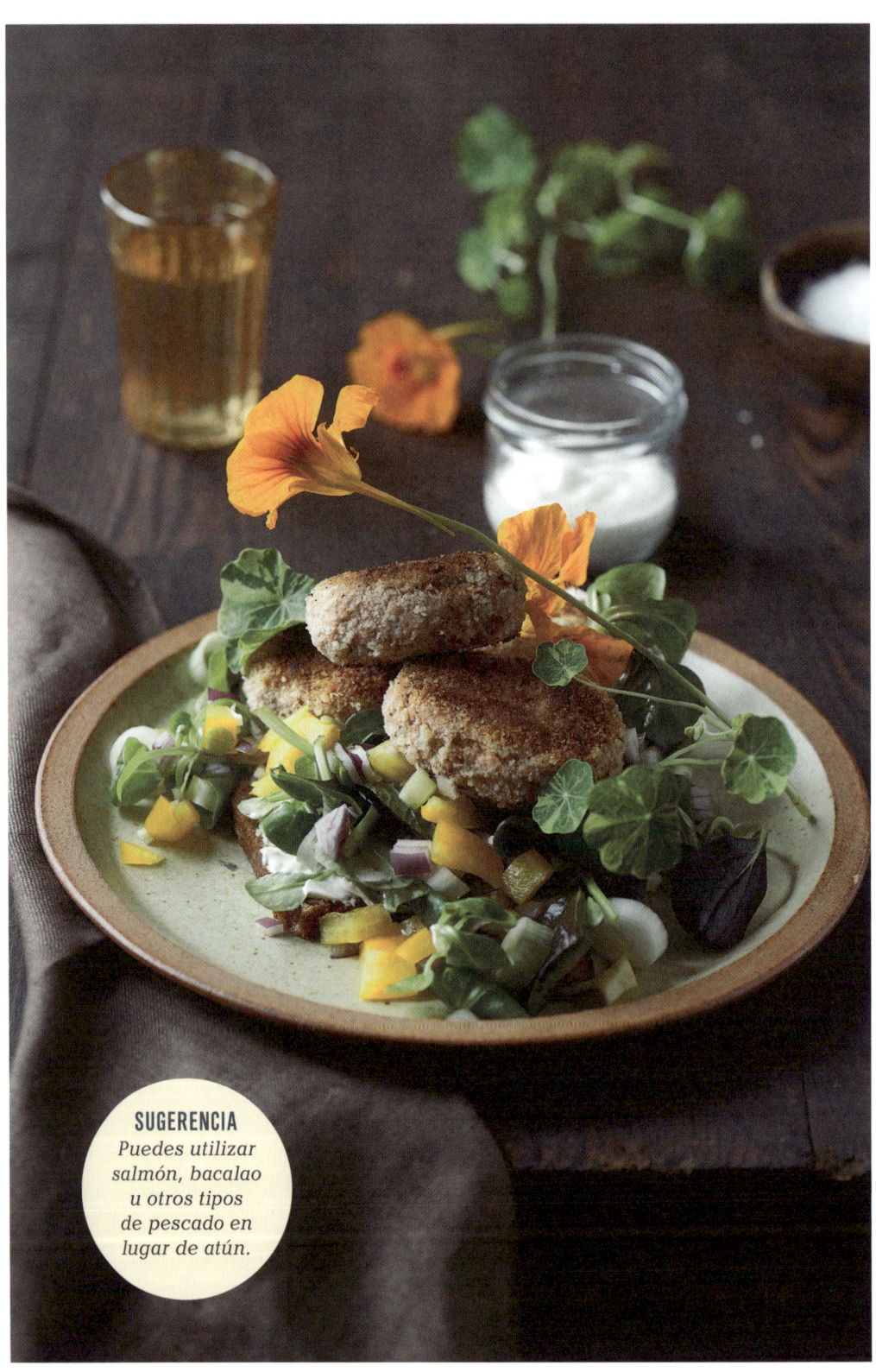

**SUGERENCIA**
*Puedes utilizar salmón, bacalao u otros tipos de pescado en lugar de atún.*

# Buñuelos de atún con centeno

**TIEMPO DE PREPARACIÓN:** *unos 30 minutos*

### BUÑUELOS DE ATÚN:

*60 g de boniato, cortado en dados*
*1 lata de atún, aprox. 110 g*
*1 clara de huevo*
*1 diente de ajo pequeño, machacado*
*1 pizca de guindilla*
*1 cucharada de perejil picado*
*1 cucharada de eneldo picado*
*½ cucharadita de sal*
*2 cucharadas de pan rallado*
*1 cucharada de aceite de oliva*

### ENSALADA:

*1 cebolleta cortada*
*¼ de cebolla roja, cortada en dados*
*¼ pimiento amarillo, cortado en dados*
*25 g de hojas de lechuga baby mixta*
*2 cucharadas de crème fraîche, máx. 9 % de materia grasa*

### ADEMÁS:

*1 rebanada de pan de centeno*
*10 g de mayonesa*
*Capuchinas o cilantro, para decorar*

Hierve el boniato en agua con un poco de sal unos 20 minutos.

Escurre y tritura. Mézclalo con el atún, la clara de huevo, el ajo, la guindilla, el perejil, el eneldo y la sal. Divide la mezcla en buñuelos y rebózalos en pan rallado.

Calienta una cucharada de aceite de oliva en una sartén y fríe los buñuelos.

Unta el pan de centeno con la mayonesa. Mezcla la cebolleta, la cebolla roja y las hojas de lechuga en un cuenco y ponlas sobre el pan de centeno. Coloca los buñuelos de atún encima y decora con capuchinas o, si lo prefieres, cilantro.

Sirve la *crème fraîche* aparte en un cuenco pequeño.

### QUÉ DEBERÍAS TENER EN EL PLATO

Un buen puñado de buñuelos de atún, un puñado de ensalada mezcla y dos cucharadas de *crème fraîche*, un puñado de pan de centeno con mayonesa.

---

**DESGLOSE SEGÚN EL MÉTODO DE LOS PUÑADOS**

**PUÑADO 1 (+2):** *boniato, lechuga, cebolleta, cebolla roja, pimiento*

**PUÑADO 3:** *atún, clara de huevo*

**PUÑADO 4:** *pan rallado, pan de centeno*

**GRASAS:** *aceite de oliva, mayonesa*

**ALIÑO LÁCTEO:** *crème fraîche*

**CONDIMENTOS:** *ajo, guindilla, perejil, eneldo, sal, capuchinas o cilantro*

---

### Si contigo comen hombres

*Los hombres pueden comer un poco más de pan de centeno y mayonesa. Véase la página 207.*

*Energía 586 kcal · Proteínas 39 g · Carbohidratos 44 g · Fibra alimentaria 8,1 g · Grasas 27 g*

DÍA 6 • Recetas para mujeres – Cena

# Boniato al horno con garbanzos

**TIEMPO DE PREPARACIÓN INCLUIDO EL TIEMPO DE HORNEADO:** *unos 70 minutos*

*1 boniato mediano*
*¼ cebolla*
*1 diente de ajo*
*¼ guindilla*
*½ pimiento amarillo*
*1 cucharada de aceite de oliva*
*½ cucharadita de comino molido*
*½ cucharadita de pimentón*
*65 g de garbanzos en conserva, escurridos*
*½ cubo de caldo vegetal disuelto en 50 ml de agua hirviendo*
*1 cucharada de zumo de limón*
*1 cucharadita de miel clara*
*½ aguacate*
*40 g de queso fresco, en cubos, máx. 17 % de materia grasa*

### ALIÑO DE ENELDO:

*2 cucharadas de eneldo picado*
*2 cucharadas de crème fraîche, máx. 9 % de materia grasa*
*Sal y pimienta, al gusto*

### ADEMÁS:

*Ajo de oso y eneldo, para decorar*

Envuelve el boniato en papel de aluminio y cocina una hora en un horno precalentado a 200 °C.

Pica finamente la cebolla, el ajo y la guindilla. Corta el pimiento en daditos.

Calienta el aceite de oliva en una sartén y fríe 30 segundos el comino, el pimentón y la guindilla, para luego añadir la cebolla y el ajo. Incorpora los garbanzos al cabo de unos 3 minutos. Fríelos un minuto más y añade el caldo. Déjalo cocer a fuego lento unos minutos y apaga el fogón.

Mezcla el zumo de limón y la miel. Corta el aguacate en tajadas y métela en la mezcla.

Bate el eneldo y la *crème fraîche*. Salpimenta.

Desenvuelve el boniato y hazle un corte longitudinal. Presiónalo ligeramente para abrirlo. Quita la mayor parte de la pulpa y mézclala con el preparado de garbanzos. Añade el queso y mezcla para formar una masa homogénea. Rellena el boniato generosamente con la mezcla de garbanzos. Colócalo bajo la parrilla de 3 a 5 minutos.

Sirve con el aguacate y el aliño encima. Decora con eneldo y ajo de oso.

### QUÉ DEBERÍAS TENER EN EL PLATO

Un boniato relleno con aguacate y aliño de eneldo.

---

**DESGLOSE SEGÚN EL MÉTODO DE LOS PUÑADOS**

**PUÑADO 1 (+2):** *boniato, cebolla, pimiento*
**PUÑADO 3:** *garbanzos, queso fresco*
**GRASAS:** *aceite de oliva, aguacate*
**ALIÑO LÁCTEO:** *crème fraîche*
**CONDIMENTOS:** *ajo, guindilla, comino, pimentón, caldo, zumo de limón, miel, eneldo, sal, pimienta, ajo de oso*

---

### Si contigo comen hombres

*Los hombres pueden comer un poco más de boniato y queso. Véase la página 208.*

*Energía 613 kcal · Proteínas 16 g · Carbohidratos 52 g · Fibra alimentaria 13,8 g · Grasas 35 g*

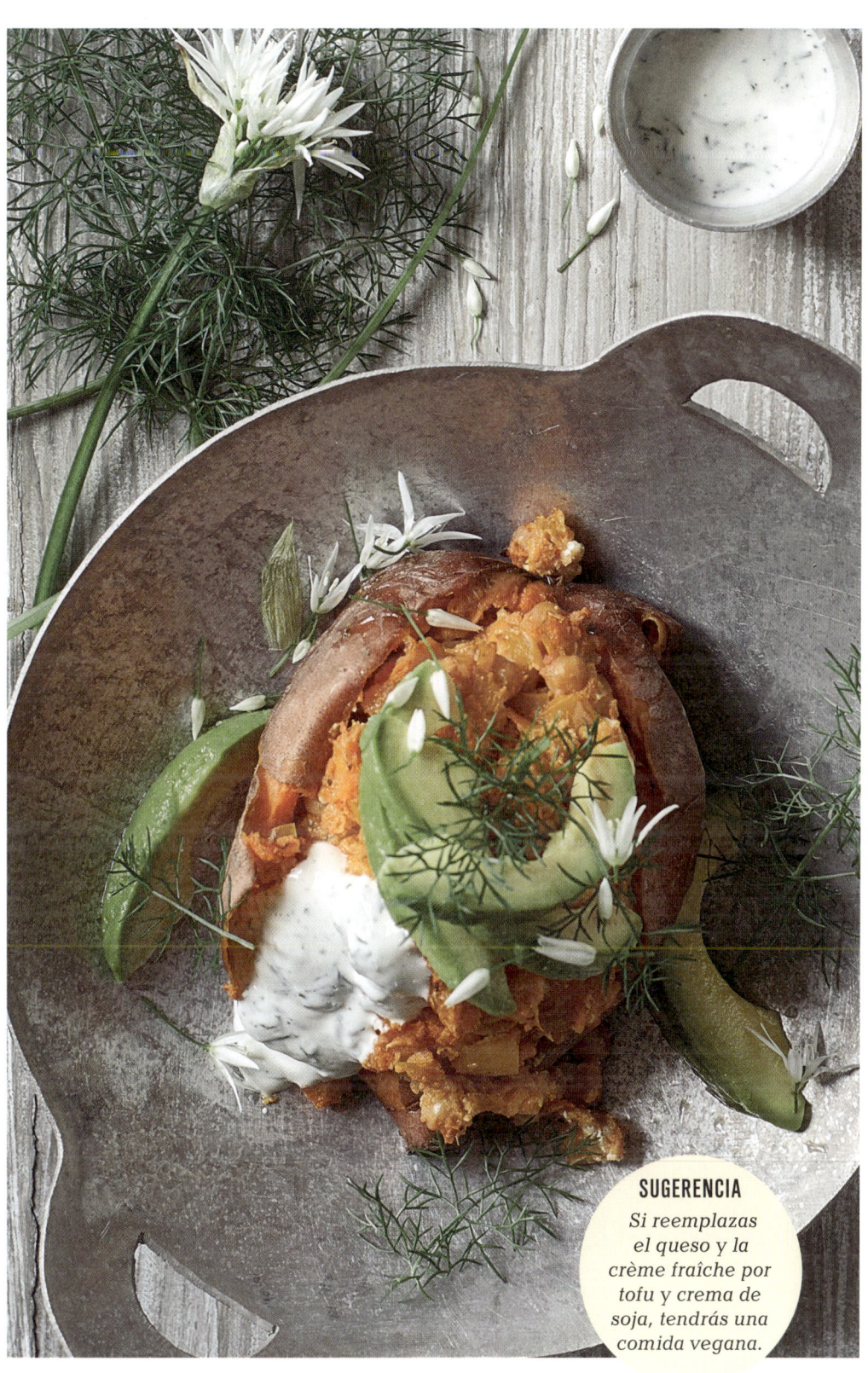

**SUGERENCIA**

Si reemplazas el queso y la crème fraîche por tofu y crema de soja, tendrás una comida vegana.

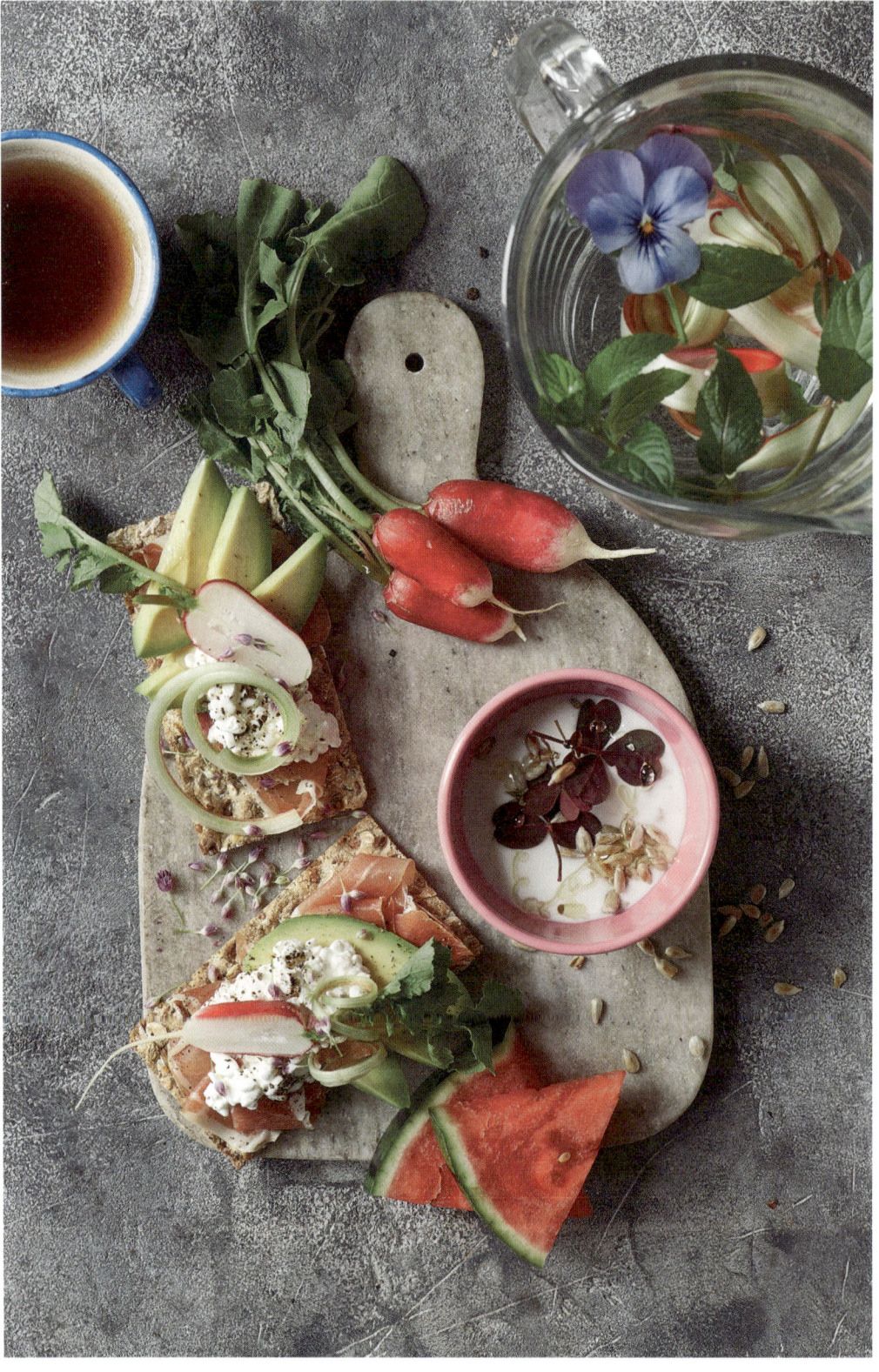

# Plato de desayuno con requesón

**TIEMPO DE PREPARACIÓN:** *unos 15 minutos*

*50 g de rábanos*
*50 g de sandía*

**YOGUR EN UN VASO:**

*100 ml de yogur natural*
*10 g de semillas de girasol*
*1 cucharadita de miel clara o 1 cucharada de uvas pasas*
*Acederilla y rizos de ruibarbo, si tienes, para decorar*

**PAN CRUJIENTE CON COBERTURA:**

*½ aguacate*
*1 cucharada de zumo de limón*
*40 g de jamón*
*80 g de requesón, máx. 4,5 % de materia grasa*
*2 trozos de pan crujiente*

Limpia los rábanos y sírvelos sin quitar los rabitos.

Corta la sandía en tajadas.

Vierte el yogur en un vaso o cuenco y cúbrelo con semillas de girasol y miel, o uvas pasas. Decora con acederilla.

Corta el aguacate en tajadas y sazona con el zumo de limón.

Reparte el jamón, aguacate y requesón en los trozos de pan crujiente.

## QUÉ DEBERÍAS TENER EN EL PLATO

Medio puñado de rábanos y algo menos de medio puñado de sandía. Una porción de yogur con añadidos y un puñado grande de pan crujiente con jamón, aguacate y requesón.

### DESGLOSE SEGÚN EL MÉTODO DE LOS PUÑADOS

**PUÑADO 1 (+2):** *rábanos, ruibarbo si se utiliza*

**PUÑADO 3:** *jamón, requesón*

**PUÑADO 4:** *sandía, pan crujiente*

**GRASAS:** *semillas de girasol, aguacate*

**LÁCTEOS:** *yogur*

**CONDIMENTOS:** *miel, zumo de limón, acederilla*

**SUGERENCIA** *Puedes hacer rizos de ruibarbo colocando tiras de ruibarbo en agua helada. Se rizarán al cabo de unos minutos. También los puedes utilizar para darle sabor a una jarra de agua.*

### Si contigo comen hombres

*Los hombres pueden comer un poco más de rábanos y más sandía, semillas de girasol, jamón, requesón y pan crujiente. Véase la página 211.*

*Energía 557 kcal · Proteínas 31 g · Carbohidratos 36 g · Fibra alimentaria 7,2 g · Grasas 31 g*

DÍA 7 • Recetas para mujeres – Almuerzo

# Ensalada César con picatostes

**TIEMPO DE PREPARACIÓN:** *unos 20 minutos*

### ALIÑO CÉSAR:

*50 ml de yogur natural*

*1 yema de huevo*

*½ diente de ajo, machacado*

*½ cucharadita de sal*

*2 cucharadas de vinagre de vino blanco*

*1 anchoa, opcional*

### ADEMÁS:

*2 cogollos de lechuga*

*1 cucharada de aceite de oliva*

*1 rebanada de pan de molde, preferiblemente integral*

*1 pizca de sal*

*1 pechuga de pollo asado, 140 gramos, fileteada*

*20 g de parmesano rallado*

*Pimienta, al gusto*

*Brotes de guisantes o pensamientos, para decorar*

Bate el yogur, la yema de huevo, el ajo, la sal, el aceite de oliva y el vinagre de vino blanco para preparar el aliño. Tritura la anchoa, si la utilizas, e incorpórala al aliño.

Retira las hojas exteriores de los cogollos y enjuágalos.

Corta un cogollo por la mitad y esparce con un cepillo un poco de aceite de oliva en cada parte cortada. Fríe las superficies cortadas de 1 a 2 minutos en una sartén caliente.

Unta el pan por los dos lados con el aceite de oliva restante, sazónalo con una pizca de sal y saltéalo en una sartén caliente hasta que quede crujiente por ambos lados.

Arranca las hojas del segundo cogollo y colócalas en un plato.

Corta el pan en cubos y esparce los picatostes sobre las hojas. Coloca los trozos de lechuga frita encima. Extiende también el pollo, el aliño César y el parmesano encima. Sazona con pimienta.

### QUÉ DEBERÍAS TENER EN EL PLATO

Tres o cuatro puñados de ensalada César con picatostes, aliño y parmesano.

---

**DESGLOSE SEGÚN EL MÉTODO DE LOS PUÑADOS**

**PUÑADO 1 (+ 2):** *lechuga*

**PUÑADO 3:** *pechuga de pollo, anchoa*

**PUÑADO 4:** *pan*

**GRASAS:** *yema de huevo, aceite de oliva, parmesano*

**LÁCTEOS:** *yogur*

**CONDIMENTOS:** *ajo, sal, vinagre de vino blanco, pimienta, brotes de guisantes, pensamientos*

---

**SUGERENCIA** *Puedes comprar el aliño César ya preparado.*

### Si contigo comen hombres

*Los hombres pueden comer un poco más de pan, pollo y parmesano. Véase la página 212.*

---

*Energía 594 kcal · Proteínas 48 g · Carbohidratos 27 g · Fibra alimentaria 6,0 g · Grasas 31 g*

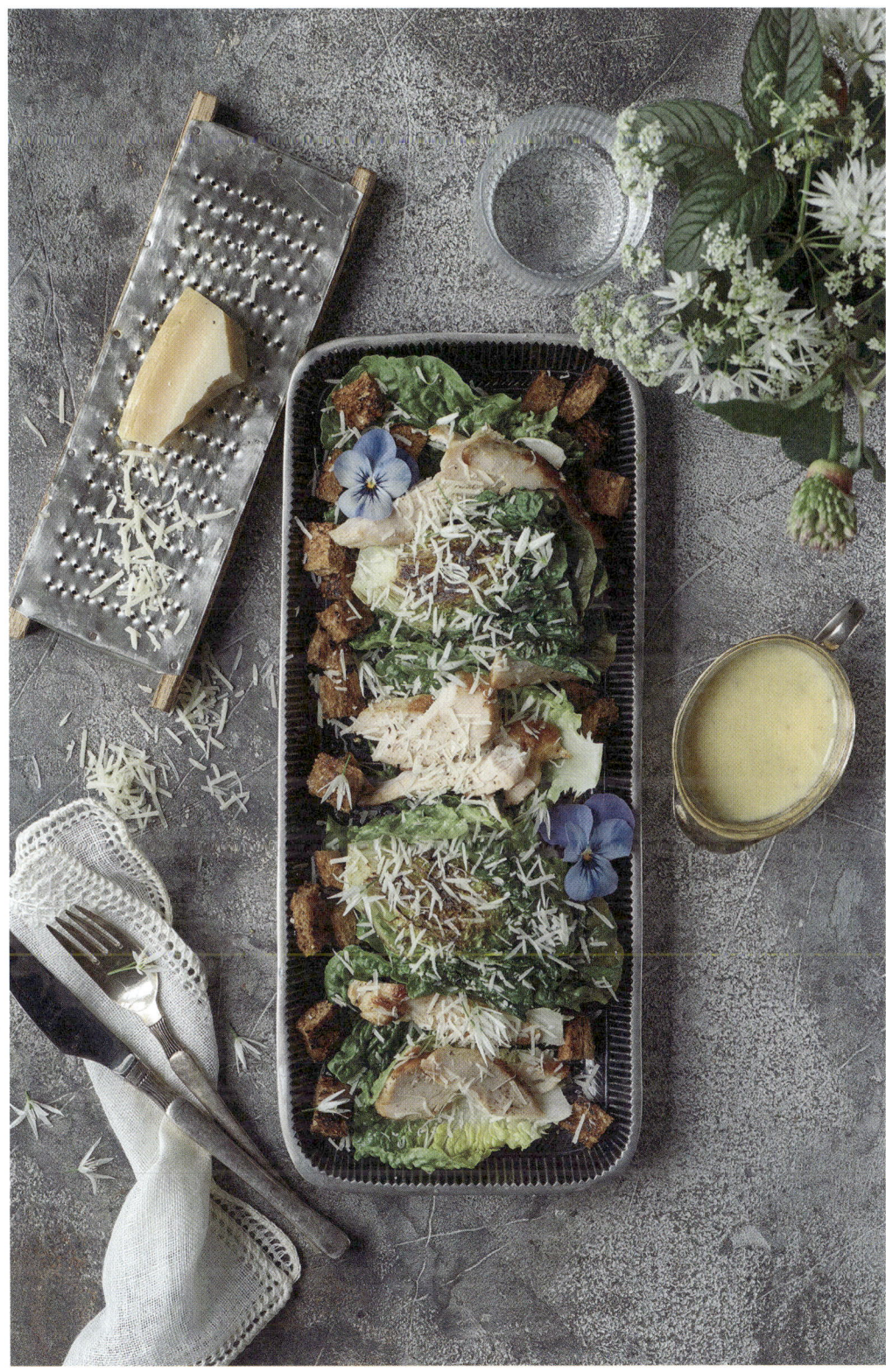

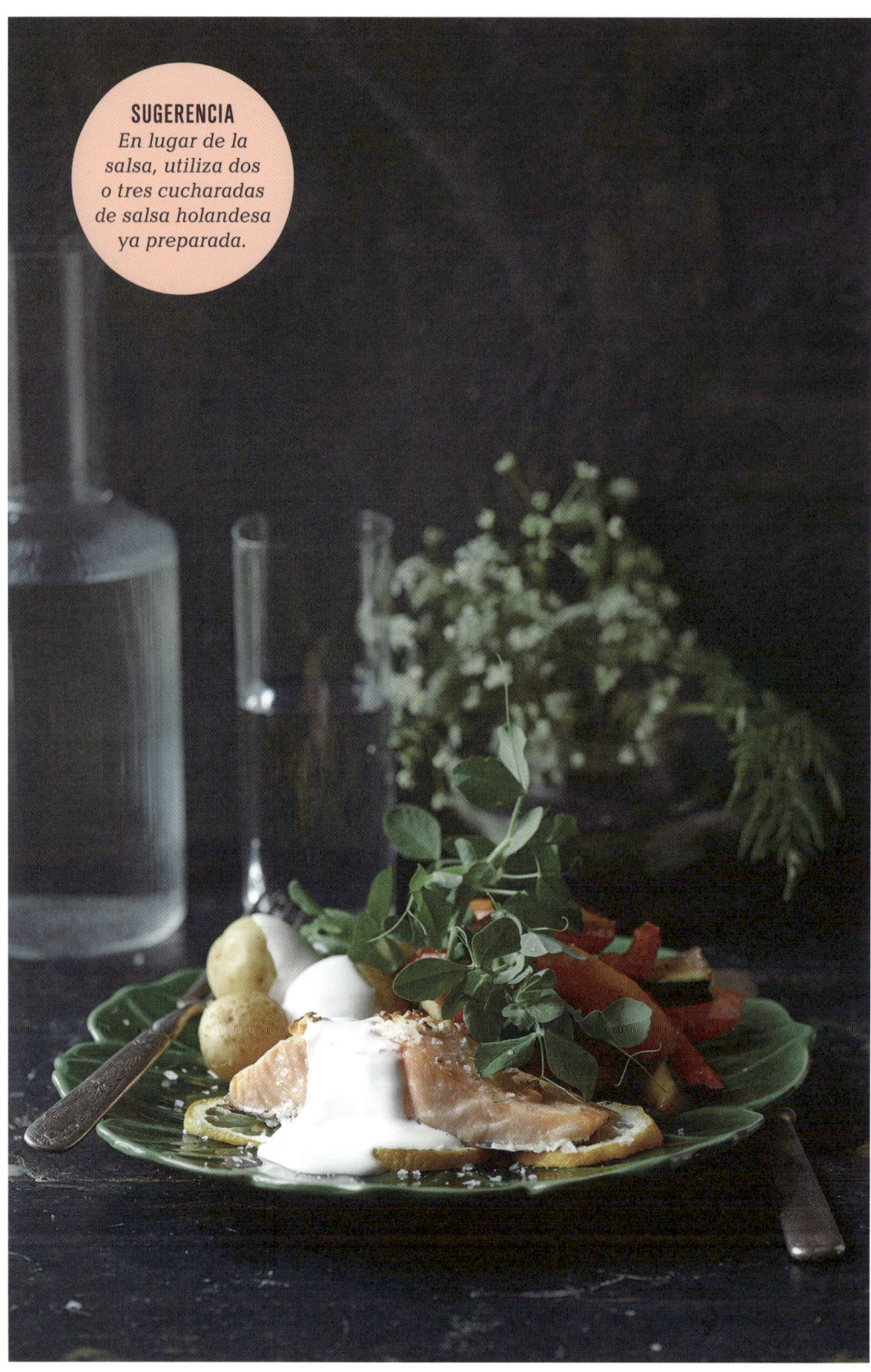

**SUGERENCIA**
*En lugar de la salsa, utiliza dos o tres cucharadas de salsa holandesa ya preparada.*

# Salmón al horno con aliño de limón

**TIEMPO DE PREPARACIÓN:** *unos 20 minutos*

### SALMÓN AL HORNO:
*130 g de salmón*
*1 pizca de sal gruesa*
*½ diente de ajo, machacado*
*1 limón, en rodajas*

### ALIÑO DE LIMÓN:
*20 g de mayonesa*
*50 ml de yogur natural*
*2 cucharaditas de zumo de limón*
*1 pizca de sal*

### ACOMPAÑAMIENTO:
*100 g de patatas baby*
*50 g de calabacín*
*75 g de zanahoria*
*50 g de pimiento rojo*
*1 cucharadita de aceite de oliva*
*Brotes de guisantes, para decorar*

Sazona el salmón con la sal y el ajo. Coloca las rodajas de limón en un plato refractario. Coloca el salmón encima.

Cocina el salmón en un horno precalentado a 200 °C unos 20 minutos, hasta que esté tierno.

Hierve las patatas.

Mezcla la mayonesa, el yogur, el zumo de limón y la sal en un cuenco para preparar el aliño.

Corta el calabacín, la zanahoria y el pimiento en bastoncitos. Saltéalos en el aceite de oliva.

Sirve el salmón con las patatas, el aliño de limón y las verduras salteadas. Adorna con los brotes de guisantes

### QUÉ DEBERÍAS TENER EN EL PLATO
Un puñado de salmón, uno o dos puñados de verduras, un puñado de patatas y unos 100 ml de salsa de limón.

---

### DESGLOSE SEGÚN EL MÉTODO DE LOS PUÑADOS

**PUÑADO 1 (+2):** *calabacín, zanahoria, pimiento*

**PUÑADO 3:** *salmón*

**PUÑADO 4:** *patatas*

**GRASAS:** *mayonesa, aceite de oliva*

**LÁCTEOS:** *yogur*

**CONDIMENTOS:** *sal, ajo, limón, brotes de guisantes*

---

### Si contigo comen hombres
*Los hombres pueden comer un poco más de salmón, mayonesa y patatas. Véase la página 215.*

---

*Energía 598 kcal · Proteínas 32 g · Carbohidratos 29 g · Fibra alimentaria 5,5 g · Grasas 38 g*

DÍA 8 • Recetas para mujeres – Desayuno

# Tostada con jamón de york

**TIEMPO DE PREPARACIÓN:** *unos 15 minutos*

*80 g de edamames congelados*
*1 tomate*
*2 rodajas de cebolla*
*60 g de jamón de york*
*1 cucharadita de mantequilla*
*1 rebanada de pan, preferiblemente integral*
*1 cucharadita de mostaza*
*2 lonchas de queso, mín. 18 % de materia grasa*
*1 cucharada de zumo de limón*
*1 cucharadita de aceite de oliva*
*Sal y pimienta*
*1 puñado de berros, para decorar*

Remoja los edamames en agua hirviendo 30 segundos y escurre. Corta el tomate y la cebolla en rodajas. Fríe el jamón de york, la cebolla y los edamames con mantequilla en una sartén antiadherente.

Tuesta el pan. Úntalo con mostaza. Ponle encima la cebolla y el jamón y luego el queso. Coloca el pan en la sartén hasta que el queso empiece a derretirse.

Coloca los edamames en un cuenco pequeño y mézclalos con el zumo de limón y el aceite de oliva. Salpimenta.

Emplata la tostada con jamón de york con las rodajas de tomate encima. Decora con berro.

**QUÉ DEBERÍAS TENER EN EL PLATO**
Una tostada con jamón de york, queso y tomate. Edamames aparte.

---

**DESGLOSE SEGÚN EL MÉTODO DE LOS PUÑADOS**

**PUÑADO 1 (+ 2):** *tomate, cebolla*

**PUÑADO 3:** *edamames, jamón de york*

**PUÑADO 4:** *pan*

**GRASAS:** *mantequilla, queso, aceite de oliva*

**CONDIMENTOS:** *mostaza, zumo de limón, sal, pimienta, berro*

---

**SUGERENCIA** *Puedes utilizar garbanzos o lentejas en lugar de edamames.*

**SUGERENCIA** *Si usas la mitad de jamón, puedes añadir un huevo frito encima.*

### Si contigo comen hombres

*Los hombres pueden acompañar el plato con un huevo frito y comer un poco más de cebolla, jamón y mantequilla. Véase la página 216.*

---

*Energía 528 kcal · Proteínas 36 g · Carbohidratos 31 g · Fibra alimentaria 8,9 g · Grasas 28 g*

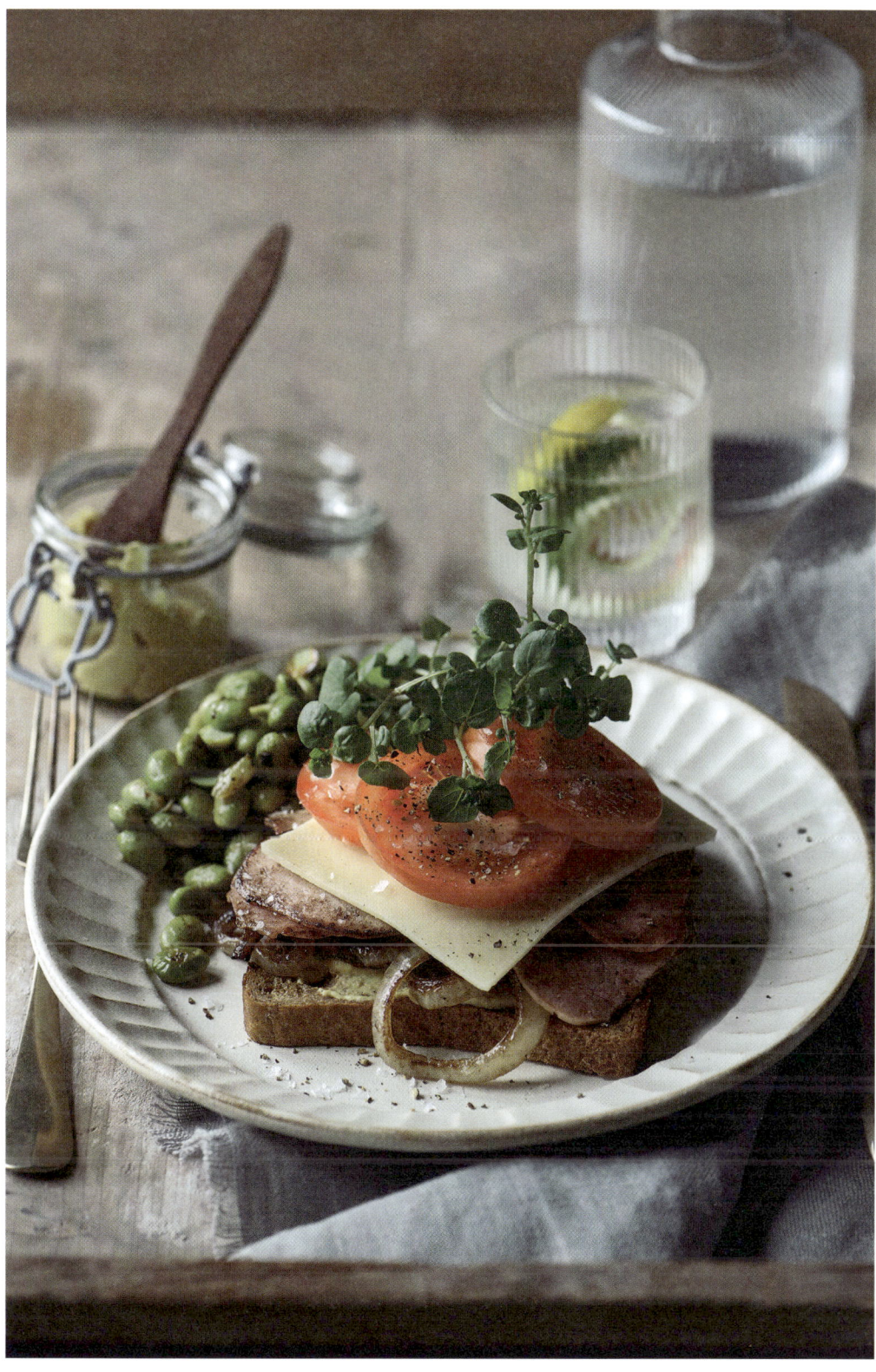

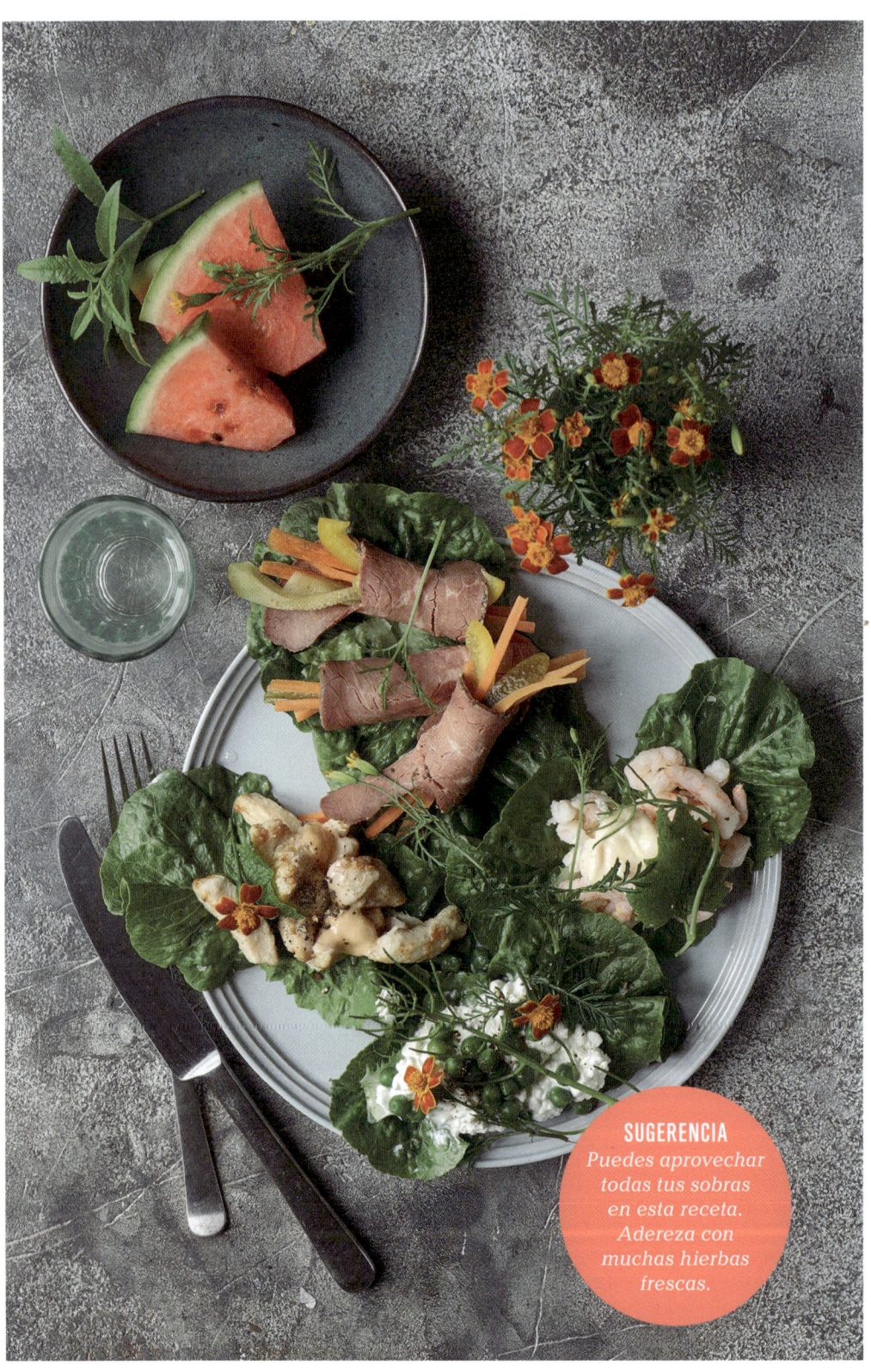

**SUGERENCIA**
*Puedes aprovechar todas tus sobras en esta receta. Adereza con muchas hierbas frescas.*

# Burrito de lechuga

**TIEMPO DE PREPARACIÓN:** *unos 15 minutos*

*1 cogollo de lechuga*

**COBERTURA DE ROSBIF:**

*25 g de zanahoria*
*25 g de pimiento amarillo*
*25 g de pepinillo*
*10 g de mayonesa*
*1 cucharadita de rábano picante rallado o ajo picado*
*Sal y pimienta, al gusto*
*3 lonchas de rosbif*

**COBERTURA DE GAMBAS:**

*1 cucharadita de salsa de guindilla dulce o de pimentón dulce*
*10 g de mayonesa*
*1 pizca de sal*
*1 pizca de pimienta*
*60 g de gambas*

**COBERTURA DE POLLO:**

*10 g de mayonesa*
*1 cucharadita de chutney de mango o curry en polvo*
*Sal y pimienta, al gusto*
*50 g de pollo cocido, en cubos o en tiras*

**COBERTURA DE REQUESÓN:**

*50 g de requesón, máx. 4,5 % de materia grasa*
*25 g de guisantes*
*Sal y pimienta, al gusto*

**ADEMÁS:**

*Hierbas frescas, para decorar*
*100 g de sandía*

Separa las hojas de lechuga y ponlas en un plato como si fueran cuatro pequeños «cuencos».

Corta la zanahoria, el pimiento y el pepinillo en bastoncitos. Mezcla la mayonesa con el rábano picante o el ajo, y salpimenta. Envuelve los fajos de bastoncitos de verduras con las lonchas de rosbif, añadiendo un poco de aliño de rábano antes de cerrarlo. Ponlos sobre un cuenco de lechuga.

Añade salsa de guindilla dulce o pimentón dulce a la mayonesa y salpimenta. Coloca las gambas con el aliño en el segundo cuenco de lechuga.

Mezcla la mayonesa con el chutney de mango y salpimenta. Coloca el pollo con el aliño en el tercer cuenco de lechuga.

Llena el último cuenco con requesón y guisantes. Sazona con sal, pimienta y hierbas. Sirve la sandía aparte.

**QUÉ DEBERÍAS TENER EN EL PLATO**

Cuatro cuencos de lechuga con cobertura. Sandía aparte.

---

**DESGLOSE SEGÚN EL MÉTODO DE LOS PUÑADOS**

**PUÑADO 1 (+ 2):** *lechuga, zanahoria, pimiento, pepinillo, guisantes*

**PUÑADO 3:** *rosbif, gambas, pollo, requesón*

**PUÑADO 4:** *sandía*

**GRASAS:** *mayonesa*

**CONDIMENTOS:** *rábano picante, sal, pimienta, salsa de guindilla, chutney de mango o curry en polvo, hierbas*

---

**Si contigo comen hombres**

*Los hombres pueden comer un poquito más de mayonesa, rosbif, gambas, pollo y requesón. Véase la página 219.*

*Energía 564 kcal · Proteínas 36 g · Carbohidratos 30 g · Fibra alimentaria 6,1 g · Grasas 32 g*

DÍA 8 • Recetas para mujeres – Cena

# Hamburguesa casera

**TIEMPO DE PREPARACIÓN:** *unos 25 minutos*

**ENSALADA DE PEPINO:**

¼ pepino o un pepino baby
2 cucharadas de vinagre de vino blanco
½ cucharadita de azúcar
Sal y pimienta, al gusto

**INGREDIENTES PARA LA HAMBURGUESA:**

2 rodajas de tomate
2 rodajas de cebolla roja
50 g de repollo morado o de otro tipo
120 g de carne picada, máx. 7 % de materia grasa
1 loncha de beicon
1 loncha de queso, mín. 18 % de materia grasa
1 pan de hamburguesa pequeño, preferiblemente integral, de unos 50/60 g
10 g de mayonesa

**ALIÑO DE *CRÈME FRAÎCHE*:**

1 cucharada de crème fraîche, máx. 9 % de materia grasa
1 cucharada de kétchup
½ cucharadita de pimentón

**ADEMÁS:**

Una capuchina, para decorar

Corta el pepino en tiras largas y delgadas y sumérgelas en un cuenco de agua hirviendo unos 10 minutos.

Corta el tomate y la cebolla.

Corta finamente el repollo morado: utiliza un cortador de verduras si tienes, pero cuidado con los dedos.

Haz una hamburguesa grande y plana de carne con la mano. Fríe el beicon en una sartén antiadherente y, cuando esté hecho, fríe la hamburguesa en la misma sartén a fuego fuerte un par de minutos de cada lado. Seca el beicon con papel de cocina.

Coloca el queso encima de la hamburguesa y el beicon encima del queso.

Escurre bien el pepino en un colador. Mezcla el vinagre de vino blanco, el azúcar, la sal y la pimienta, y echa el pepino en el adobo.

Calienta el pan de hamburguesa. Mezcla todos los ingredientes para preparar el aliño de *crème fraîche*.

Unta la mitad inferior del pan con *crème fraîche* y la mitad superior con mayonesa. Coloca el repollo en la mitad inferior, después la carne, el tomate, la cebolla y por último la ensalada de pepino. Cierra la hamburguesa. Decora con una capuchina, si te apetece.

**QUÉ DEBERÍAS TENER EN EL PLATO**

Una hamburguesa completa.

---

**DESGLOSE SEGÚN EL MÉTODO DE LOS PUÑADOS**

**PUÑADO 1 (+ 2):** *pepino, tomate, cebolla roja, repollo morado*
**PUÑADO 3:** *carne picada, beicon*
**PUÑADO 4:** *pan de hamburguesa*
**GRASAS:** *mayonesa, queso*
**ALIÑO LÁCTEO:** *crème fraîche*
**CONDIMENTOS:** *vinagre de vino de blanco, azúcar, sal, pimienta, kétchup, pimentón, capuchina*

---

**Si contigo comen hombres**

*Los hombres pueden comer un poco más de carne picada y de mayonesa, y un pan de hamburguesa grande. Véase la página 220.*

---

*Energía 602 kcal · Proteínas 41 g · Carbohidratos 45 g · Fibra alimentaria 6,4 g · Grasas 26 g*

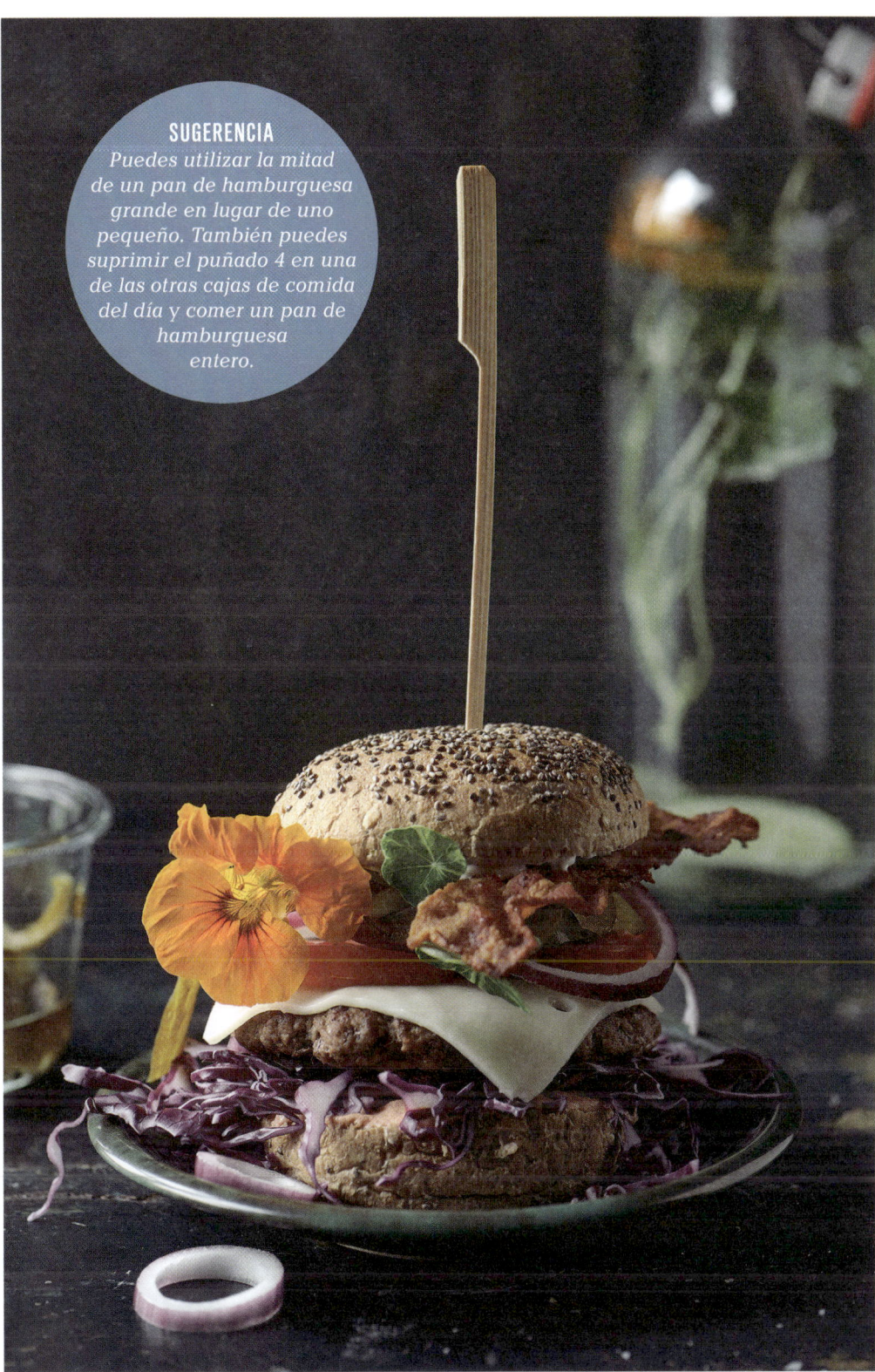

### SUGERENCIA
*Puedes utilizar la mitad de un pan de hamburguesa grande en lugar de uno pequeño. También puedes suprimir el puñado 4 en una de las otras cajas de comida del día y comer un pan de hamburguesa entero.*

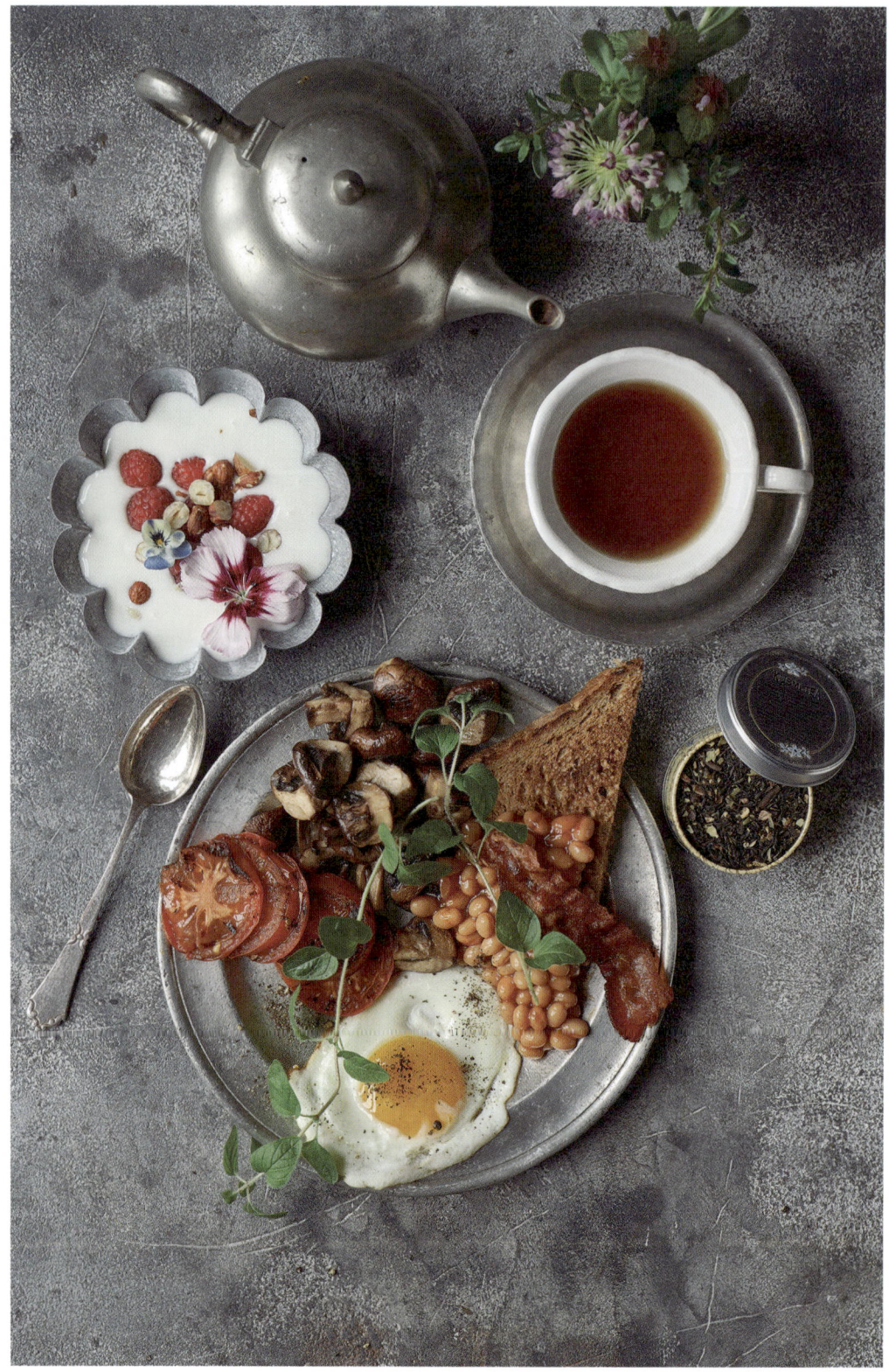

Recetas para mujeres – Desayuno • DÍA 9

# Beicon con huevo

**TIEMPO DE PREPARACIÓN:** *unos 15 minutos*

*1 loncha de beicon*
*150 g de champiñones*
*1 tomate*
*1 huevo*
*1 cucharadita de mantequilla*
*Sal y pimienta, al gusto*

### TOSTADA CON ALUBIAS:

*½ lata de alubias al estilo inglés (baked beans), 210g*
*½ rebanada de pan, preferiblemente integral*

### YOGUR EN VASO:

*100 ml de yogur natural*
*5 g de avellanas*
*50 g de frambuesas*
*Claveles del poeta y pensamientos, para decorar*

Fríe el beicon en una sartén antiadherente hasta que esté crujiente. Deposítalo en papel de cocina para que absorba la grasa excedente.

Corta los champiñones en cuartos y dóralos en la misma sartén. Corta el tomate en rodajas anchas. Aparta los champiñones a un lado de la sartén mientras fríes el tomate y el huevo en mantequilla del otro lado. Salpimenta.

Calienta las alubias en un pequeño cuenco en el microondas. Tuesta el pan.

Vierte el yogur en un vaso o cuenco. Corta las avellanas a la mitad y espolvoréalas sobre el yogur con las frambuesas. Decora el plato con flores comestibles.

### QUÉ DEBERÍAS TENER EN EL PLATO

Dos puñados de tomates y champiñones, una loncha de beicon, un huevo frito, una tostada con alubias al estilo inglés y una porción de yogur con avellanas y frambuesas.

---

### DESGLOSE SEGÚN EL MÉTODO DE LOS PUÑADOS

**PUÑADO 1 (+2):** *champiñones, tomate*

**PUÑADO 3:** *beicon, huevo, alubias*

**PUÑADO 4:** *pan, frambuesas*

**GRASAS:** *mantequilla, avellanas*

**LÁCTEOS:** *yogur*

**CONDIMENTOS:** *sal, pimienta, claveles del poeta (solo los pétalos), un pensamiento*

---

**SUGERENCIA** *¿No te gustan las alubias al estilo inglés? Come un huevo frito adicional o dos.*

**SUGERENCIA** *Prueba a tostar las avellanas para aumentar su sabor. Una pizca de sal lo realza aún más.*

**SUGERENCIA** *También puedes añadir 20 g de aceitunas a esta comida.*

### Si contigo comen hombres

*Los hombres pueden comer un huevo más y un poco más de beicon y champiñones. Véase la página 223.*

---

*Energía 573 kcal · Proteínas 31 g · Carbohidratos 55 g · Fibra alimentaria 21,8 g · Grasas 21 g*

DÍA 9 • Recetas para mujeres – Almuerzo

# Burrito de espinaca, huevo y pollo

**TIEMPO DE PREPARACIÓN:** *unos 15 minutos*

**HUEVO REVUELTO:**

*1 huevo*

*1 clara de huevo*

*1 cucharada de nata para montar, 38 % de materia grasa*

*Sal y pimienta*

**ADEMÁS:**

*1 tortilla de harina, preferiblemente integral, aprox. 40/50g*

*30 g de queso de untar, mín. 18 % de materia grasa*

*25 g de espinaca fresca*

*100 g de tomates cherry, cortados*

*80 g de pollo cocido, cortado en cubos*

*10 g de piñones*

Bate el huevo, la clara y la nata. Salpimenta.

Vierte el huevo en una sartén caliente y fríelo, revolviendo de vez en cuando, hasta que cuaje. Quita la sartén del fuego.

Unta la tortilla de harina con queso de untar y esparce las hojas de espinaca encima.

Cúbrela con el huevo revuelto, los tomates cherry, el pollo y los piñones. Si quieres, puedes tostar los piñones.

**QUÉ DEBERÍAS TENER EN EL PLATO**

Una tortilla de harina con dos cucharadas de queso de untar, un puñado de vegetales, una porción de huevo revuelto, medio puñado de pollo y una cucharada de piñones.

---

**DESGLOSE SEGÚN EL MÉTODO DE LOS PUÑADOS**

**PUÑADO 1 (+2):** *espinaca, tomates cherry*

**PUÑADO 3:** *pollo, huevo, clara de huevo*

**PUÑADO 4:** *tortilla de harina*

**GRASAS:** *queso de untar, piñones, nata*

**CONDIMENTOS:** *sal, pimienta*

---

**SUGERENCIA** *Añade a la tortilla de harina una buena cantidad de hierbas frescas, por ejemplo, cebollino o albahaca.*

**Si contigo comen hombres**

*Los hombres pueden comer un huevo adicional y un poco más de tortilla de harina, pollo y piñones. Véase la página 224.*

---

Energía 525 kcal · Proteínas 40 g · Carbohidratos 30 g · Fibra alimentaria 5,8 g · Grasas 26 g

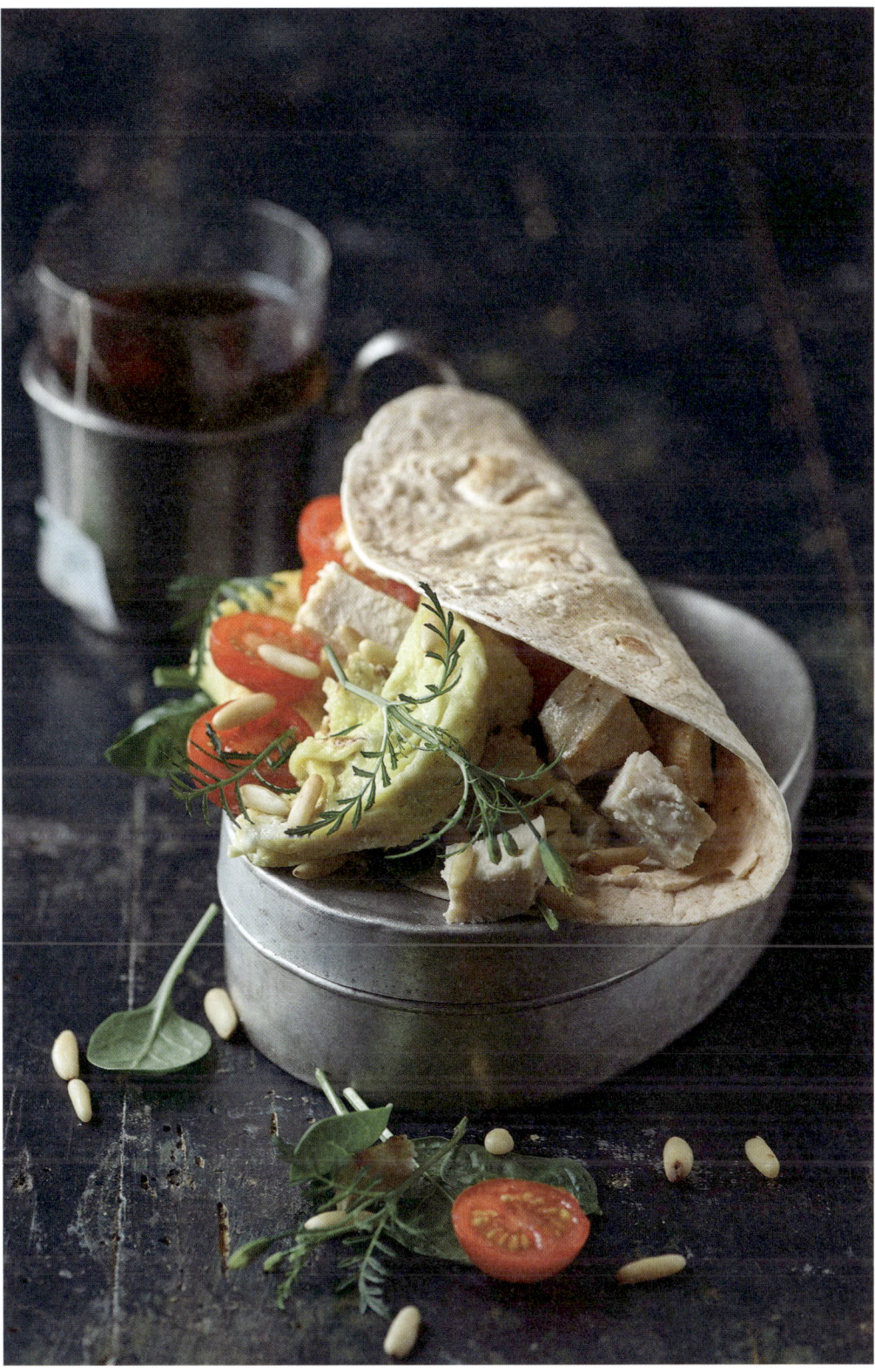

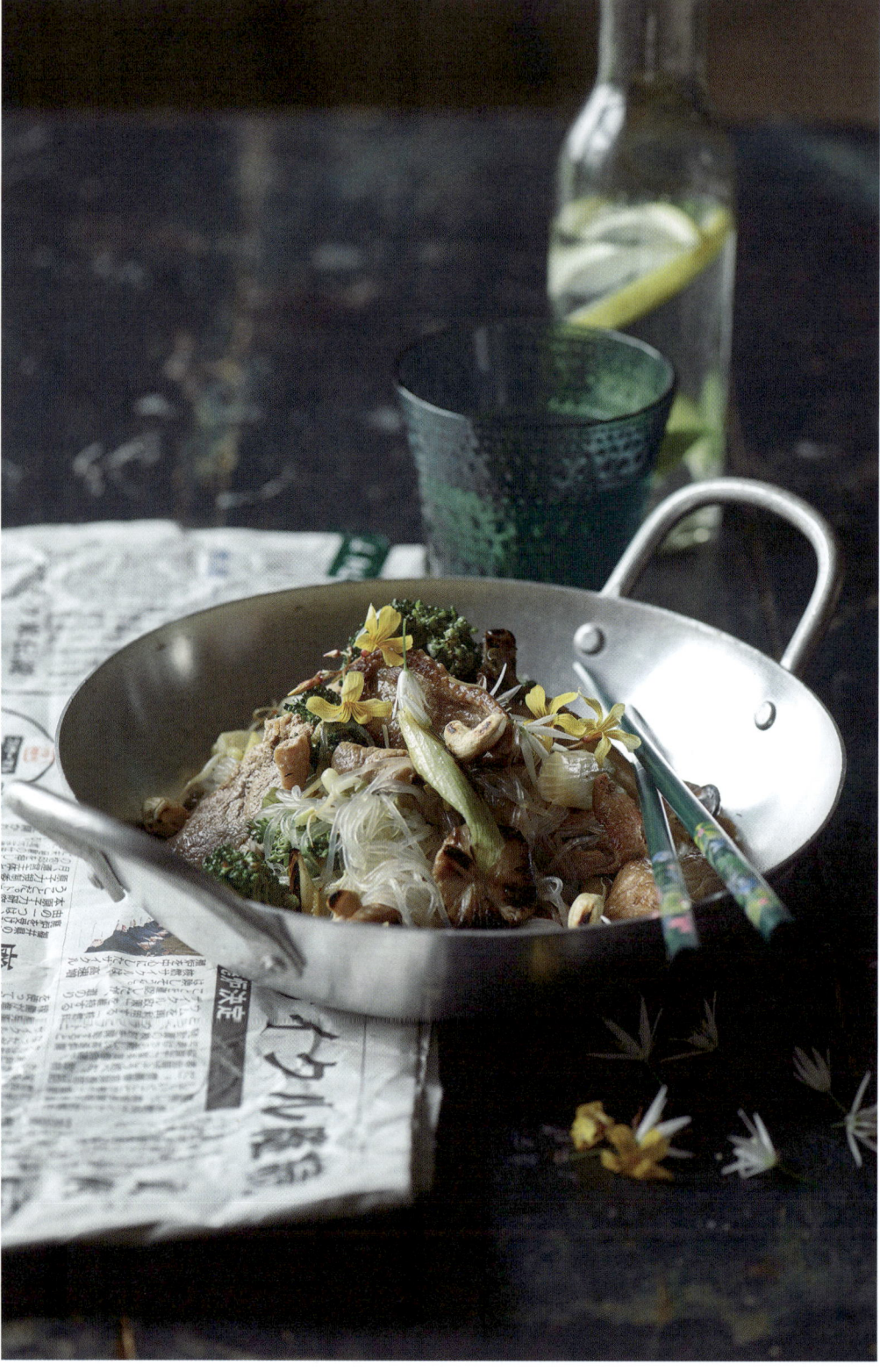

Recetas para mujeres – Cena • DÍA 9

# Sofrito de pechuga de pato

**TIEMPO DE PREPARACIÓN:** *unos 25 minutos*

### SOFRITO EN WOK:

*140 g de pechuga de pato, en tajadas finas*
*½ cucharada de aceite de oliva*
*100 g de setas de ostra*
*100 g de brócoli*
*2 cebolletas*
*½ diente de ajo*
*¼ de guindilla*
*1 cm de jengibre fresco, cortado en rodajas finas*
*50 g de brotes de soja*
*1 cucharada de salsa teriyaki*
*1 cucharadita de caldo de pato en polvo*
*200 ml de agua*
*10 g de anacardos*

### ACOMPAÑAMIENTO:

*30 g de fideos celofán*
*Flores de acederilla y ajo de oso, para decorar*

Dora bien el pato en aceite de oliva. Reserva.

Corta las setas, el brócoli y la cebolleta en trozos pequeños y dóralos rápidamente por todos los lados.

Corta en rodajas finas el ajo, la guindilla, el jengibre y los brotes de soja. Añadelos a la salsa teriyaki y el polvo para caldo. Añade el agua y el pato, y calienta bien.

Tuesta los anacardos y échalos en el sofrito.

Hierve los fideos celofán en agua con un poco de sal y sírvelos con el pato. Decora con flores de acederilla y ajo de oso.

### QUÉ DEBERÍAS TENER EN EL PLATO

Tres puñados de sofrito y un puñado de fideos celofán.

---

### DESGLOSE SEGÚN EL MÉTODO DE LOS PUÑADOS

**PUÑADO 1 (+2):** *setas de ostra, brócoli, cebolleta, brotes de soja*

**PUÑADO 3:** *pechuga de pato*

**PUÑADO 4:** *fideos celofán*

**GRASAS:** *aceite de oliva, anacardos*

**CONDIMENTOS:** *ajo, guindilla, jengibre, salsa teriyaki, caldo de pato en polvo, flores de acedera y ajo de oso*

---

**SUGERENCIA** *Espesa la salsa con un poco de harina de maíz disuelta en agua fría.*

**SUGERENCIA** *Puedes utilizar pavo o pollo en lugar de pato.*

**SUGERENCIA** *Incorpora los fideos celofán en la sartén del sofrito.*

### Si contigo comen hombres

*Los hombres pueden comer un poco más de pechuga de pato, aceite de oliva, anacardos y fideos celofán. Véase la página 227.*

---

*Energía 545 kcal · Proteínas 42 g · Carbohidratos 48 g · Fibra alimentaria 7,5 g · Grasas 19 g*

**¡RECUERDA!**
*Dos veces al día debes tener en el plato una combinación de los ingredientes más importantes de la dieta: VERDURAS, PROTEÍNAS, FÉCULA/FRUTA y GRASAS.*

# Plan de alimentación diaria para mujeres

## Para quienes quieren planear

*Plan completo de alimentación diaria para una mujer basado en una dieta de nueve días: véase la página 101.*

### PUÑADO 1 (+2):
Verduras.

*El paréntesis (+2) indica que puedes elegir dos puñados de verduras, pero que con uno basta.*

### PUÑADO 3:
Proteína animal, carne, pescado, huevo, aves, queso bajo en grasa, legumbres, etc.

### PUÑADO 4:
Carbohidratos/fécula de pan, pasta, arroz, patatas, etc., y fruta.

### Grasas:
Una cucharada de grasas pesa de 10 a 30 g, según la concentración de energía en cada alimento particular. Una cucharada de mantequilla pesa unos 10 g; una cucharada de aguacate pesa unos 30 g.

### Lácteos:
Leche y productos lácteos cuajados con hasta un 3,5 % de materia grasa y 5 g de azúcar por cada 100 g.

### Aliño lácteo:
Productos lácteos con hasta un 9 % de materia grasa.

### Condimentos:
Especias, hierbas y condimentos, así como recompensas, utilizados en pequeñas cantidades para añadir sabor a la comida.

## Día 1, mujer: total 1.765 kcal

| | CAJA DE COMIDA 1: 571 KCAL<br>Plato de desayuno con huevo pasado por agua | CAJA DE COMIDA 2: 531 KCAL<br>Caja de almuerzo con requesón y mango | CAJA DE COMIDA 3: 663 KCAL<br>Espaguetis con albóndigas y calabacín |
|---|---|---|---|
| **ELEMENTOS MÁS IMPORTANTES DE LA DIETA** | **PUÑADO 1 (+2):**<br>· Pimiento amarillo | **PUÑADO 1 (+2):**<br>· Judías<br>· Tomate<br>· Cebolla roja<br>· Guisantes | **PUÑADO 1 (+2):**<br>· Cebolla<br>· Tomate<br>· Calabacín |
| | **PUÑADO 3:**<br>· 1 huevo<br>· 2 lonchas de jamón | **PUÑADO 3:**<br>· 150 g de requesón (máx. 4,5 %) | **PUÑADO 3:**<br>· 150 g de carne picada mixta<br>· 1 huevo pequeño |
| | **PUÑADO 4:**<br>· 15 g de muesli básico<br>· 1 trozo de pan crujiente<br>· 25 g de bayas | **PUÑADO 4:**<br>· ½ mango | **PUÑADO 4:**<br>· 1 cucharada de picatostes<br>· 25 g de espaguetis |
| | **Grasas:**<br>· 1 loncha de queso, mín. 18 % de materia grasa<br>· 15 almendras | **Grasas:**<br>· 1 cucharada de pesto<br>· 15 almendras<br>· 10 g de chocolate negro | **Grasas:**<br>· 2 cucharaditas de aceite de oliva<br>· 20 g de parmesano |
| **OPCIONAL** | **Lácteos:**<br>· 200 ml de yogur natural | **Lácteos:**<br>– | **Lácteos:**<br>– |
| | **Aliño lácteo:**<br>– | **Aliño lácteo:**<br>– | **Aliño lácteo:**<br>– |
| **SIN RESTRICCIONES EN PEQUEÑAS CANTIDADES** | **Condimentos:**<br>· Jalea o mermelada opcional<br>· Miel<br>· Sal | **Condimentos:**<br>· Pimienta<br>· Sal | **Condimentos:**<br>· Ajo<br>· Capuchinas<br>· Pimentón<br>· Pimienta<br>· Sal<br>· Guindilla<br>· Orégano<br>· Perejil |

**Tentempié opcional entre comidas:** taza de caldo

## Día 2, mujer: total 1.655 kcal

| | CAJA DE COMIDA 1: 456 KCAL<br>Tostada con ricota, jamón de york y tomate | CAJA DE COMIDA 2: 579 KCAL<br>Ensalada de pasta con pollo | CAJA DE COMIDA 3: 620 KCAL<br>Falafel en pan de pita con pesto |
|---|---|---|---|
| **ELEMENTOS MÁS IMPORTANTES DE LA DIETA** | **PUÑADO 1 (+2):**<br>· Tomate | **PUÑADO 1 (+2):**<br>· Cebolla roja<br>· Pimiento rojo<br>· Ensalada mezcla | **PUÑADO 1 (+2):**<br>· Cebolla<br>· Tomate<br>· Guisante<br>· Lechuga |
| | **PUÑADO 3:**<br>· 60 g de ricota<br>· 1 huevo<br>· lonchas de jamón de york | **PUÑADO 3:**<br>· 70 g de edamames<br>· 80 g de pollo, en dados o tiras | **PUÑADO 3:**<br>· 100 g de garbanzos<br>· 1 huevo pequeño |
| | **PUÑADO 4:**<br>· 1 rebanada de pan | **PUÑADO 4:**<br>· 75 g de pasta cocida | **PUÑADO 4:**<br>· 1 o 2 cucharadas de harina<br>· 1 cucharada de pan rallado<br>· ½ pan de pita |
| | **Grasas:**<br>· 15 g de piñones | **Grasas:**<br>· ½ aguacate<br>· 10 g cashewnødder | **Grasas:**<br>· 1 cucharada de aceite de oliva<br>· 1 cucharadita de pesto |
| **OPCIONAL** | **Lácteos:**<br>· 50 ml de leche si se desea | **Lácteos:**<br>– | **Lácteos:**<br>– |
| | **Aliño lácteo:**<br>– | **Aliño lácteo:**<br>· 50 ml de yogur natural | **Aliño lácteo:**<br>· 2 cucharadas de yogur natural |
| **SIN RESTRICCIONES EN PEQUEÑAS CANTIDADES** | **Condimentos:**<br>· Cebollino<br>· Pimienta<br>· Sal | **Condimentos:**<br>· Ajo<br>· Cebollino<br>· Pimienta<br>· Sal<br>· Zumo de limón | **Condimentos:**<br>· Ajo<br>· Cilantro<br>· Comino<br>· Perejil<br>· Cayena<br>· Sal<br>· Zumo de limón |

**Tentempié opcional entre comidas:** taza de caldo

## Día 3, mujer: total 1.596 kcal

| | CAJA DE COMIDA 1: 506 KCAL<br>Batido verde | CAJA DE COMIDA 2: 524 KCAL<br>Ensalada de fideos con gambas | CAJA DE COMIDA 3: 566 KCAL<br>Filete adobado con crema de champiñones |
|---|---|---|---|
| **ELEMENTOS MÁS IMPORTANTES DE LA DIETA** | **PUÑADO 1 ( + 2):**<br>· Espinaca<br>· Zanahoria<br>· Rábanos | **PUÑADO 1 ( + 2):**<br>· Brócoli<br>· Zanahoria<br>· Brotes de soja | **PUÑADO 1 ( + 2):**<br>· Champiñones<br>· Puerro<br>· Ensalada mezcla |
| | **PUÑADO 3:**<br>· 40 g de queso, máx. 17 % de materia grasa<br>· 2 lonchas de lomo de cerdo ahumado | **PUÑADO 3:**<br>· 125 g de gambas | **PUÑADO 3:**<br>· 150 de filete de falda |
| | **PUÑADO 4:**<br>· 150 g de fresas | **PUÑADO 4:**<br>· 40 g de fideos celofán | **PUÑADO 4:**<br>· 1 maracuyá |
| | Grasas:<br>· 60 ml de nata para montar (38 %) | Grasas:<br>· 15 g de mantequilla de cacahuete<br>· 15 g de anacardos | Grasas:<br>· 1 cucharada de aceite de oliva<br>· 60 ml de nata para montar (38 %)<br>· 5 g de chocolate negro |
| **OPCIONAL** | Lácteos:<br>· 200 ml de leche desnatada | Lácteos:<br>– | Lácteos:<br>– |
| | Aliño lácteo:<br>– | Aliño lácteo:<br>– | Aliño lácteo:<br>· 1 cucharada de *crème fraîche* (máx. 9 % de materia grasa) |
| **SIN RESTRICCIONES EN PEQUEÑAS CANTIDADES** | Condimentos:<br>· Edulcorante<br>· Vainilla en polvo | Condimentos:<br>· Cilantro<br>· Guindilla<br>· Miel<br>· Salsa de soja<br>· Zumo de limón | Condimentos:<br>· Azúcar mascabado<br>· Caldo de verduras<br>· Guindilla<br>· Edulcorante si se desea<br>· Estragón<br>· Pimentón<br>· Pimienta<br>· Salsa de soja<br>· Vainilla en polvo |
| **Tentempié opcional entre comidas:** taza de caldo | | | |

## Día 4, mujer: total 1.503 kcal

| | CAJA DE COMIDA 1: 476 KCAL<br>Tostada con salmón y crema de aguacate | CAJA DE COMIDA 2: 514 KCAL<br>Bol del buda | CAJA DE COMIDA 3: 513 KCAL<br>Sopa de pollo al curry y arroz |
|---|---|---|---|
| **ELEMENTOS MÁS IMPORTANTES DE LA DIETA** | **PUÑADO 1 (+ 2):**<br>· Tomate<br>· Pepino | **PUÑADO 1 (+ 2):**<br>· Brócoli<br>· Repollo morado<br>· Guisantes | **PUÑADO 1 (+ 2):**<br>· Cebolla<br>· Puerro<br>· Tomate<br>· Pimiento rojo |
| | **PUÑADO 3:**<br>· 80 g de salmón ahumado | **PUÑADO 3:**<br>· 65 g de alubias rojas<br>· 65 g de garbanzos | **PUÑADO 3:**<br>· 120 g de pollo |
| | **PUÑADO 4:**<br>· 1 rebanada de pan | **PUÑADO 4:**<br>· ½ mango | **PUÑADO 4:**<br>· Harina de maíz<br>· 25 g de arroz crudo |
| | **Grasas:**<br>· ½ aguacate<br>· 1 cucharada de *crème fraîche* (mín. 18 % de grasa) | **Grasas:**<br>· ½ cucharada de tahini<br>· ½ cucharada de aceite de oliva<br>· 30 g de aceitunas negras<br>· 1 cucharada de semillas de sésamo | **Grasas:**<br>· ½ cucharada de aceite de oliva<br>· 20 ml de nata para montar (38 %) |
| **OPCIONAL** | **Lácteos:**<br>– | **Lácteos:**<br>– | **Lácteos:**<br>– |
| | **Aliño lácteo:**<br>– | **Aliño lácteo:**<br>– | **Aliño lácteo:**<br>– |
| **SIN RESTRICCIONES EN PEQUEÑAS CANTIDADES** | **Condimentos:**<br>· Berro<br>· Brotes de guisantes<br>· Guindilla<br>· Margaritas<br>· Menta<br>· Pimienta<br>· Sal<br>· Vinagre de vino blanco<br>· Zumo de limón | **Condimentos:**<br>· Ajo<br>· Comino<br>· Guindilla<br>· Jalapeños<br>· Zumo de limón | **Condimentos:**<br>· Sal<br>· Ajo<br>· Caldo<br>· Comino<br>· Curry en polvo<br>· Perejil<br>· Pimienta<br>· Tomillo |

**Tentempié opcional entre comidas:** taza de caldo

## Día 5, mujer: total 1.734 kcal

| | CAJA DE COMIDA 1: 576 KCAL<br>Gachas de avena con pimiento relleno | CAJA DE COMIDA 2: 533 KCAL<br>Burrito de rosbif | CAJA DE COMIDA 3: 625 KCAL<br>Tartaleta de queso |
|---|---|---|---|
| **ELEMENTOS MÁS IMPORTANTES DE LA DIETA** | **PUÑADO 1 (+2):**<br>· Pimiento rojo<br>· Pepinillo | **PUÑADO 1 (+2):**<br>· Ensalada mezcla<br>· Zanahoria<br>· Tirabeques<br>· Pepinillos | **PUÑADO 1 (+2):**<br>· Cebolla<br>· Cebolleta<br>· Espinaca |
| | **PUÑADO 3:**<br>· 80 g de ricota<br>· 1 huevo | **PUÑADO 3:**<br>· 120 g de rosbif | **PUÑADO 3:**<br>· 2 lonchas de beicon<br>· 1 huevo<br>· 125 g de ricota |
| | **PUÑADO 4:**<br>· 30 g de avena | **PUÑADO 4:**<br>· 1 tortilla de harina pequeña (40/50 g) | **PUÑADO 4:**<br>· 1 tortilla de harina pequeña (40/50 g) |
| | Grasas:<br>· 5 g de piñones<br>· 10 g de pacanas<br>· 10 g de chocolate negro | Grasas:<br>· 20 g de mayonesa | Grasas:<br>· ½ cucharadita de aceite de oliva<br>· 20 g de queso (mín. 18 % de materia grasa) |
| **OPCIONAL** | Lácteos:<br>– | Lácteos:<br>– | Lácteos:<br>· 25 ml de leche desnatada |
| | Aliño lácteo:<br>– | Aliño lácteo:<br>– | Aliño lácteo:<br>– |
| **SIN RESTRICCIONES EN PEQUEÑAS CANTIDADES** | Condimentos:<br>· Acedera<br>· Berro<br>· Miel<br>· Pimienta<br>· Sal | Condimentos:<br>· Ajo de oso<br>· Chutney de mango<br>· Curry en polvo<br>· Pimienta<br>· Sal | Condimentos:<br>· Ajo<br>· Brotes de guisantes<br>· Capuchina<br>· Nuez moscada<br>· Pimienta<br>· Sal |

**Tentempié opcional entre comidas:** taza de caldo

## Día 6, mujer: total 1.775 kcal

| | CAJA DE COMIDA 1: 576 KCAL<br>Tortitas | CAJA DE COMIDA 2: 586 KCAL<br>Buñuelo de pescado con centeno | CAJA DE COMIDA 3: 613 KCAL<br>Boniato al horno con garbanzos |
|---|---|---|---|
| **ELEMENTOS MÁS IMPORTANTES DE LA DIETA** | **PUÑADO 1 (+2):**<br>· Tirabeques | **PUÑADO 1 (+2):**<br>· Boniato<br>· Lechuga<br>· Cebolleta<br>· Cebolla roja<br>· Pimiento amarillo | **PUÑADO 1 (+2):**<br>· Boniato<br>· Cebolla<br>· Pimiento amarillo |
| | **PUÑADO 3:**<br>· 2 huevos<br>· 2 claras de huevo | **PUÑADO 3:**<br>· 110 g de atún<br>· 1 clara de huevo | **PUÑADO 3:**<br>· 65 g de garbanzos<br>· 40 g de queso (máx. 17 % de materia grasa) |
| | **PUÑADO 4:**<br>· ½ plátano<br>· 50 g de avena<br>· 4 a 6 bayas | **PUÑADO 4:**<br>· 2 cucharadas de pan rallado<br>· 1 rebanada de pan de centeno | **PUÑADO 4:**<br>– |
| | Grasas:<br>· 5 g de almendras<br>· 10 g de mantequilla<br>· 10 g de chocolate negro | Grasas:<br>· 1 cucharada de aceite de oliva<br>· 10 g de mayonesa | Grasas:<br>· 1 cucharada de aceite de oliva<br>· ½ aguacate |
| **OPCIONAL** | Lácteos:<br>– | Lácteos:<br>– | Lácteos:<br>– |
| | Aliño lácteo:<br>– | Aliño lácteo:<br>· 2 cucharadas de *crème fraîche* (máx. 9 % de materia grasa) | Aliño lácteo:<br>· 2 cucharadas de *crème fraîche* (máx. 9 % de materia grasa) |
| **SIN RESTRICCIONES EN PEQUEÑAS CANTIDADES** | Condimentos.<br>· Canela o cardamomo<br>· Miel<br>· Pensamientos<br>· Sal<br>· Vainilla en polvo | Condimentos:<br>· Ajo<br>· Cilantro o capuchinas<br>· Guindilla<br>· Eneldo<br>· Perejil<br>· Sal | Condimentos:<br>· Ajo<br>· Ajo de oso<br>· Caldo de verduras<br>· Guindilla<br>· Comino<br>· Eneldo<br>· Limón<br>· Miel<br>· Pimentón<br>· Pimienta<br>· Sal |
| **Tentempié opcional entre comidas:** taza de caldo | | | |

Plan de alimentación diaria para mujeres

## Día 7, mujer: total 1.734 kcal

| | CAJA DE COMIDA 1: 557 KCAL<br>Plato de desayuno<br>con requesón | CAJA DE COMIDA 2: 594 KCAL<br>Ensalada César<br>con picatostes | CAJA DE COMIDA 3: 598 KCAL<br>Salmón al horno con<br>aliño de limón |
|---|---|---|---|
| **ELEMENTOS MÁS IMPORTANTES DE LA DIETA** | **PUÑADO 1 (+2):**<br>· Rábanos<br>· Ruibarbo | **PUÑADO 1 (+2):**<br>· Lechuga | **PUÑADO 1 (+2):**<br>· Calabacín<br>· Zanahoria<br>· Pimiento rojo |
| | **PUÑADO 3:**<br>· 40 g de jamón<br>· 80 g de requesón (máx. 4,5 % de materia grasa) | **PUÑADO 3:**<br>· 140 g de pechuga de pollo asado<br>· 1 anchoa | **PUÑADO 3:**<br>· 130 g de salmón |
| | **PUÑADO 4:**<br>· 50 g de sandía<br>· 2 trozos de pan crujiente | **PUÑADO 4:**<br>· 1 rebanada de pan tostado | **PUÑADO 4:**<br>· 100 g de patatas |
| | **Grasas:**<br>· 10 g de semillas de girasol<br>· ½ aguacate | **Grasas:**<br>· 1 yema de huevo<br>· 1 cucharada de aceite de oliva<br>· 20 g de parmesano | **Grasas:**<br>· 20 g de mayonesa<br>· 1 cucharada de aceite de oliva |
| **OPCIONAL** | **Lácteos:**<br>· 100 ml de yogur natural | **Lácteos:**<br>· 50 ml de yogur natural | **Lácteos:**<br>· 50 ml de yogur natural |
| | **Aliño lácteo:**<br>- | **Aliño lácteo:**<br>- | **Aliño lácteo:**<br>- |
| **SIN RESTRICCIONES EN PEQUEÑAS CANTIDADES** | **Condimentos:**<br>· Acederilla<br>· Miel<br>· Zumo de limón | **Condimentos:**<br>· Ajo<br>· Brotes de guisantes o pensamientos<br>· Pimienta<br>· Sal<br>· Vinagre de vino blanco | **Condimentos:**<br>· Ajo<br>· Brotes de guisantes<br>· Sal<br>· Zumo de limón |
| **Tentempié opcional entre comidas:** taza de caldo | | | |

## Día 8, mujer: total 1.694 kcal

| | CAJA DE COMIDA 1: 528 KCAL<br>Tostada con jamón de york | CAJA DE COMIDA 2: 564 KCAL<br>Burrito de lechuga | CAJA DE COMIDA 3: 602 KCAL<br>Hamburguesa casera |
|---|---|---|---|
| **ELEMENTOS MÁS IMPORTANTES DE LA DIETA** | **PUÑADO 1 (+2):**<br>· Tomate<br>· Cebolla | **PUÑADO 1 (+2):**<br>· Lechuga<br>· Zanahoria<br>· Pimiento amarillo<br>· Pepinillo<br>· Guisantes | **PUÑADO 1 (+2):**<br>· Pepino<br>· Tomate<br>· Cebolla roja<br>· Repollo morado |
| | **PUÑADO 3:**<br>· 80 g de edamames<br>· 60 g de jamón | **PUÑADO 3:**<br>· 3 lonchas de rosbif<br>· 60 g de gambas<br>· 50 g de pollo en daditos<br>· 50 g de requesón | **PUÑADO 3:**<br>· 120 g de carne picada de ternera<br>· 1 loncha de beicon |
| | **PUÑADO 4:**<br>· 1 rebanada de pan | **PUÑADO 4:**<br>· 100 g de sandía | **PUÑADO 4:**<br>· Pan para hamburguesas de 50/60 g |
| | **Grasas:**<br>· 1 cucharadita de mantequilla<br>· 2 lonchas de queso (mín. 18 % de materia grasa)<br>· 1 cucharadita de aceite de oliva | **Grasas:**<br>· 30 g de mayonesa | **Grasas:**<br>· 10 g de mayonesa<br>· 1 loncha de queso (mín. 18 % de materia grasa) |
| **OPCIONAL** | **Lácteos:**<br>- | **Lácteos:**<br>- | **Lácteos:**<br>- |
| | **Aliño lácteo:**<br>- | **Aliño lácteo:**<br>- | **Aliño lácteo:**<br>· 2 cucharadas de crème fraîche (máx. 9 % de materia grasa) |
| **SIN RESTRICCIONES EN PEQUEÑAS CANTIDADES** | **Condimentos:**<br>· Berro<br>· Mostaza<br>· Pimienta<br>· Sal<br>· Zumo de limón | **Condimentos:**<br>· Chutney de mango o curry en polvo<br>· Hierbas, si se desea<br>· Pimienta<br>· Rábano picante<br>· Sal<br>· Salsa de guindilla | **Condimentos:**<br>· Azúcar<br>· Capuchina<br>· Kétchup<br>· Pimentón<br>· Pimienta<br>· Sal<br>· Vinagre de vino blanco |

**Tentempié opcional entre comidas:** taza de caldo

Plan de alimentación diaria para mujeres

## Día 9, mujer: total 1.643 kcal

| | CAJA DE COMIDA 1: 573 KCAL<br>Beicon con huevo | CAJA DE COMIDA 2: 525 KCAL<br>Burrito de espinaca, huevo y pollo | CAJA DE COMIDA 3: 545 KCAL<br>Sofrito de pechuga de pato |
|---|---|---|---|
| **ELEMENTOS MÁS IMPORTANTES DE LA DIETA** | **PUÑADO 1 (+ 2):**<br>• Setas<br>• Tomate | **PUÑADO 1 (+ 2):**<br>• Espinaca<br>• Tomates cherry | **PUÑADO 1 (+ 2):**<br>• Setas de ostra<br>• Brócoli<br>• Cebolleta<br>• Brotes de soja |
| | **PUÑADO 3:**<br>• 1 loncha de beicon<br>• 1 huevo<br>• ½ lata de alubias al estilo inglés *(baked beans)* | **PUÑADO 3:**<br>• 80 g de pollo en daditos<br>• 1 huevo<br>• 1 clara de huevo | **PUÑADO 3:**<br>• 140 g de pechuga de pato |
| | **PUÑADO 4:**<br>• ½ rebanada de pan<br>• 50 g de frambuesas | **PUÑADO 4:**<br>• Tortilla de harina de 40/50 g | **PUÑADO 4:**<br>• 30 g de fideos celofán crudos |
| | **Grasas:**<br>• 1 cucharadita de mantequilla<br>• 5 g de avellanas | **Grasas:**<br>• 30 g de queso de untar (mín. 18 % de materia grasa)<br>• 10 g de piñones<br>• 1 cucharada de nata para montar (38 % de materia grasa) | **Grasas:**<br>• ½ cucharada de aceite de oliva<br>• 10 g de anacardos |
| **OPCIONAL** | **Lácteos:**<br>• 100 ml de yogur natural | **Lácteos:**<br>– | **Lácteos:**<br>– |
| | **Aliño lácteo:**<br>– | **Aliño lácteo:**<br>– | **Aliño lácteo:**<br>– |
| **SIN RESTRICCIONES EN PEQUEÑAS CANTIDADES** | **Condimentos:**<br>• Claveles del poeta<br>• Orégano<br>• Pensamientos<br>• Pimienta<br>• Sal | **Condimentos:**<br>• Pimienta<br>• Sal | **Condimentos:**<br>• Ajo<br>• Ajo de oso<br>• Caldo de pato en polvo<br>• Guindilla<br>• Flores de acederilla<br>• Jengibre<br>• Salsa teriyaki |

**Tentempié opcional entre comidas:** taza de caldo

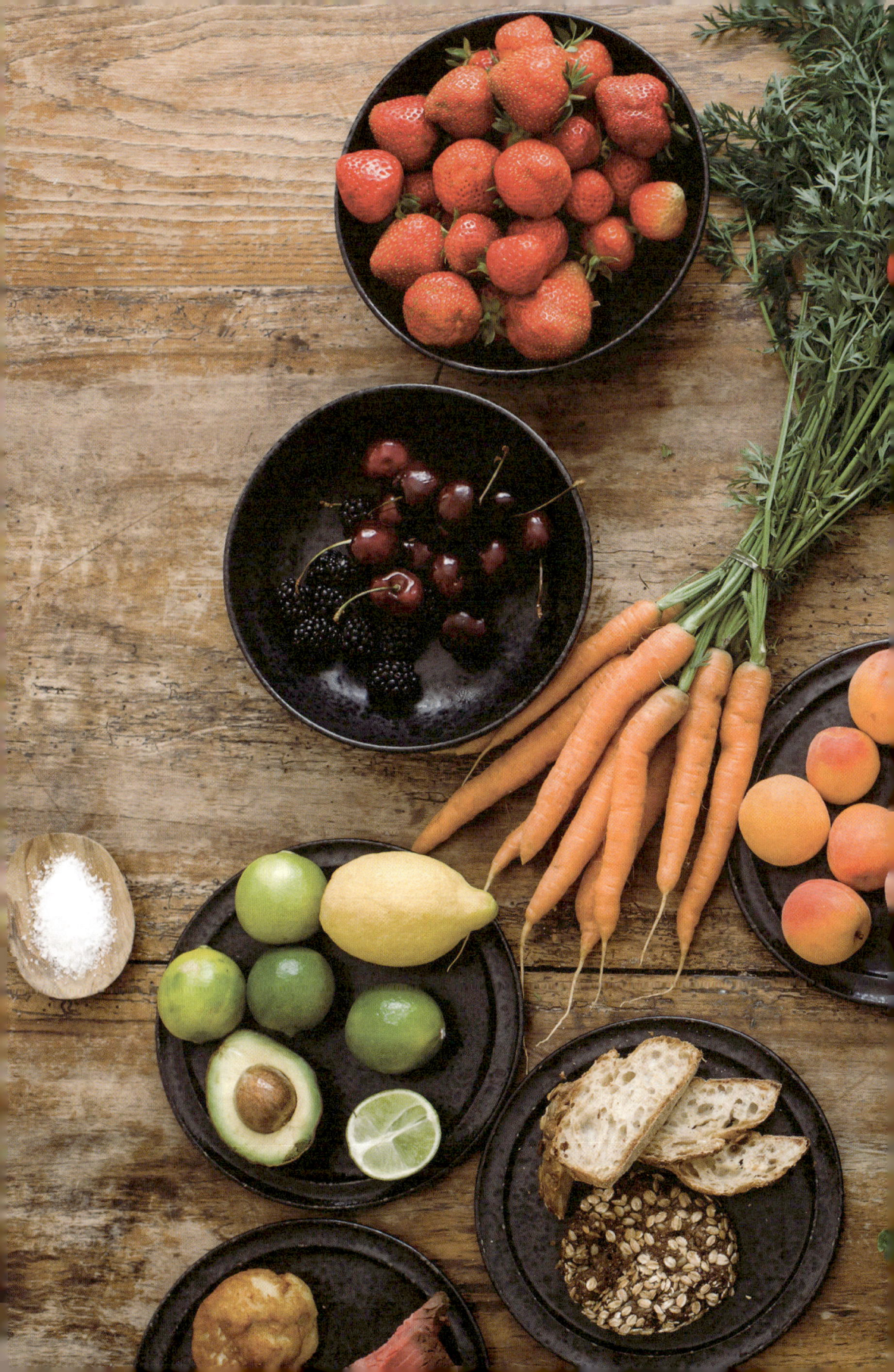

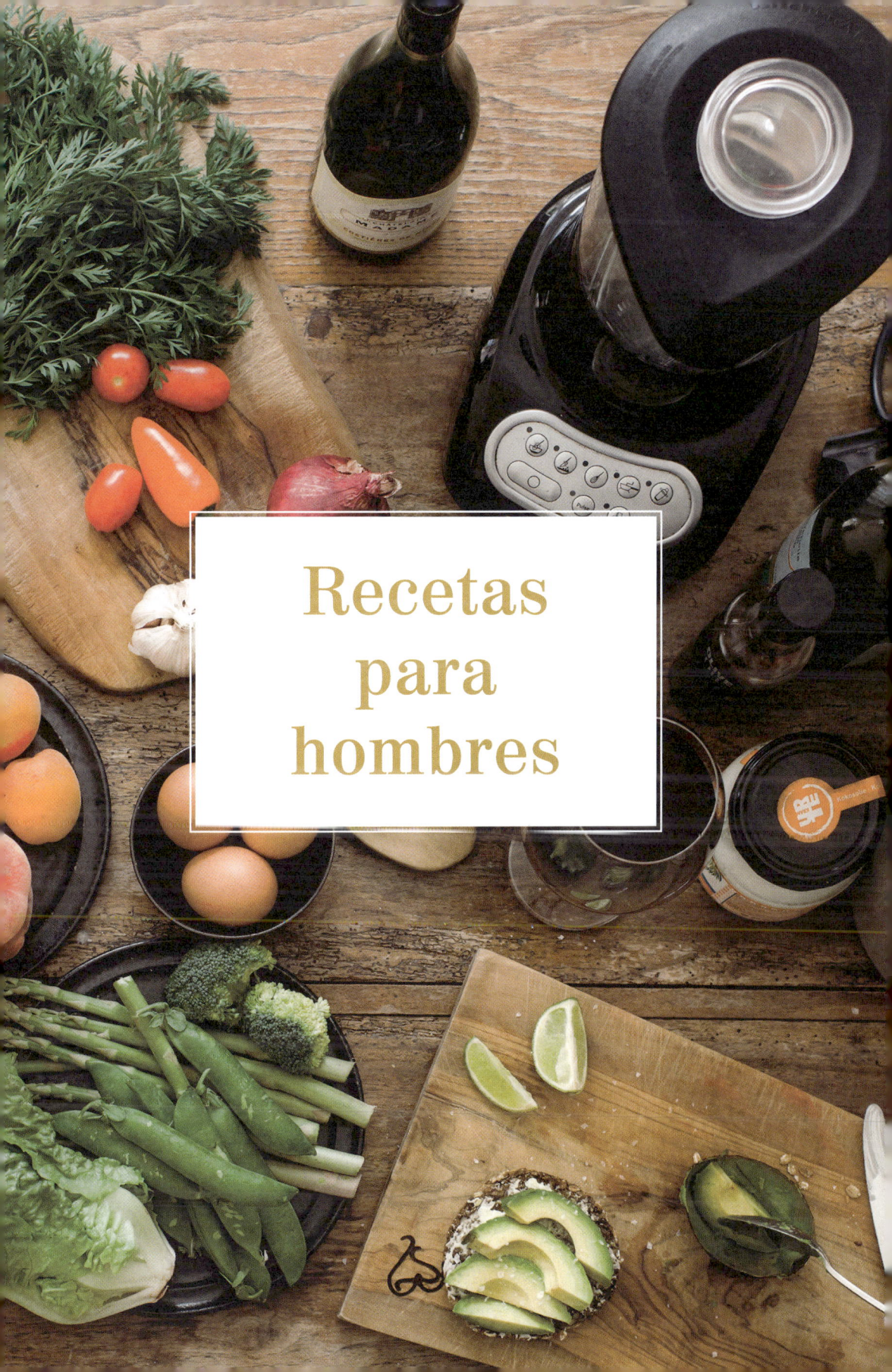

# Recetas

## Desayuno

**DÍA 1:** Plato de desayuno con huevo pasado por agua *Página 175*

**DÍA 2:** Tostada con ricota, jamón de york y tomate *Página 180*

**DÍA 3:** Batido verde *Página 187*

**DÍA 4:** Tostada con salmón y crema de aguacate *Página 192*

**DÍA 5:** Gachas de avena con pimiento relleno *Página 199*

**DÍA 6:** Tortitas *Página 204*

**DÍA 7:** Plato de desayuno con requesón *Página 211*

**DÍA 8:** Tostada con jamón de york *Página 216*

**DÍA 9:** Beicon con huevo *Página 223*

## Almuerzo

**DÍA 1:** Fiambrera de requesón y mango *Página 176*

**DÍA 2:** Ensalada de pasta con pollo *Página 183*

**DÍA 3:** Ensalada de fideos con gambas *Página 188*

**DÍA 4:** Bol del buda *Página 195*

**DÍA 5:** Burrito de rosbif *Página 200*

**DÍA 6:** Buñuelos de atún con centeno *Página 207*

**DÍA 7:** Ensalada César con picatostes *Página 212*

**DÍA 8:** Burrito de lechuga *Página 219*

**DÍA 9:** Burrito de espinaca, huevo y pollo *Página 224*

## Cena

**DÍA 1:** Espaguetis y albóndigas con calabacín *Página 179*

**DÍA 2:** Falafel en pan de pita con pesto *Página 184*

**DÍA 3:** Filete adobado con crema de champiñones *Página 191*

**DÍA 4:** Sopa de pollo al curry y arroz *Página 196*

**DÍA 5:** Tartaleta de queso *Página 203*

**DÍA 6:** Boniato al horno con garbanzos *Página 208*

**DÍA 7:** Salmón al horno con aliño de limón *Página 215*

**DÍA 8:** Hamburguesa casera *Página 220*

**DÍA 9:** Sofrito de pechuga de pato *Página 227*

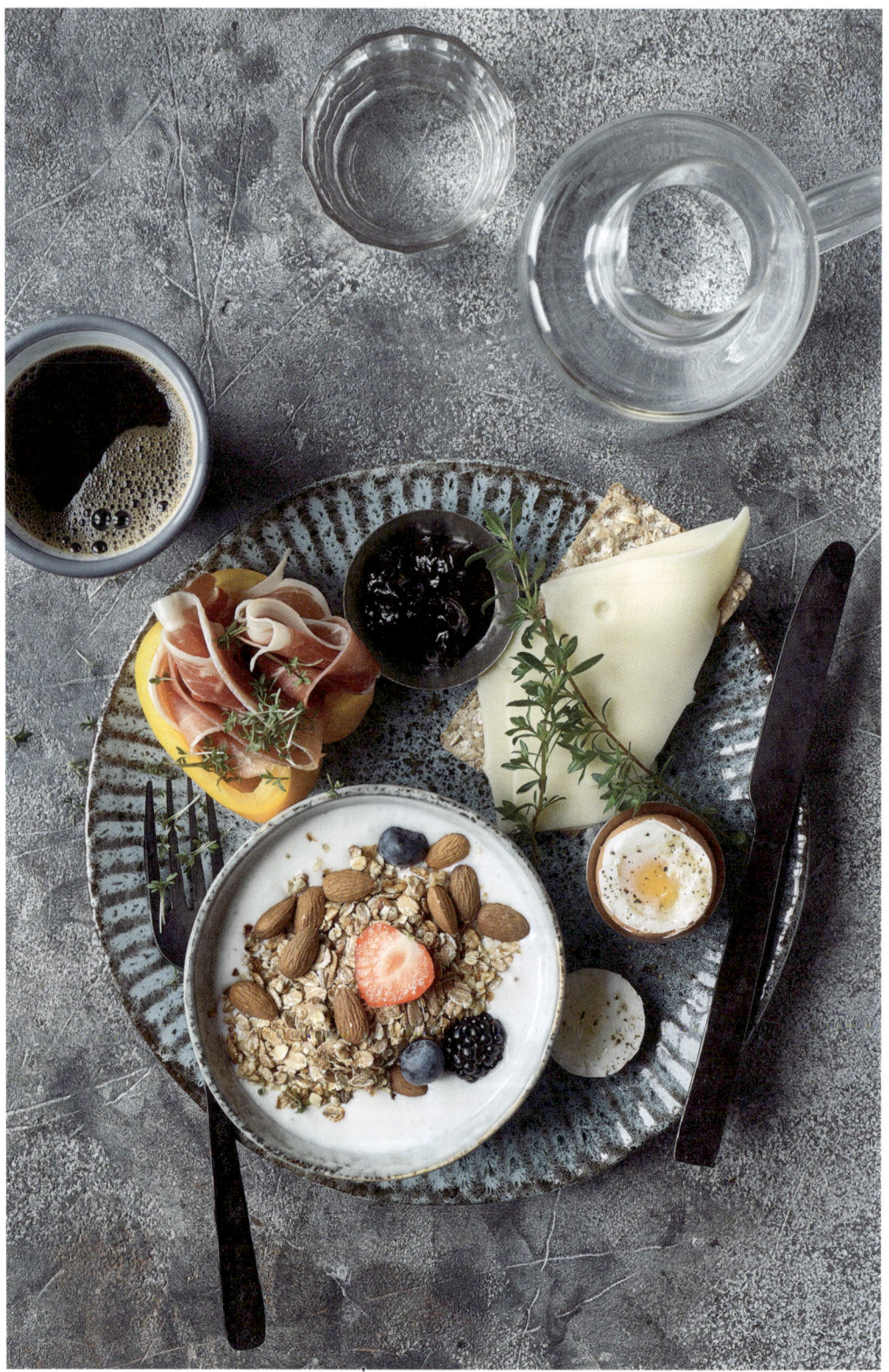

# Plato de desayuno con huevo pasado por agua

**TIEMPO DE PREPARACIÓN:** *unos 30 minutos*

### MUESLI BÁSICO:

*60 g de copos de centeno*
*60 g de copos de espelta*
*60 g de avena*
*2 cucharadas de miel*
*1 pizca de sal*

### MÁS:

*1 huevo*
*½ pimiento amarillo*
*3 lonchas de jamón*
*2 loncha de queso, mín. 18 % de materia grasa*
*1 trozo de pan crujiente*
*Tomillo, para adornar*
*1 cucharada de jalea o mermelada*
*200 ml de yogur natural*
*30 g de muesli básico*
*30 g de bayas*
*20 g de almendras*

Para preparar el muesli básico, tuesta el centeno, la espelta y la avena en una sartén a fuego medio. Cuando los copos estén ligeramente dorados, añádeles la miel y la sal. Deja enfriar y conserva la mezcla en un contenedor hermético.

Hierve un huevo entre 5 y 6 minutos. Quítale las semillas al pimiento y pon el jamón dentro.

Coloca el queso sobre el pan crujiente, aderézalo con tomillo y cómelo con un poco de jalea o mermelada, si te apetece.

Vierte el yogur en un vaso o cuenco. Añade el muesli básico, las almendras y las bayas.

### QUÉ DEBERÍAS TENER EN EL PLATO

Medio pimiento con jamón. Un trozo de pan crujiente con queso. Jalea o mermelada. Un vaso o cuenco de yogur con muesli básico, almendras y bayas. Un huevo pasado por agua.

---

**DESGLOSE SEGÚN EL MÉTODO DE LOS PUÑADOS**

**PUÑADO 1 (+2):** *pimiento*

**PUÑADO 3:** *huevo, jamón*

**PUÑADO 4:** *muesli, pan crujiente, bayas*

**GRASAS:** *queso, almendras*

**LÁCTEOS:** *yogur*

**CONDIMENTOS:** *miel, sal, tomillo, jalea o mermelada*

---

**SUGERENCIA** *El muesli básico se conserva de 2 a 3 semanas en un contenedor hermético.*

**SUGERENCIA** *Puedes utilizar muesli comprado en lugar de muesli básico, pero asegúrate de que no contenga más de 13 g de azúcar por cada 100 g de producto.*

**SUGERENCIA** *Puedes utilizar* skyr *o cualquier otro derivado de la leche en lugar de yogur natural, pero asegúrate de que no contenga más de 5 g de azúcar por cada 100 g de producto.*

**SUGERENCIA** *Si no estás aún lleno, aún podrías añadir otro huevo a la caja de comida.*

---

*Energía 731 kcal · Proteínas 42 g · Carbohidratos 57 g · Fibra alimentaria 7,2 g · Grasas 36 g*

DÍA 1 • Recetas para hombres – Almuerzo

# Fiambrera de requesón y mango

**TIEMPO DE PREPARACIÓN:** *unos 10 minutos*

150 g de judías, sin puntas
1 tomate
½ cebolla roja
½ mango
20 almendras
50 g de guisantes
1 cucharada de pesto
200 g de requesón, máx. 4,5 % de materia grasa
Sal y pimienta
15 g de chocolate negro, mín. 70 % de cacao

---

**DESGLOSE SEGÚN EL MÉTODO DE LOS PUÑADOS**

**PUÑADO 1 (+2):** *judías, tomate, cebolla roja, guisantes*
**PUÑADO 3:** *requesón*
**PUÑADO 4:** *mango*
**GRASAS:** *pesto, almendras, chocolate negro*
**CONDIMENTOS:** *sal, pimienta*

---

Hierve las judías de 2 a 3 minutos. Escurre y reserva.

Corta por la mitad las judías cocidas. Corta el tomate en trozos pequeños y pica finamente la cebolla roja. Pela el mango y corta la pulpa en trozos. Pica las almendras en trozos grandes.

Mezcla todos los ingredientes preparados en un recipiente adecuado junto con los guisantes.

Mezcla el pesto con el requesón y salpimenta. Sírvelo aparte.

Coloca el chocolate negro a un lado.

### QUÉ DEBERÍAS TENER EN EL PLATO

El contenido de una fiambrera y un trozo de chocolate negro.

**SUGERENCIA** *Si eres vegano, puedes reemplazar el requesón por legumbres.*

**SUGERENCIA** *Tal vez prefieras utilizar verduras frescas, pero también sirven las congeladas.*

**SUGERENCIA** *Puedes preparar este plato el día anterior y conservarlo toda la noche en la nevera.*

**SUGERENCIA** *En lugar de almendras, puedes usar nueces, granos o semillas.*

---

*Energía 633 kcal · Proteínas 38 g · Carbohidratos 44 g · Fibra alimentaria 13,5 g · Grasas 32 g*

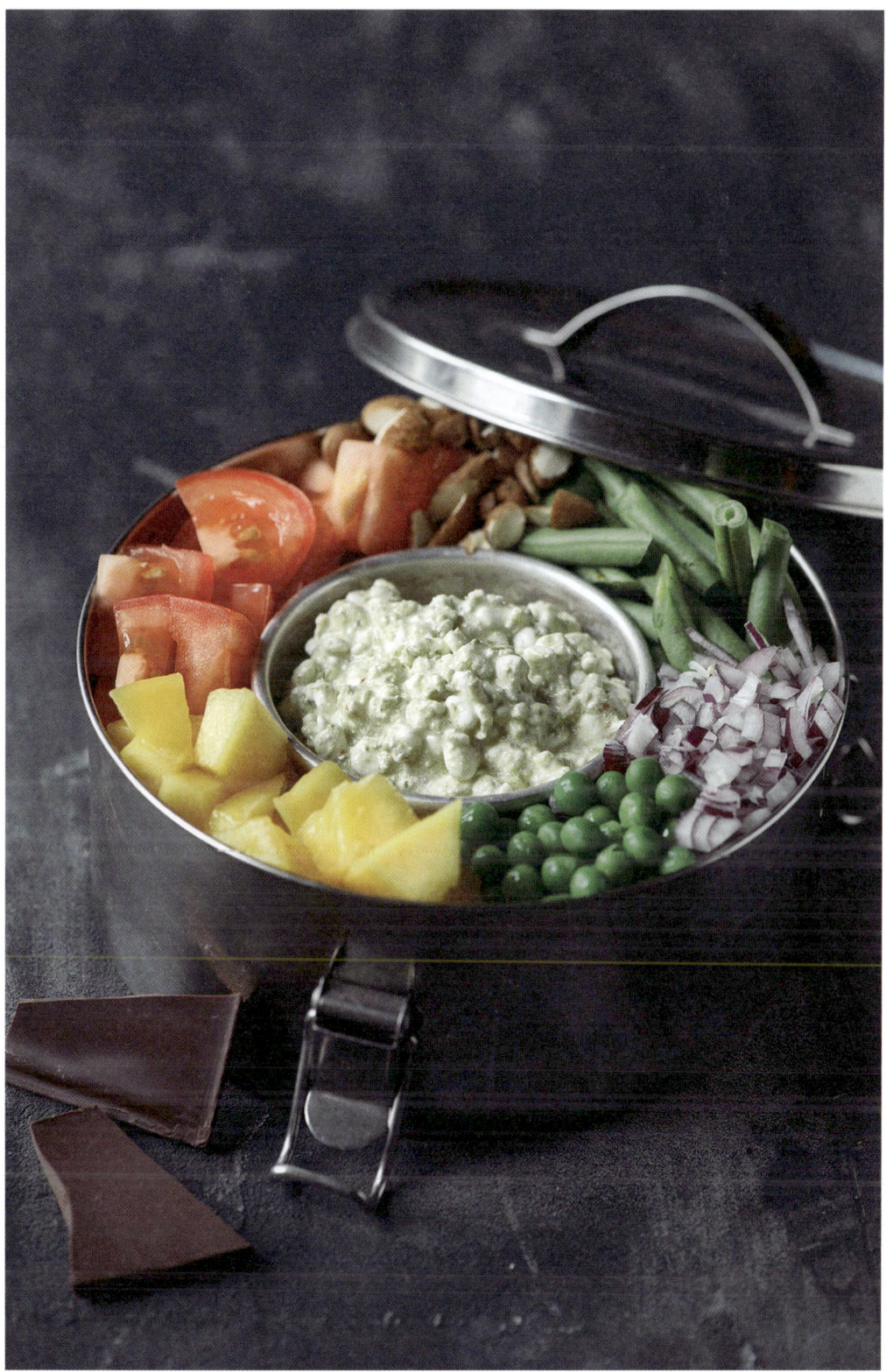

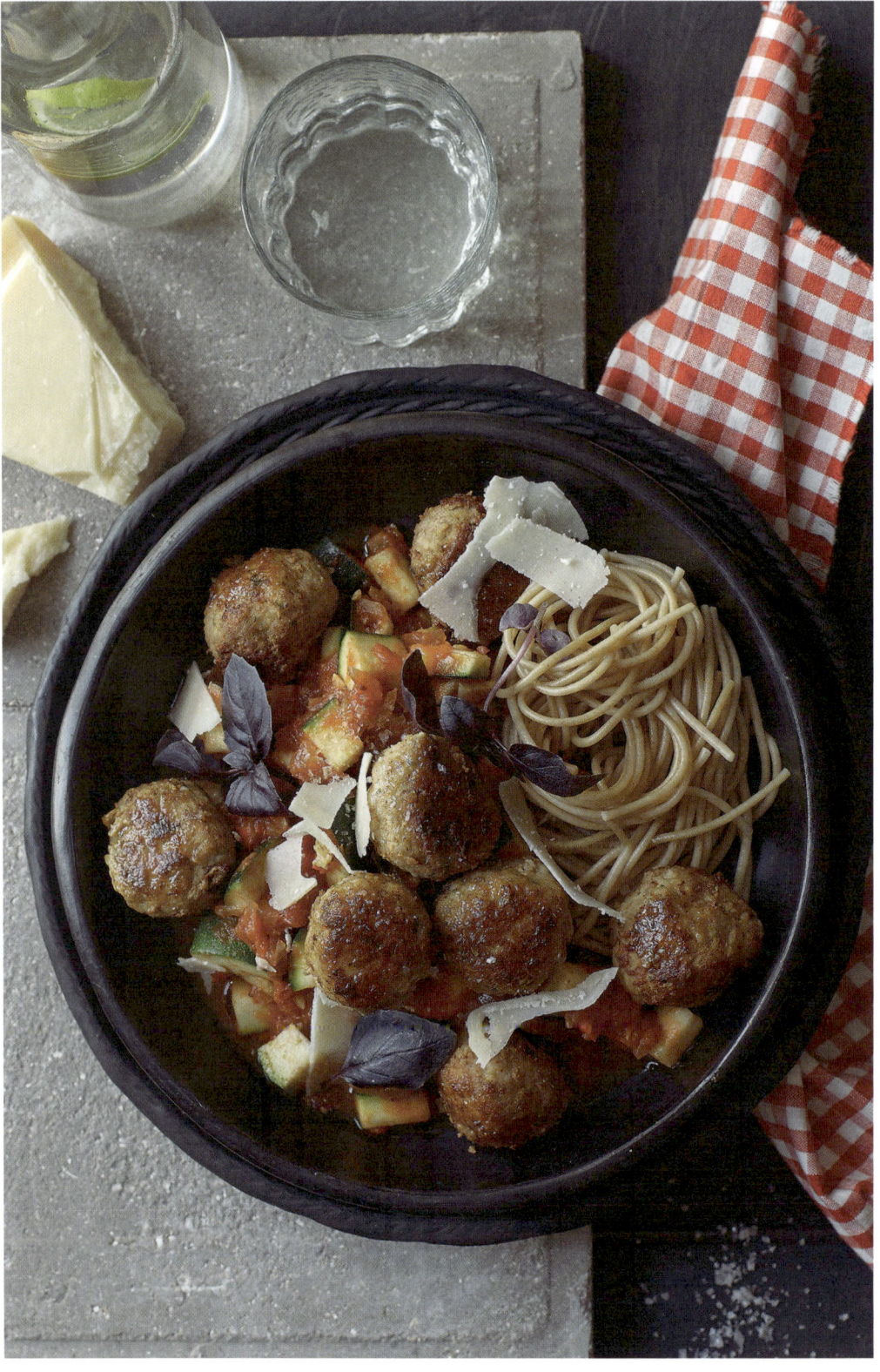

# Espaguetis con albóndigas y calabacín

**TIEMPO DE PREPARACIÓN:** *unos 40 minutos mbre*

### SALSA DE TOMATE:

*2 dientes de ajo*
*½ cebolla*
*¼ de guindilla, opcional*
*1 cucharadita de aceite de oliva*
*½ cucharadita de pimentón*
*½ lata de tomate frito*
*Sal y pimienta*

### ALBÓNDIGAS:

*200 g de carne picada mixta, máx. 7 % de materia grasa*
*1 cucharada de pan rallado*
*1 huevo pequeño*
*½ puñado de perejil picado*
*1 cucharadita de orégano seco*
*½ cucharadita de sal*
*1 cucharadita de aceite de oliva*

### ACOMPAÑAMIENTO:

*30 g de espaguetis crudos*
*½ calabacín*
*25 g de lascas de queso parmesano*
*Perejil o albahaca morada, para decorar*

Pica finamente el ajo, la cebolla y, si la incluyes, la guindilla. Sofríelos un par de minutos en una sartén con aceite de oliva caliente. Añade el pimentón y continúa friendo un minuto para luego añadir los tomates. Salpimenta. Deja a fuego lento mientras preparas lo demás.

Mezcla los ingredientes de las albóndigas con una cuchara y moldea con las manos bolitas del tamaño de una nuez. Fríe las albóndigas 10 minutos en aceite de oliva. Remueve la sartén de cuando en cuando para que se doren de forma similar.

Cocina los espaguetis, según las instrucciones del paquete.

Raya el calabacín o córtalo en cubos y añádelo a la salsa de tomate tres minutos antes de servir.

Emplátalo todo: primero los espaguetis, luego la salsa de tomate con calabacín y por último las albóndigas. Espolvorea parmesano y perejil o albahaca morada picados.

### QUÉ DEBERÍAS TENER EN EL PLATO

Espaguetis, salsa de tomate con calabacín y albóndigas.

---

**DESGLOSE SEGÚN EL MÉTODO DE LOS PUÑADOS**

**PUÑADO 1 (+ 2):** *cebolla, tomate, calabacín*
**PUÑADO 3:** *cerdo y ternera, huevo*
**PUÑADO 4:** *pan rallado, espaguetis*
**GRASAS:** *aceite de oliva, parmesano*
**CONDIMENTOS:** *ajo, guindilla, pimentón, sal, pimienta, perejil, orégano, albahaca morada*

---

**SUGERENCIA** *Puedes usar solo cerdo o solo ternera en lugar de carne picada mixta. O combinar la carne como quieras.*

**SUGERENCIA** *Puedes añadir más calabacín si quieres evitar la pasta.*

---

*Energía 769 kcal · Proteínas 68 g · Carbohidratos 46 g · Fibra alimentaria 11,3 g · Grasas 33 g*

DÍA 2 • Recetas para hombres – Desayuno

# Tostada con ricota, jamón de york y tomate

**TIEMPO DE PREPARACIÓN:** *unos 15 minutos*

### MEZCLA DE RICOTA:

*20 g de piñones*
*90 g de ricota*
*Sal y pimienta*

### ACOMPAÑAMIENTO:

*2 huevos*
*1 ½ rebanada de pan, preferiblemente integral*
*1 tomate*
*3 lonchas de jamón de york*
*Cebollino, para adornar*
*Café, té o agua*
*50 ml de leche, si se desea*

Tuesta los piñones en una sartén seca a fuego medio y pícalos bien pequeños. Déjalos enfriar antes de mezclarlos con la ricota. Salpimenta.

Hierve un huevo de 5 a 6 minutos.

Tuesta el pan y córtalo por la mitad. Corta el tomate en rodajas.

Unta el pan con la mezcla de ricota, luego añade el jamón de york y las rodajas de tomate. Salpimenta y adorna con cebollino picado.

Puedes beber una taza de té o café con esta comida, y añadir leche si quieres.

### QUÉ DEBERÍAS TENER EN EL PLATO

Tres medias rebanadas de pan con jamón de york y tomate, dos huevos pasados por agua y una taza de té o café.

---

**DESGLOSE SEGÚN EL MÉTODO DE LOS PUÑADOS**

**PUÑADO 1 (+ 2):** *tomate*

**PUÑADO 3:** *ricota, huevo, jamón de york*

**PUÑADO 4:** *pan*

**GRASAS:** *piñones*

**LÁCTEOS:** *leche, si se utiliza*

**CONDIMENTOS:** *sal, pimienta, cebollino*

---

**SUGERENCIA** *En esta comida queda sitio para entre 15 y 20 almendras adicionales, un trozo de chocolate negro o entre 10 y 15 aceitunas.*

**SUGERENCIA** *Puedes apañarte con un huevo.*

---

*Energía 686 kcal · Proteínas 38 g · Carbohidratos 41 g · Fibra alimentaria 7,9 g · Grasas 40 g*

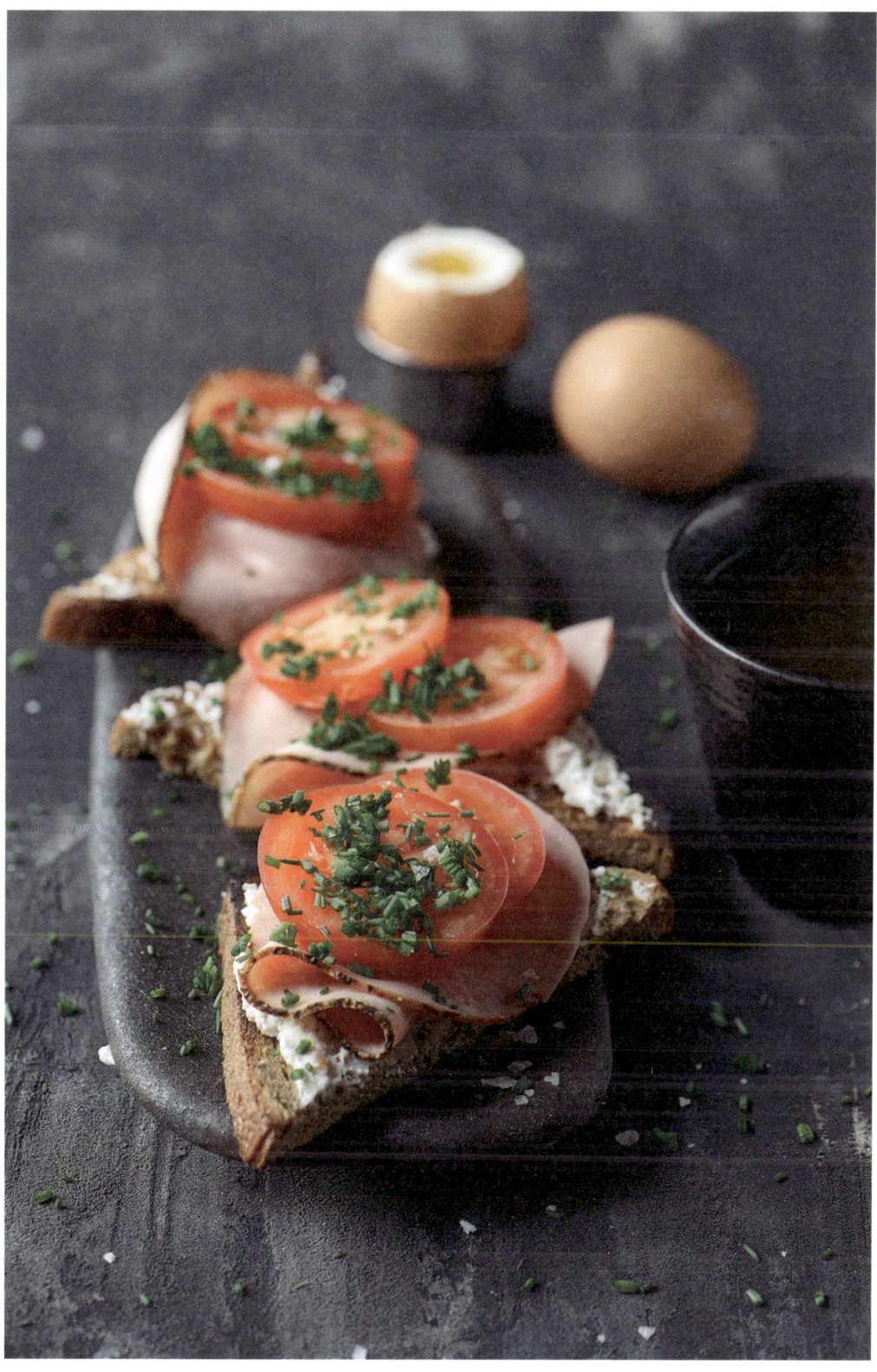

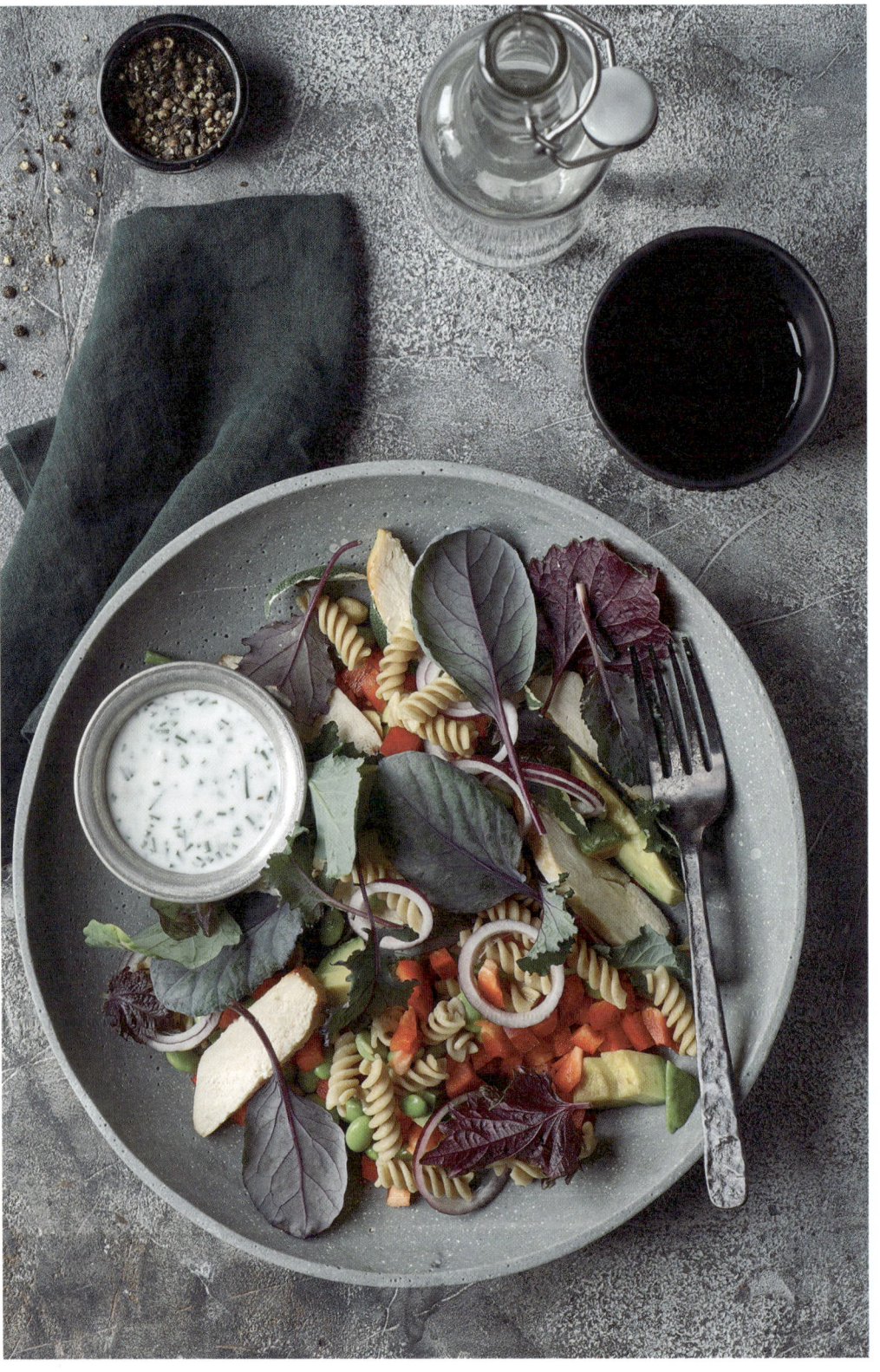

# Ensalada de pasta con pollo

**TIEMPO DE PREPARACIÓN:** *unos 10 minutos*
**NOTA:** *En la receta se utiliza pasta ya cocida.*

*100 g de edamames*
*2 cucharadas de zumo de limón*
*½ cebolla roja pequeña*
*½ pimiento rojo*
*½ aguacate*
*15 g de anacardos*
*25 g de ensalada mezcla*
*125 g de pollo cocido, en cubos o tiras*
*80 g de pasta hervida, preferiblemente integral*

## ALIÑO DE YOGUR:

*1 diente de ajo*
*1 cucharada de cebollino*
*50 ml de yogur natural*
*½ cucharadita de sal*
*1 pizca de pimienta*
*1 cucharada de zumo de limón*

Coloca los edamames congelados en una cazuela con agua hirviendo y déjalos reposar un minuto. Luego escúrrelos en un colador. Échales una cucharada de zumo de limón.

Pica la cebolla y el pimiento en daditos.

Corta el aguacate en dados y métolos en un cuenco con una cucharada de zumo de limón.

Pica los anacardos en trozos grandes.

Pica finamente el cebollino y el ajo y mézclalos con el resto de los ingredientes para preparar el aliño de yogur.

Pon todos los ingredientes, incluidos el pollo y la pasta, sobre una capa de hojas verdes. Sirve el aliño con la ensalada.

## QUÉ DEBERÍAS TENER EN EL PLATO

Una ensalada de pasta con aliño.

---

### DESGLOSE SEGÚN EL MÉTODO DE LOS PUÑADOS

**PUÑADO 1 (+ 2):** *cebolla roja, pimiento, lechuga*

**PUÑADO 3:** *edamames, pollo*

**PUÑADO 4:** *pasta*

**GRASAS:** *aguacate, anacardos*

**LÁCTEOS:** *yogur*

**CONDIMENTOS:** *zumo de limón, cebollino, ajo, sal, pimienta*

---

**SUGERENCIA** *Puedes elegir otras fuentes de proteína en lugar del pollo y los edamames. Puedes elegir a voluntad entre otras carne, pescado, mariscos, queso bajo en grasa o legumbres. Es fácil aprovechar las sobras del día anterior.*

**SUGERENCIA** *En lugar de pasta, puedes utilizar arroz, maíz, bulgur, cuscús, trigo u otros ingredientes con carbohidratos.*

---

*Energía 735 kcal · Proteínas 50 g · Carbohidratos 60 g · Fibra alimentaria 12 g · Grasas 30 g*

DÍA 2 • Recetas para hombres – Cena

# Falafel en pan de pita con pesto

**TIEMPO DE PREPARACIÓN INCLUIDO EL HORNEADO:** *unos 45 minutos*
**NOTA:** *Es una buena idea dejar reposar la pasta de garbanzos en la nevera dos horas antes de preparar las bolas. Aun así, puedes hacerlas directamente.*

### FALAFELS:

*140 g de garbanzos en conserva, escurridos*
*1 cucharada de zumo de limón*
*½ cebolla*
*1 diente de ajo*
*2 cucharadas de perejil*
*½ cucharadita de cilantro molido*
*½ cucharadita de sal*
*½ cucharadita de cayena*
*½ cucharadita de comino molido*
*1 huevo pequeño*
*1 o 2 cucharadas de harina*
*1 cucharada de aceite de oliva*
*1 cucharada de pan rallado*

### ENSALADA:

*40 g de tomates cherry*
*40 g de guisantes*
*30 g de canónigos u otras hojas de ensalada*

### ALIÑO:

*2 cucharadas grandes de yogur natural u otro lácteo bajo en grasa*
*1 cucharadita de pesto rojo o verde*

### ACOMPAÑAMIENTO:

*1 pan de pita, preferiblemente integral*
*Gajos de limón*

Echa los garbanzos en zumo de limón. Pica la cebolla, el ajo y el perejil en trozos grandes, y mézclalos en un robot de cocina con los garbanzos. Añade el cilantro, la sal, la cayena, el comino y el huevo, y mézclalos hasta que adquieran una consistencia granulosa.

Añade una cucharada de harina cada vez a fin de que la masa sea lo bastante firme para hacer bolas del tamaño de una nuez.

Coloca las bolas en una placa recubierta con papel de hornear. Úntalas con aceite de oliva. Espolvoréalas con pan rallado y dales la vuelta con cuidado. Presiónalas ligeramente antes de untarlas con aceite de oliva y espolvorea más pan rallado. Hornea en el centro del horno a 200 °C, durante 15 minutos. Voltéalas y hornéalas otros 15 minutos.

Sirve la ensalada, el falafel y el aliño con el pan. Decora con 1 o 2 gajos de limón.

### QUÉ DEBERÍAS TENER EN EL PLATO

Dos puñados de ensalada, un puñado de falafel y un pan de pita con dos o tres cucharadas de aliño.

---

**DESGLOSE SEGÚN EL MÉTODO DE LOS PUÑADOS**

**PUÑADO 1 (+2):** *cebolla, tomate, guisantes, ensalada*
**PUÑADO 3:** *garbanzos, huevo*
**PUÑADO 4:** *harina, pan rallado, pan de pita*
**GRASAS:** *aceite de oliva, pesto*
**ALIÑO LÁCTEO:** *yogur*
**CONDIMENTOS:** *zumo de limón, ajo, perejil, cilantro, sal, cayena, comino*

---

**SUGERENCIA** *Si tienes prisa, no pasa nada por usar de vez en cunado falafels ya preparados.*

---

*Energía 754 kcal · Proteínas 31 g · Carbohidratos 86 g · Fibra alimentaria 19,4 g · Grasas 27 g*

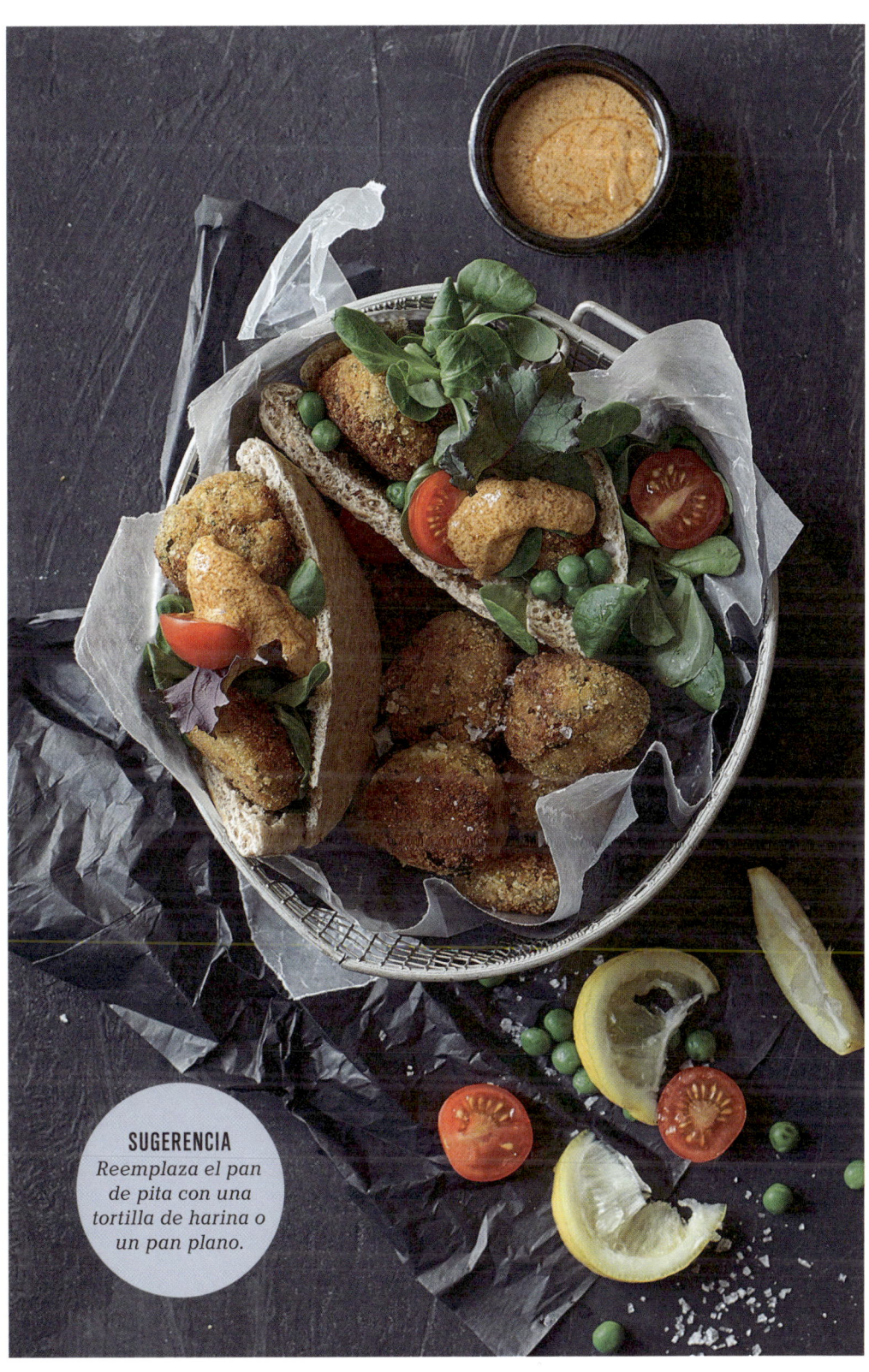

**SUGERENCIA**
*Reemplaza el pan de pita con una tortilla de harina o un pan plano.*

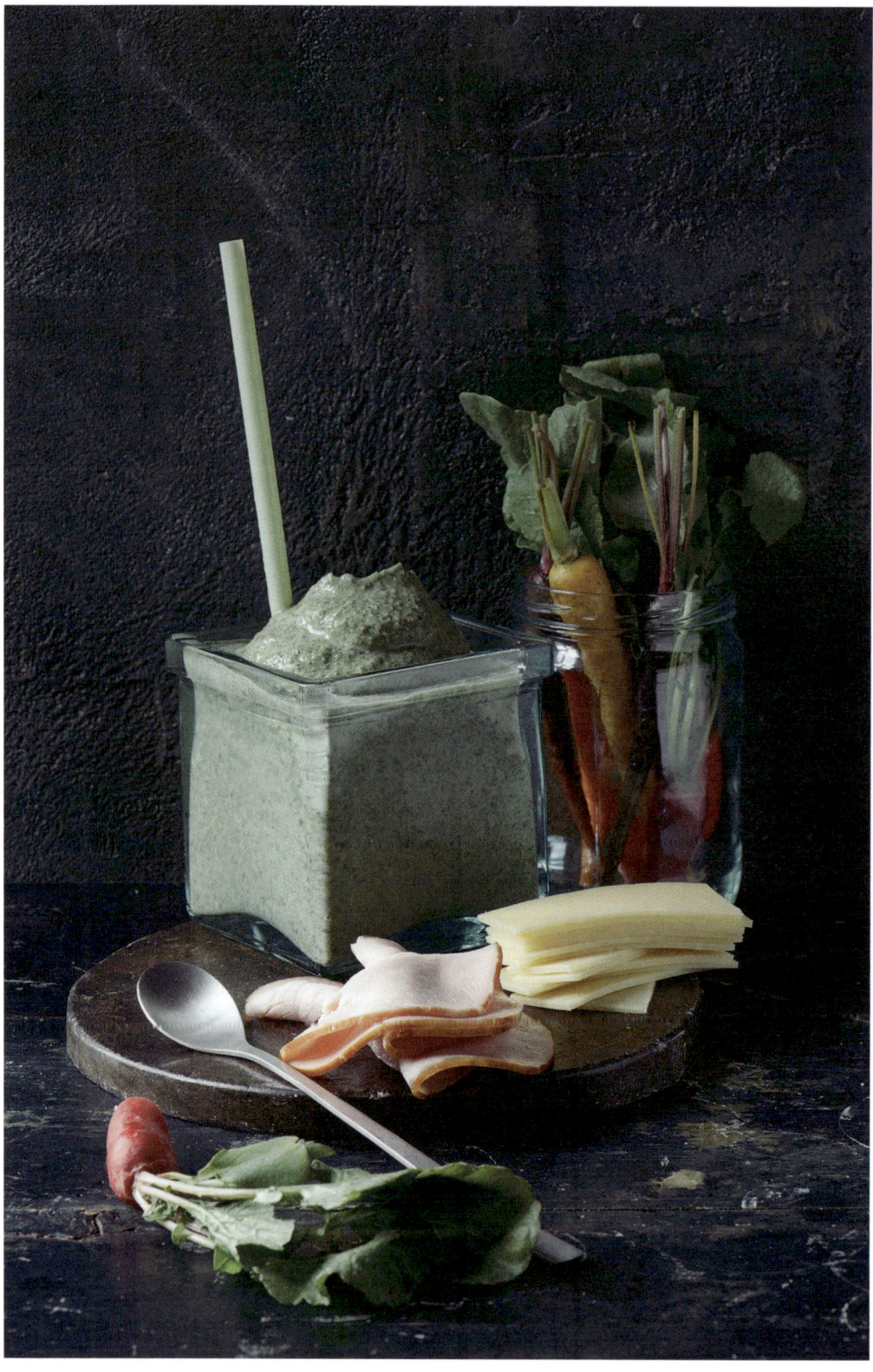

# Batido verde

**TIEMPO DE PREPARACIÓN:** *unos 10 minutos*

*100 g de espinacas congeladas picadas*
*150 g de fresas congeladas*
*200 ml de leche desnatada*
*75 ml de nata para montar (38 %)*
*½ cucharadita de vainilla en polvo*
*1 cucharadita de edulcorante líquido*
*60 g de queso, máx. 17 % de materia grasa*
*4 lonchas de lomo de cerdo ahumado*
*2 o 3 zanahorias pequeñas*
*3 o 4 rábanos*

Coloca las espinacas, las fresas, la leche desnatada, la nata, la vainilla en polvo y el edulcorante en una batidora de vaso potente. Mezcla todo hasta que adquiera una consistencia espesa. Tal vez tengas que detener la batidora, empujar los ingredientes hasta el fondo y volver a empezar varias veces.

Corta el queso en bastoncitos o lonchas delgadas. Sirve el queso, el cerdo ahumado y las zanahorias junto al batido.

### QUÉ DEBERÍAS TENER EN EL PLATO
Un batido, medio puñado de bastoncitos de queso, rábanos y algunas zanahorias con fiambre.

### DESGLOSE SEGÚN EL MÉTODO DE LOS PUÑADOS

**PUÑADO 1 (+2):** *espinaca, zanahorias, rábanos*

**PUÑADO 3:** *queso, cerdo ahumado*

**PUÑADO 4:** *fresas*

**GRASAS:** *nata*

**LÁCTEOS:** *leche desnatada*

**CONDIMENTOS:** *vainilla en polvo, edulcorante*

**SUGERENCIA** *Añade un poco de leche si quieres un batido más líquido.*

**SUGERENCIA** *Reemplaza el queso por un huevo o dos.*

**SUGERENCIA** *Si quieres preparar un batido vegano, utiliza leche de coco, bebida de soja o productos similares en lugar de leche y nata de vaca.*

---

*Energía 629 kcal · Proteínas 38 g · Carbohidratos 28 g · Fibra alimentaria 5,9 g · Grasas 40 g*

DÍA 3 • Recetas para hombres – Almuerzo

# Ensalada de fideos con gambas

**TIEMPO DE PREPARACIÓN:** *unos 15 minutos*

**ALIÑO:**

*1 cucharada de salsa de soja*
*15 g de mantequilla de cacahuete*
*2 cucharaditas de miel*
*1 pizca de guindilla*
*1 cucharada de zumo de limón*

**ENSALADA:**

*50 g de fideos celofán*
*50 g de brócoli*
*1 zanahoria pequeña*
*50 g de brotes de soja*
*175 g de gambas*
*1 cucharada de cilantro picado*
*30 g de anacardos tostados*

**ADEMÁS:**

*Cilantro, para decorar*

Mezcla la salsa de soja, la mantequilla de cacahuete, la miel, la guindilla y el zumo de limón con una batidora para preparar el aliño.

Echa agua hirviendo sobre los fideos celofán y déjalos reposar unos 10 minutos. Escúrrelos, enjuágalos con agua caliente y déjalos secar.

Divide el brócoli en ramos pequeños y corta la zanahoria en bastoncitos.

Mezcla el brócoli, la zanahoria y los brotes de soja. Echa las verduras en el aliño.

Añade las gambas y el cilantro picados.

Coloca las verduras sobre los fideos celofán y espolvorea los anacardos troceados. Decora con hojas de cilantro

**QUÉ DEBERÍAS TENER EN EL PLATO**

Dos o tres puñados de fideos con gambas, un puñado de fideos celofán.

---

**DESGLOSE SEGÚN EL MÉTODO DE LOS PUÑADOS**

**PUÑADO 1 (+ 2):** *brócoli, zanahoria, brotes de soja*

**PUÑADO 3:** *gambas*

**PUÑADO 4:** *fideos celofán*

**GRASAS:** *mantequilla de cacahuete, anacardos*

**CONDIMENTOS:** *salsa de soja, miel, guindilla, zumo de limón, cilantro*

---

Energía 682 kcal · Proteínas 43 g · Carbohidratos 75 g · Fibra alimentaria 5,9 g · Grasas 23 g

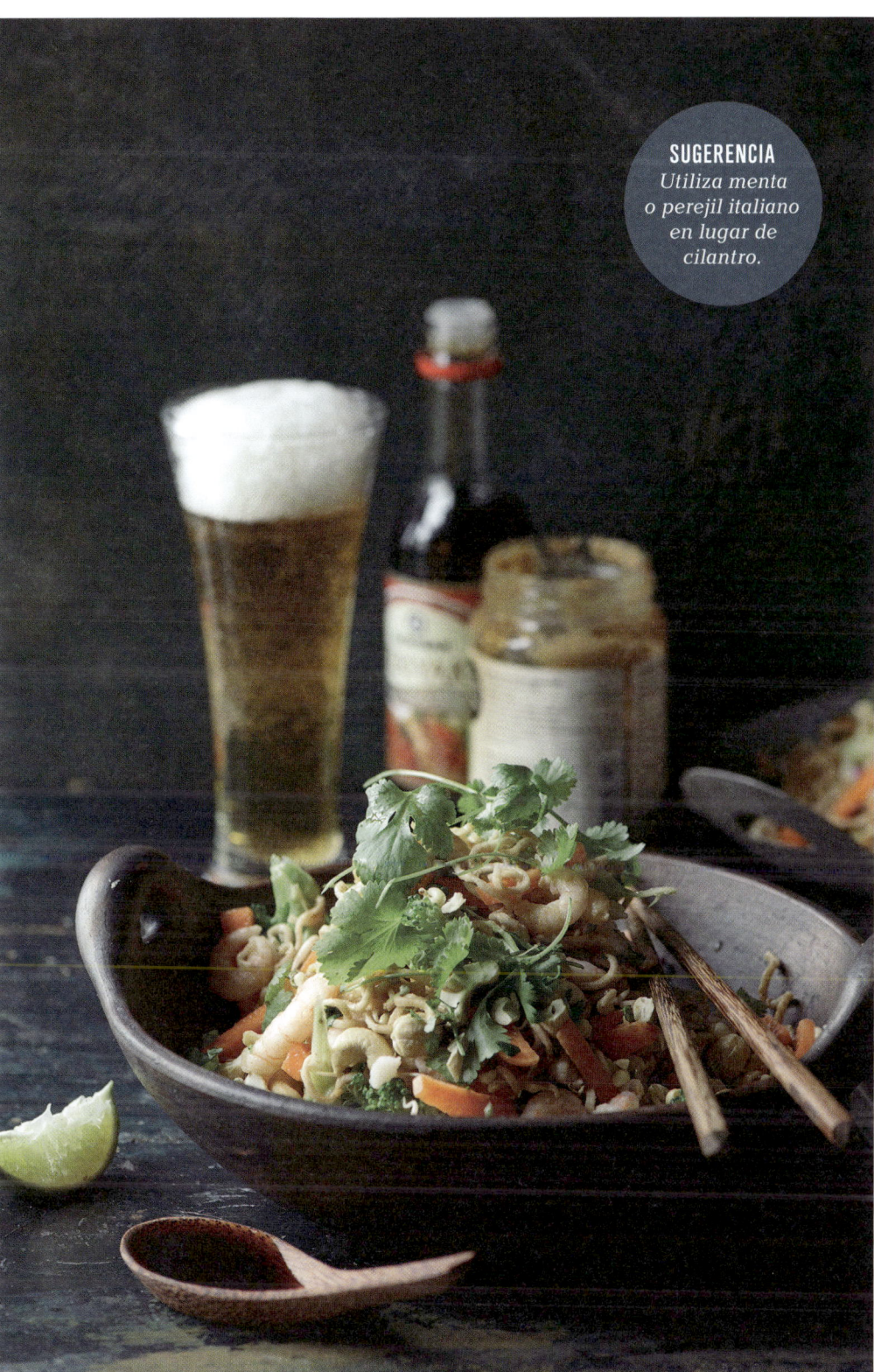

**SUGERENCIA**
*Utiliza menta o perejil italiano en lugar de cilantro.*

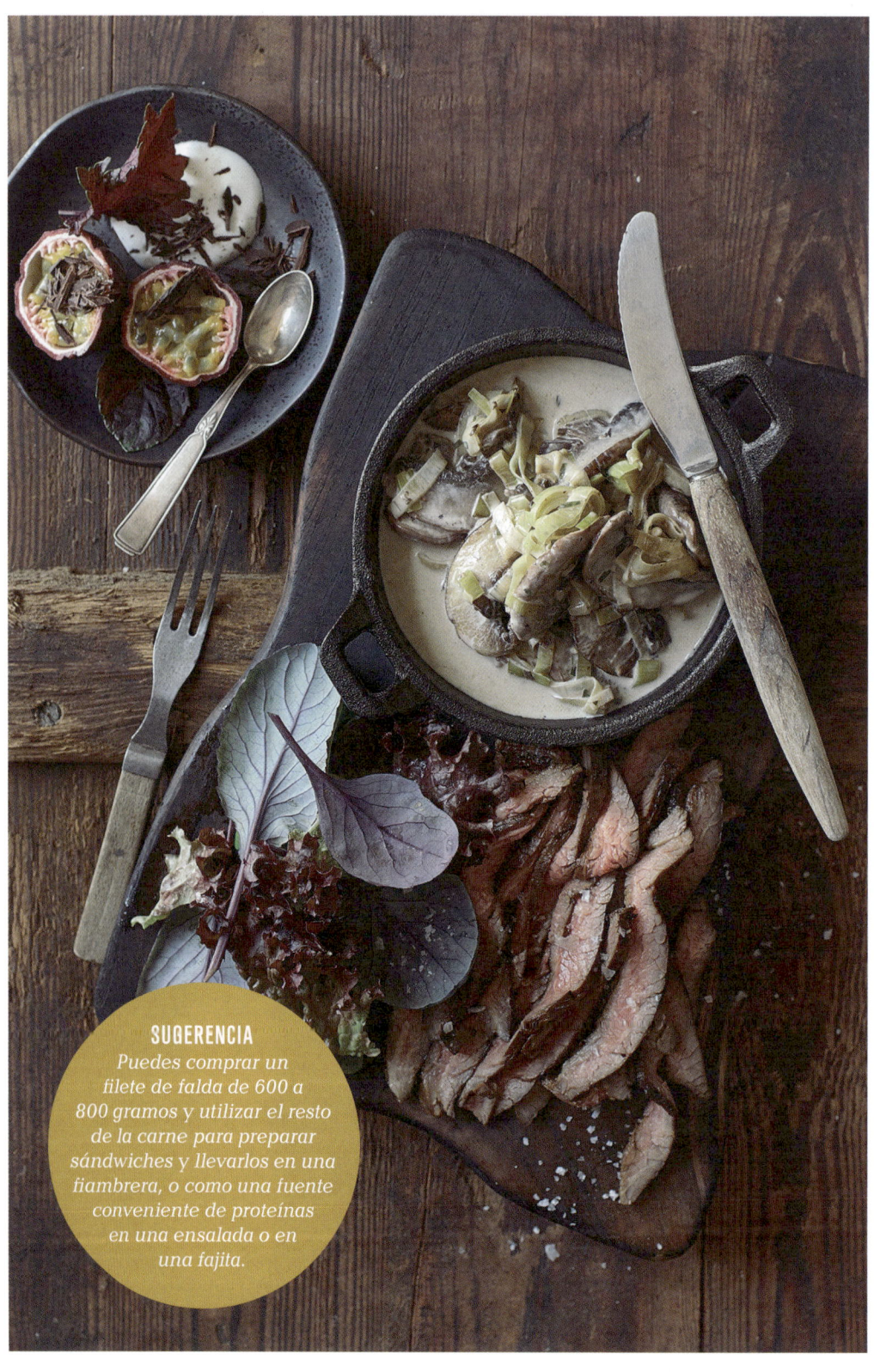

### SUGERENCIA

Puedes comprar un filete de falda de 600 a 800 gramos y utilizar el resto de la carne para preparar sándwiches y llevarlos en una fiambrera, o como una fuente conveniente de proteínas en una ensalada o en una fajita.

# Filete adobado con crema de champiñones

**TIEMPO DE PREPARACIÓN:** *unos 25 minutos*
**NOTA:** *El filete debe dejarse adobado en la nevera un par de horas o toda la noche si es posible.*

### ADOBO Y CARNE:
*1 cucharada de azúcar mascabado o moreno húmedo*
*2 cucharadas de salsa de soja*
*½ cucharada de guindilla o pimentón*
*1 pizca de pimienta*
*1 cucharada de aceite de oliva*
*1 filete de falda, aprox. 200 g para esta receta*

### PLATO DE CHAMPIÑONES:
*2 champiñones portobello*
*½ puerro*
*1 cucharadita de aceite de oliva*
*80 ml de nata para montar (38 %)*
*½ cubo de caldo vegetal disuelto en 100 ml de agua hirviendo*
*½ cucharada de estragón seco*
*Sal y pimienta*

### ACOMPAÑAMIENTO:
*40 g de hojas de ensalada mezcla*
*Estragón fresco, para decorar*

### POSTRE:
*1 maracuyá*
*1 cucharada de crème fraîche, máx. 9 % de materia grasa*
*1 gota de esencia de vainilla*
*Un par de gotas de edulcorante líquido (opcional)*
*5 g de chocolate negro, mín. 70 % de cacao*

Mezcla los ingredientes para el adobo. Coloca el filete en una bolsa para sándwiches y cúbrelo por completo con el adobo. Cierra bien la bolsa y déjala en la nevera al menos dos horas.

Corta los champiñones y el puerro en rodajas. Fríe los champiñones en el aceite de oliva 10 minutos y luego añade el puerro. Incorpora la nata y el caldo y deja la mezcla hervir a fuego lento de 10 a 15 minutos. Sazona con estragón, sal y pimienta.

Fríe el filete de 6 a 8 minutos por cada lado. Reserva hasta que el revuelto de champiñones esté listo. Coloca tiras de filete junto al revuelto de champiñones y la ensalada.

Corta el maracuyá a la mitad. Añade a la *crème fraîche* la esencia de vainilla y el edulcorante, si quieres. Pon una cucharada de aliño de vainilla en cada mitad de maracuyá y espolvorea un poco de chocolate.

### QUÉ DEBERÍAS TENER EN EL PLATO

Un puñado de ensalada, un puñado grande de revuelto de champiñones y un puñado de filete. Un maracuyá con crema de vainilla.

---

**DESGLOSE SEGÚN EL MÉTODO DE LOS PUÑADOS**

**PUÑADO 1 (+ 2):** *champiñones, puerro, ensalada*
**PUÑADO 3:** *filete de falda*
**PUÑADO 4:** *maracuyá*
**GRASAS:** *aceite de oliva, nata, chocolate negro*
**LÁCTEOS:** *crème fraîche*
**CONDIMENTOS:** *azúcar mascabado, salsa de soja, guindilla, pimienta, caldo de verduras, estragón, sal, esencia de vainilla, edulcorante (opcional)*

---

*Energía 678 kcal · Proteínas 54 g · Carbohidratos 26 g · Fibra alimentaria 6,7 g · Grasas 39 g*

DÍA 4 • Recetas para hombres – Desayuno

# Tostada con salmón y crema de aguacate

**TIEMPO DE PREPARACIÓN:** *unos 15 minutos*

**CREMA DE AGUACATE:**

½ aguacate
1 cucharada grande de crème fraîche, mín. 18 % de materia grasa
1 cucharadita de zumo de limón
Sal y pimienta, al gusto

**ALIÑO:**

¼ de guindilla
1 cucharada de menta
1 tomate
1 cucharada de zumo de limón
1 cucharadita de vinagre de vino blanco
Sal, al gusto

**ADEMÁS:**

1 ½ rebanada de pan, preferiblemente integral
60 g de pepino
120 g de salmón ahumado
Pimienta
Berros, para decorar

Machaca el aguacate con la *crème fraîche*, el zumo de limón, la sal y la pimienta.

Quita las pepitas de la guindilla. Pica finamente la guindilla y la menta. Corta el tomate en daditos. Mete todo en el zumo de limón y el vinagre de vino blanco. Sazona con sal.

Tuesta el pan y córtalo en tiras. Corta el pepino en tiras largas.

Unta la tostada con la crema de aguacate y coloca el pepino y el salmón encima. Vierte el aliño y decora con berros y pimienta.

**QUÉ DEBERÍAS TENER EN EL PLATO**

Tiras de pan con crema de aguacate, pepino y salmón con aliño.

---

**DESGLOSE SEGÚN EL MÉTODO DE LOS PUÑADOS**

**PUÑADO 1 (+2):** *tomate, pepino*

**PUÑADO 3:** *salmón ahumado*

**PUÑADO 4:** *pan*

**GRASAS:** *aguacate*, crème fraîche

**CONDIMENTOS:** *zumo de limón, sal, pimienta, menta, guindilla, vinagre de vino blanco, berro*

---

**SUGERENCIA** *Si tienes prisa, corta solo el aguacate. Colócalo con el salmón y el pepino sobre el pan, con* crème fraîche *en lugar de aliño.*

---

*Energía 620 kcal · Proteínas 32 g · Carbohidratos 45 g · Fibra alimentaria 8,6 g · Grasas 31 g*

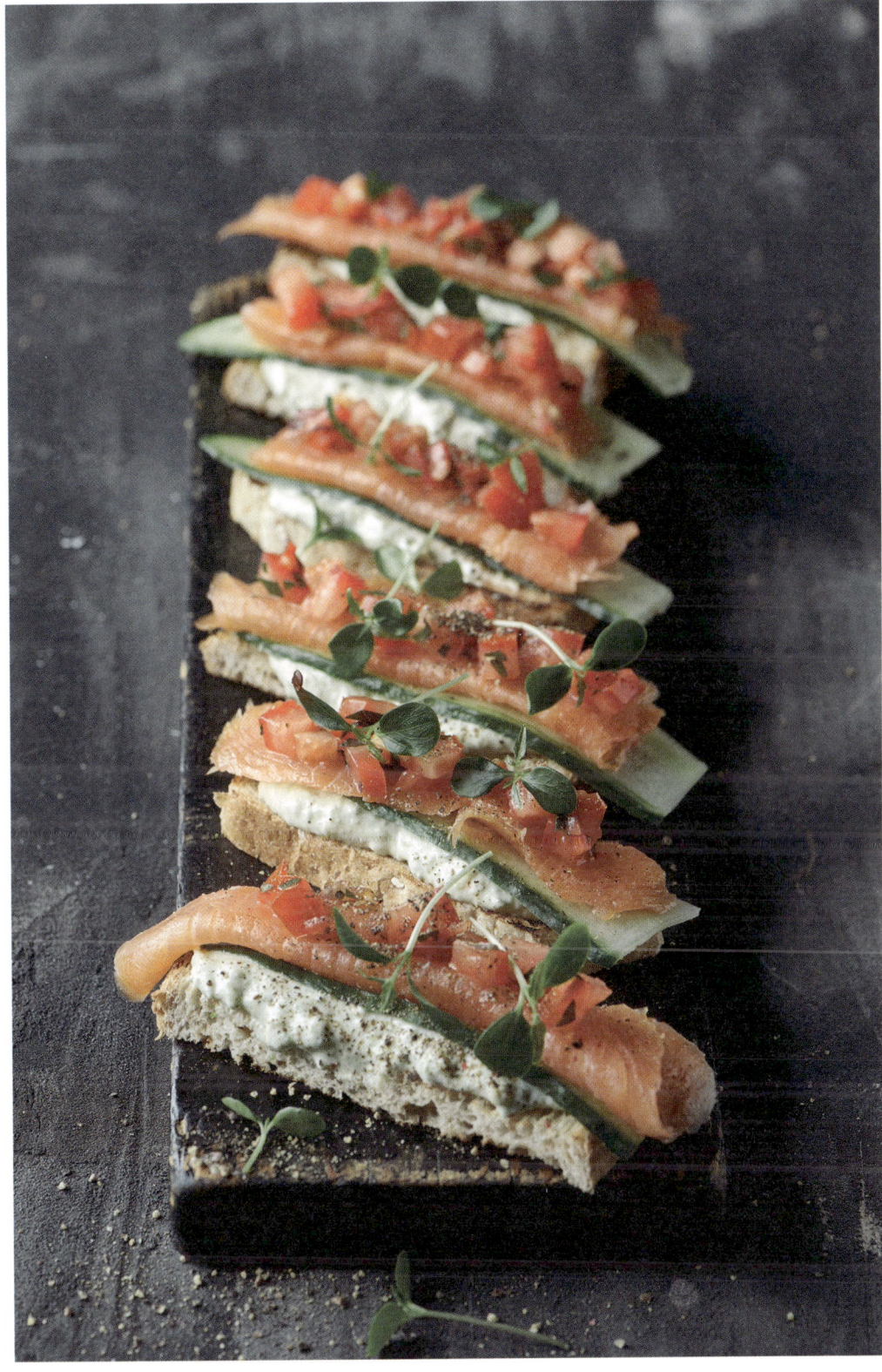

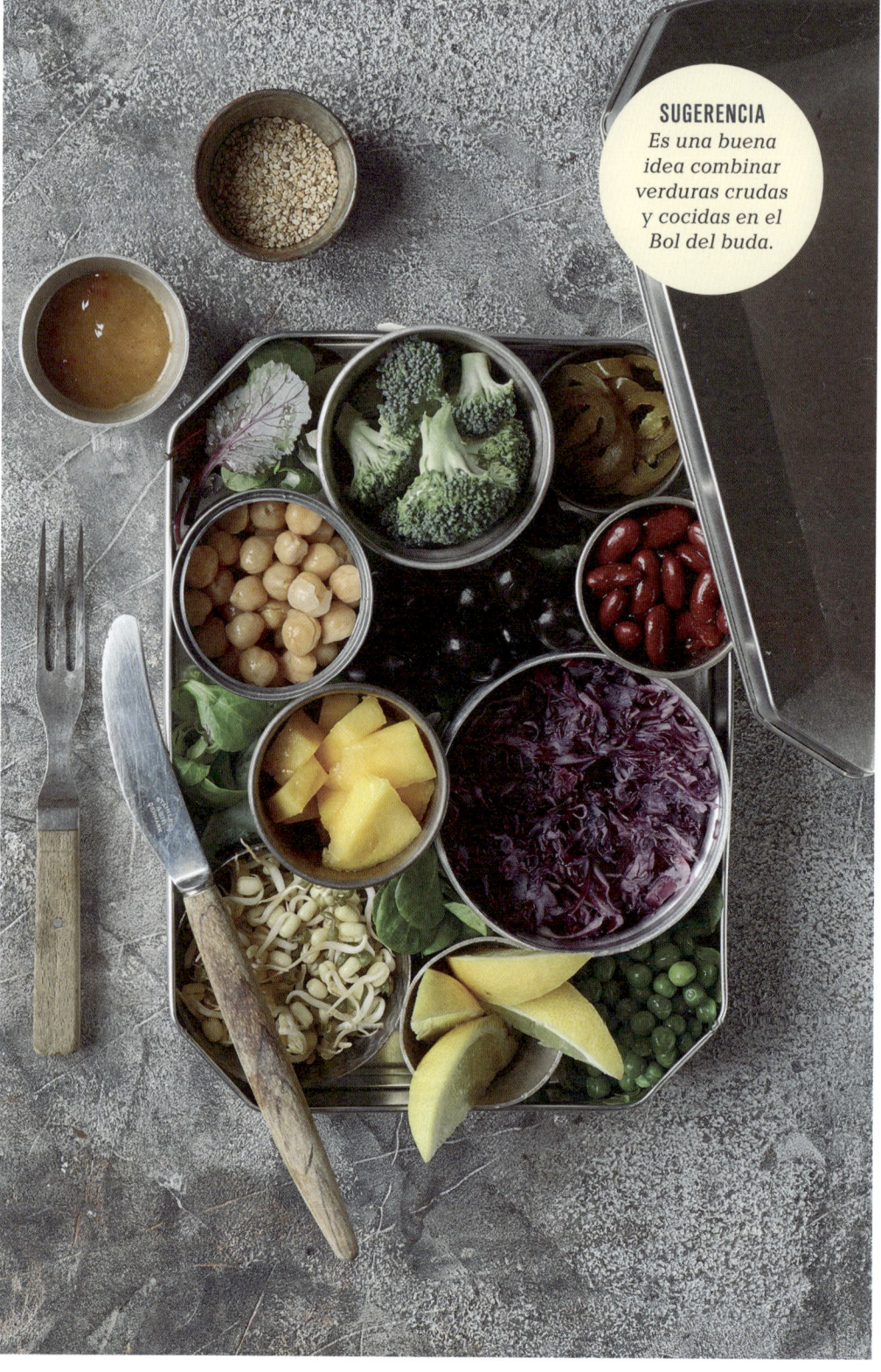

**SUGERENCIA**
*Es una buena idea combinar verduras crudas y cocidas en el Bol del buda.*

# Bol del buda

**TIEMPO DE PREPARACIÓN:** *unos 15 minutos*

## ALIÑO:

*1 cucharada de tahini*
*1 cucharada de aceite de oliva*
*½ diente de ajo, picado*
*1 cucharada de zumo de limón*
*1 pizca de guindilla*
*1 pizca de comino molido*

## BOL DEL BUDA:

*50 g de brócoli*
*½ mango*
*50 g de repollo morado*
*90 g de alubias rojas en conserva*
*90 g de garbanzos en conserva*
*50 g de guisantes*
*50 g de aceitunas negras*
*30 g de brotes de soja*
*10 g de jalapeños*
*½ limón*
*1 cucharada de semillas de sésamo*

Mezcla el tahini, el aceite de oliva, el ajo, el zumo de limón, la guindilla y el comino con una batidora para preparar el aliño.

Corta el brócoli y el mango en trozos del tamaño de un bocado. Pica finamente el repollo morado.

Coloca todos los ingredientes uno al lado del otro en cuencos.

Sirve el aliño aparte.

### QUÉ DEBERÍAS TENER EN EL PLATO

De 3 a 4 puñados del Bol del buda con 3 cucharadas de aliño.

---

**DESGLOSE SEGÚN EL MÉTODO DE LOS PUÑADOS**

**PUÑADO 1 (+2):** *brócoli, repollo morado, guisantes, brotes de soja*

**PUÑADO 3:** *alubias rojas, garbanzos*

**PUÑADO 4:** *mango*

**GRASAS:** *tahini, aceite de oliva, aceitunas, semillas de sésamo*

**CONDIMENTOS:** *ajo, zumo de limón, guindilla, comino, jalapeños*

---

*Energía 759 kcal · Proteínas 27 g · Carbohidratos 63 g · Fibra alimentaria 23,8 g · Grasas 38 g*

DÍA 4 • Recetas para hombres – Cena

# Sopa de pollo al curry y arroz

**TIEMPO DE PREPARACIÓN:** *unos 30 minutos*

½ cebolla pequeña
1 puerro pequeño
½ diente de ajo
2 cucharaditas de curry en polvo
½ cucharadita de comino molido
1 cucharada de aceite de oliva
150 g de pollo
300 ml de caldo de pollo
½ cucharadita de tomillo seco
1 tomate pequeño
½ pimiento rojo
½ cucharadita de sal
1 pizca de pimienta
2 cucharaditas de harina de maíz disuelta en 50 ml de agua fría
40 g de arroz
30 ml de nata para montar (38 %)
Perejil italiano, para decorar

Corta la cebolla en dados y el puerro y el ajo en rodajas.

Calienta el curry en polvo y el comino en una cacerola de fondo grueso hasta que suelten aroma.

Añade el aceite de oliva, la cebolla, el puerro y el ajo, y fríelos hasta que se ablande la cebolla.

Corta el pollo en dados e incorpóralo en la cacerola, dóralo por todos los lados y añade el caldo y el tomillo. Cubre la sopa y déjala hervir a fuego lento unos 20 minutos.

Corta el tomate y el pimiento en cubos e incorpóralos a la sopa. Salpimenta; espesa la sopa con la mezcla de harina.

En una cacerola aparte, pon a hervir el arroz según las instrucciones del paquete.

Calienta bien la sopa y añade la nata.

Pon el arroz en la superficie. Decora con hojas de perejil.

## QUÉ DEBERÍAS TENER EN EL PLATO
Una porción de sopa con arroz decorada con perejil.

---

**DESGLOSE SEGÚN EL MÉTODO DE LOS PUÑADOS**

**PUÑADO 1 (+2):** *cebolla, puerro, tomate, pimiento rojo*
**PUÑADO 3:** *pollo*
**PUÑADO 4:** *harina de maíz, arroz*
**GRASAS:** *aceite de oliva, nata*
**CONDIMENTOS:** *curry en polvo, comino, ajo, caldo, tomillo, sal, pimienta, perejil*

---

*Energía 720 kcal. · Proteínas 41 g · Carbohidratos 54 g · Fibra alimentaria 7,5 g · Grasas 36 g*

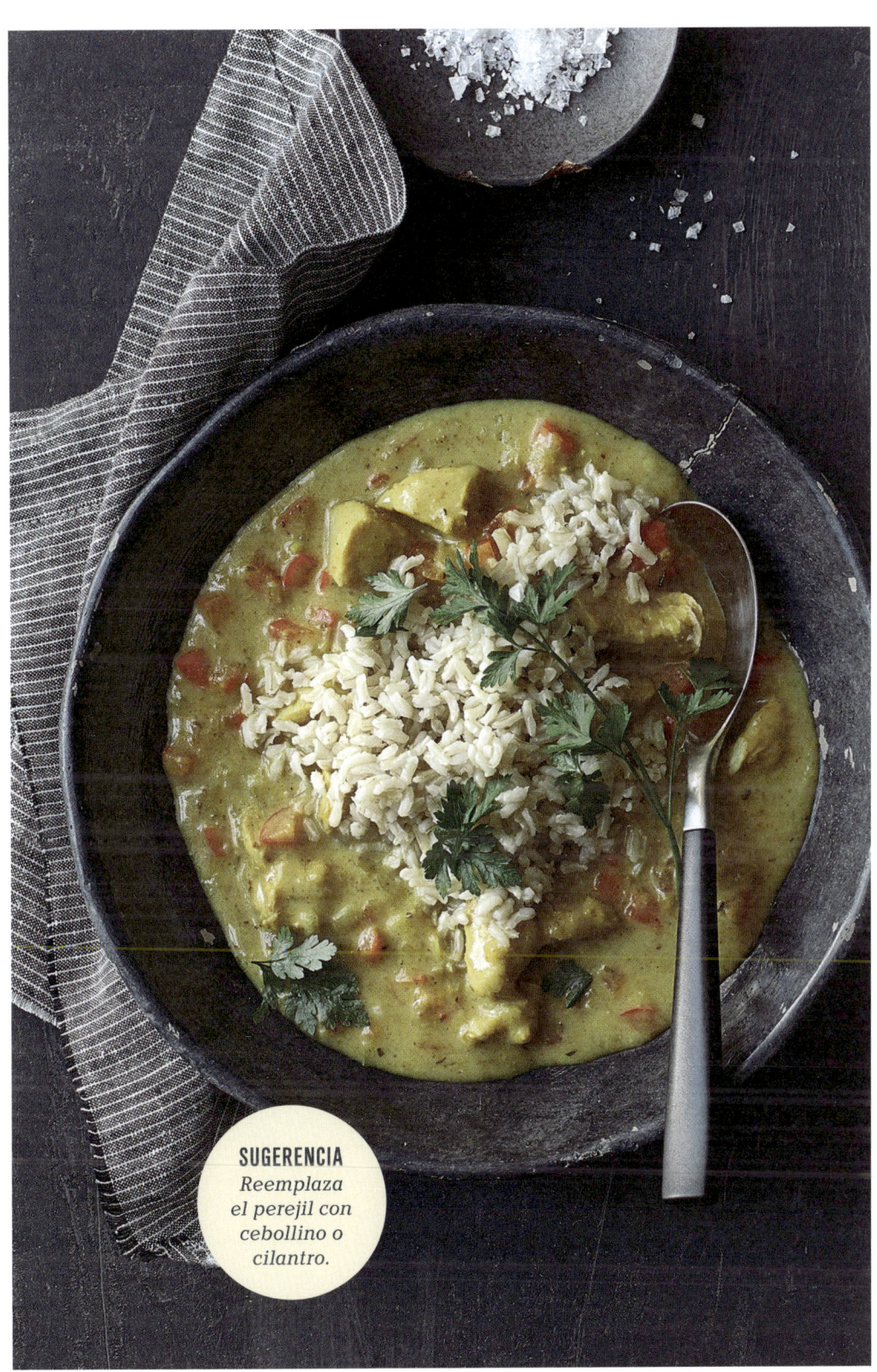

**SUGERENCIA**
*Reemplaza el perejil con cebollino o cilantro.*

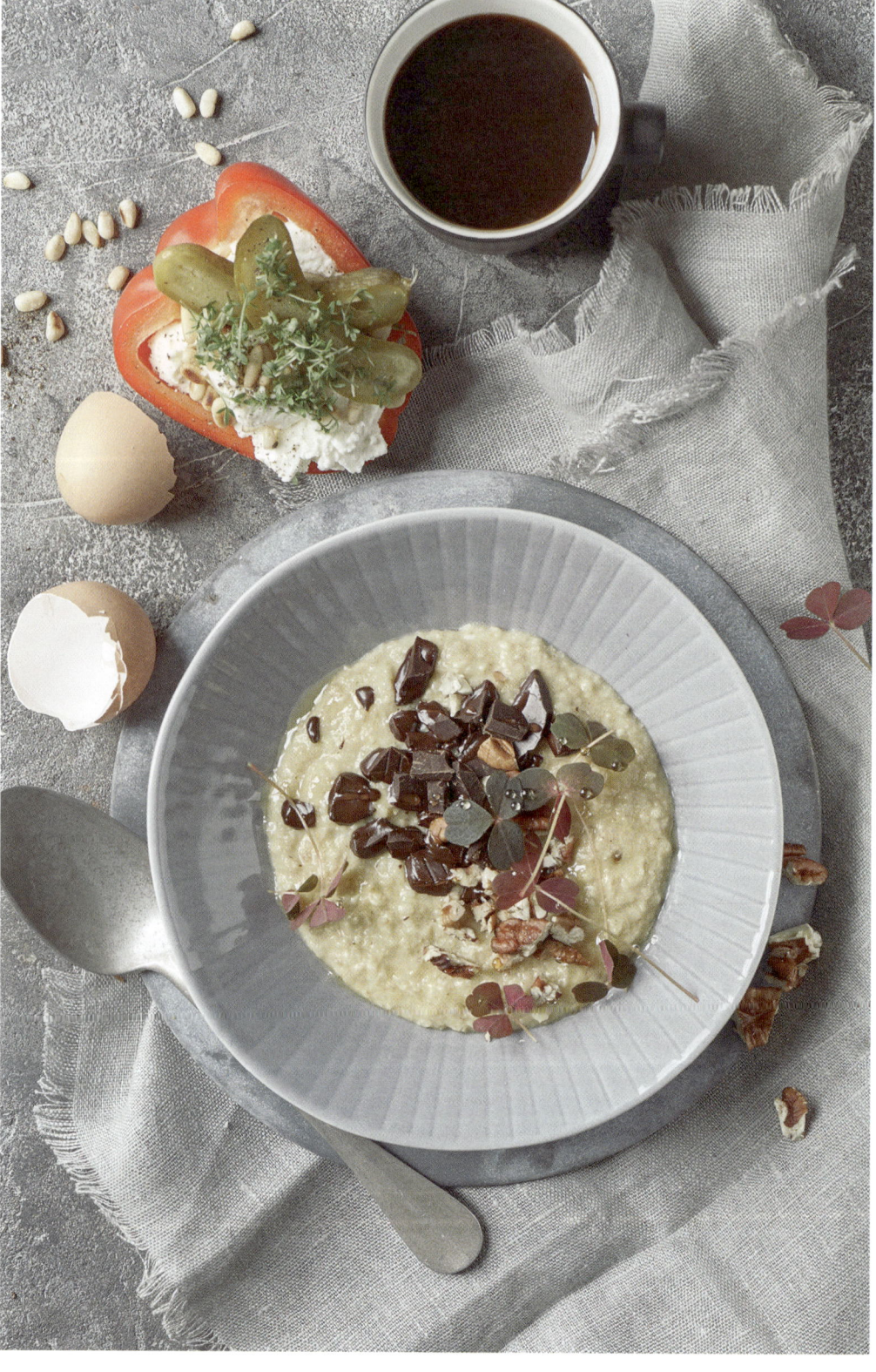

# Gachas de avena con pimiento relleno

**TIEMPO DE PREPARACIÓN:** *unos 15 minutos*

**PIMIENTO RELLENO:**

*10 g de piñones*
*½ pimiento rojo*
*120 g de ricota*
*Sal y pimienta*
*Berros, para decorar*

**GACHAS DE AVENA:**

*30 g de avena*
*200 ml de agua*
*1 pizca de sal*
*1 huevo*
*15 g de pacanas*
*15 g de chocolate negro, mín. 70 % de cacao*
*1 cucharadita de miel clara*
*Acederilla, para decorar*

**ADEMÁS:**

*2 pepinillos*

Tuesta los piñones a fuego medio en una sartén seca. Quita las pepitas y la parte blanca del pimiento. Rellénalo con ricota y espolvoréalo con los piñones. Salpimenta y decora con berros.

Pon la avena, el agua y la sal en una cacerola de fondo grueso. Espera a que hierva y remueve unos minutos hasta que adquiera la consistencia adecuada.

Rompe un huevo sobre las gachas de avena y revuelve para que todo quede bien mezclado. Corta las pacanas y el chocolate en trozos grandes.

Decora las gachas con pacanas, chocolate, miel y acederilla. Sírvelas con el pimiento relleno y los pepinillos aparte.

**QUÉ DEBERÍAS TENER EN EL PLATO**

Medio pimiento relleno, dos pepinillos y un cuenco de gachas de avena.

---

**DESGLOSE SEGÚN EL MÉTODO DE LOS PUÑADOS**

**PUÑADO 1 (+2):** *pimiento, pepinillos*

**PUÑADO 3:** *ricota, huevo*

**PUÑADO 4:** *avena*

**GRASAS:** *piñones, pacanas, chocolate negro*

**CONDIMENTOS:** *sal, pimienta, berro, miel, acederilla*

---

**SUGERENCIA** *Si quieres, puedes reemplazar la ricota por cuajada o requesón.*

**SUGERENCIA** *Puedes reemplazar las pacanas por cualquier otro tipo de nueces, granos o semillas.*

*Energía 739 kcal · Proteínas 26 g · Carbohidratos 53 g · Fibra alimentaria 7,5 g · Grasas 46 g*

DÍA 5 • Recetas para hombres – Almuerzo

# Burrito de rosbif

**TIEMPO DE PREPARACIÓN:** *unos 10 minutos*

**ALIÑO DE MANGO:**

*20 g de chutney de mango*
*30 g de mayonesa*
*½ cucharadita de curry en polvo*
*Sal y pimienta*

**ADEMÁS:**

*1 zanahoria*
*1 tortilla de harina grande, preferiblemente integral, aprox. 70g*
*25 g de ensalada mezcla*
*50 g de tirabeques*
*30 g de pepinillos*
*150 g de rosbif, cortado en tiras*

Mezcla el chutney de mango, la mayonesa y el curry en polvo para preparar el aliño. Salpimenta.

Corta la zanahoria en bastoncitos.

Coloca la tortilla de harina sobre una tabla de picar y úntala con la mitad del aliño.

Pon encima la ensalada, las verduras sueltas, luego el resto del aliño y por último la carne.

Pliega un extremo para formar una base y luego dobla los lados, a fin de que la tortilla de harina envuelva el relleno.

**QUÉ DEBERÍAS TENER EN EL PLATO**

Una tortilla de harina rellena con un puñado de vegetales, un puñado de carne y aliño de mango.

---

**DESGLOSE SEGÚN EL MÉTODO DE LOS PUÑADOS**

**PUÑADO 1 (+ 2):** *lechuga, zanahoria, tirabeques, pepinillos*

**PUÑADO 3:** *rosbif*

**PUÑADO 4:** *tortilla de harina*

**GRASAS:** *mayonesa*

**CONDIMENTOS:** *chutney de mango, curry en polvo, sal, pimienta*

---

**SUGERENCIA** *Remplaza la tortilla de harina por pan de centeno.*

---

*Energía 716 kcal · Proteínas 41 g · Carbohidratos 56 g · Fibra alimentaria 8,4 g · Grasas 34 g*

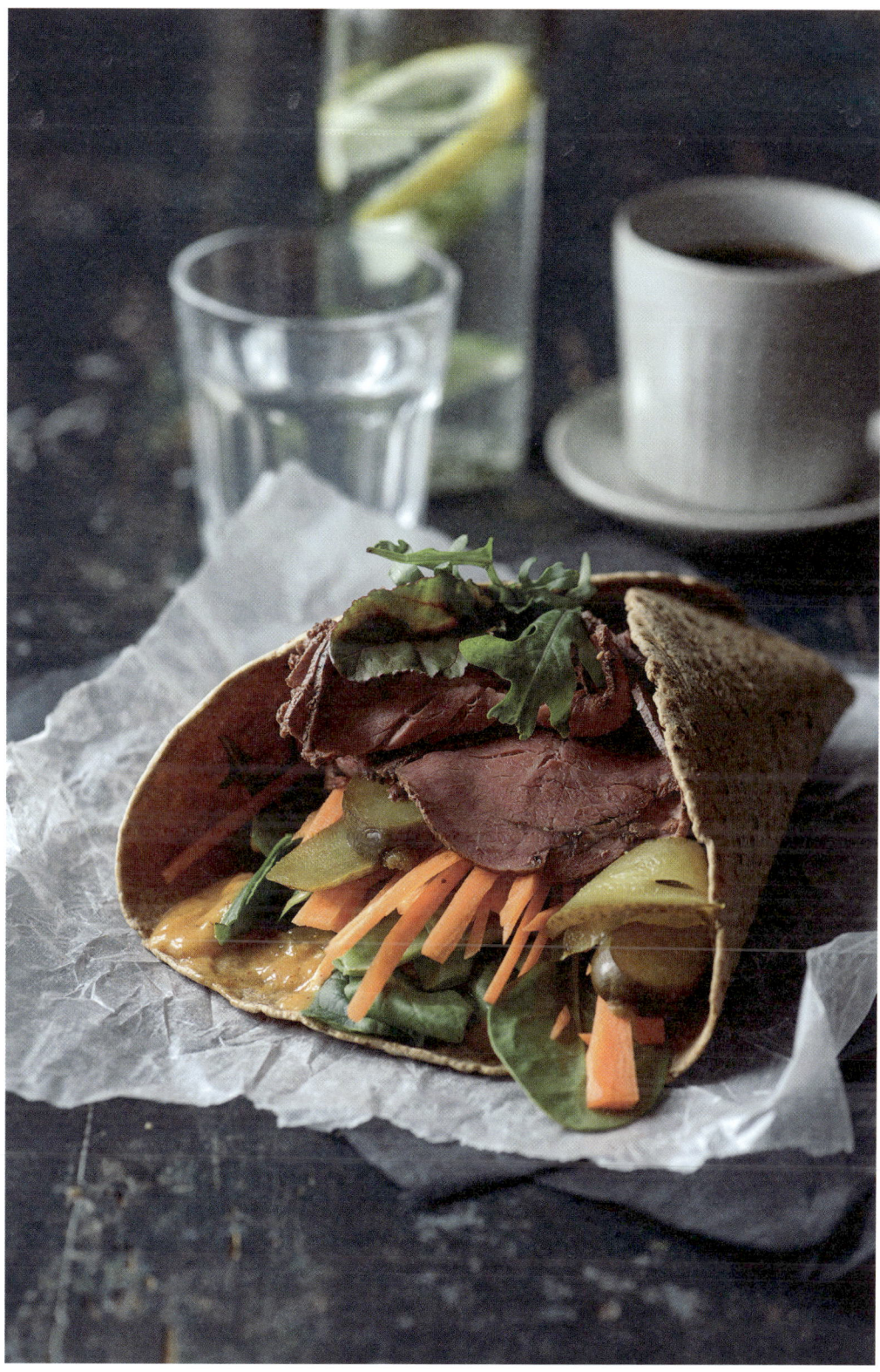

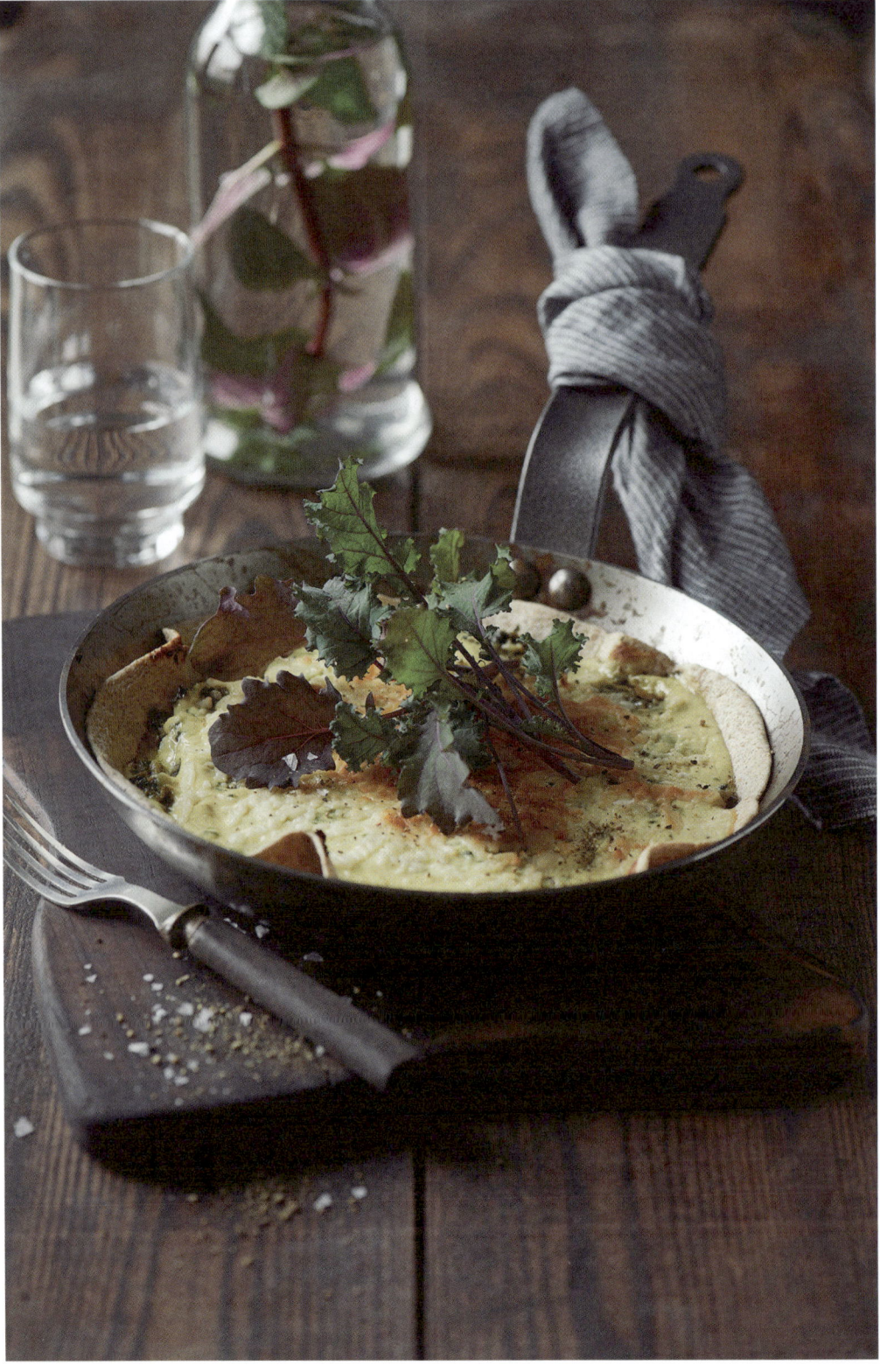

# Tartaleta de queso

**TIEMPO DE PREPARACIÓN INCLUIDO EL TIEMPO DE HORNEADO:** *unos 40 minutos*

### REVUELTO DE ESPINACAS:
*½ cebolla*
*1 diente de ajo*
*3 cebolletas*
*2 lonchas de beicon*
*100 g de espinacas congeladas picadas*

### RELLENO DE QUESO:
*1 huevo*
*125 g de ricota*
*½ cucharadita de nuez moscada*
*½ cucharadita de sal*
*1 pizca de pimienta*
*25 ml de leche desnatada*
*½ cucharadita de aceite de oliva*

### TAMBIÉN:
*1 tortilla de harina grande, preferiblemente integral, aprox. 70 g*
*25 g de queso, mín. 18 % de materia grasa, rallado*
*Un poco de lechuga, para decorar*

Pica finamente la cebolla, el ajo y las cebolletas. Corta el beicon en trozos pequeños y fríelos a fuego medio unos minutos. Incorpora la cebolla y el ajo. Añade las cebolletas y la espinaca. Continúa friendo hasta que se descongele la espinaca.

Bate el huevo, la ricota, la nuez moscada, la sal, la pimienta y la leche en un mismo cuenco hasta obtener una crema suave.

Unta un plato refractario con aceite de oliva y coloca la tortilla de harina en él. Presiona en los bordes.

Coloca el relleno dentro de la tortilla de harina en el siguiente orden: la mitad del revuelto de espinacas, la mitad del relleno de queso, el resto del revuelto de espinacas, el resto del relleno de queso y el queso rallado encima.

Hornea 30 minutos en un horno precalentado a 200 °C. Decora con la lechuga.

### QUÉ DEBERÍAS TENER EN EL PLATO
Una tartaleta con un poco de lechuga encima.

---

**DESGLOSE SEGÚN EL MÉTODO DE LOS PUÑADOS**

**PUÑADO 1 (+ 2):** *cebolla, cebolleta, espinaca, lechuga*

**PUÑADO 3:** *beicon, huevo, ricota*

**PUÑADO 4:** *tortilla de harina integral*

**GRASAS:** *aceite de oliva, queso*

**LÁCTEOS:** *leche desnatada*

**CONDIMENTOS:** *ajo, nuez moscada, sal, pimienta*

---

**SUGERENCIA** *Sazona con tu hierba favorita, por ejemplo, una cucharada de tomillo seco en lugar de nuez moscada.*

**SUGERENCIA** *¿Por qué no preparar una tartaleta de más para el almuerzo del día siguiente?*

---

*Energía 718 kcal · Proteínas 38 g · Carbohidratos 46 g · Fibra alimentaria 9,4 g · Grasas 40 g*

# Tortitas

**TIEMPO DE PREPARACIÓN INCLUIDO EL TIEMPO DE HORNEADO:** *unos 30 minutos*
**NOTA:** *con estas cantidades se preparan de 5 a 7 tortitas pequeñas, que constituyen 1 porción.*

### MASA DE TORTITAS:

- ¾ de plátano pequeño
- 22 g de avena
- 3 huevos
- 2 claras de huevo
- 1 pizca de sal
- ½ cucharadita de vainilla en polvo
- ½ cucharadita de canela o cardamomo molido
- 1 cucharada de miel

### ADEMÁS:

- 10 g de almendras
- 15 g de chocolate negro, mín. 70 % de cacao
- 15 g de mantequilla
- 5 a 7 bayas

### ACOMPAÑAMIENTO:

- 100 g de tirabeque

Coloca todos los ingredientes para la masa de las tortitas en una batidora de vaso. Mezcla hasta que la masa quede homogénea y déjala reposar de 10 a 15 minutos.

Pica las almendras y el chocolate en trocitos.

Derrite un poco de mantequilla en una sartén y vierte la masa en cucharadas. Cuando esta empiece a hacerse, añade una baya en el medio. Cuando la masa esté hecha por completo, dale la vuelta para que se haga del otro lado.

Apila las tortitas y espolvoréalas con los trocitos de chocolate y almendras.

Sirve los tirabeques en un vaso aparte.

### QUÉ DEBERÍAS TENER EN EL PLATO

Todas las tortitas, con los trocitos de chocolate y almendras, y un puñado de tirabeques aparte.

---

**DESGLOSE SEGÚN EL MÉTODO DE LOS PUÑADOS**

**PUÑADO 1 (+2):** *tirabeques*

**PUÑADO 3:** *huevos, claras de huevo*

**PUÑADO 4:** *plátano, avena, bayas*

**GRASAS:** *almendras, mantequilla, chocolate negro*

**CONDIMENTOS:** *sal, vainilla en polvo, canela o cardamomo, miel*

---

*Energía 799 kcal · Proteínas 40 g · Carbohidratos 67 g · Fibra alimentaria 9,1 g · Grasas 40 g*

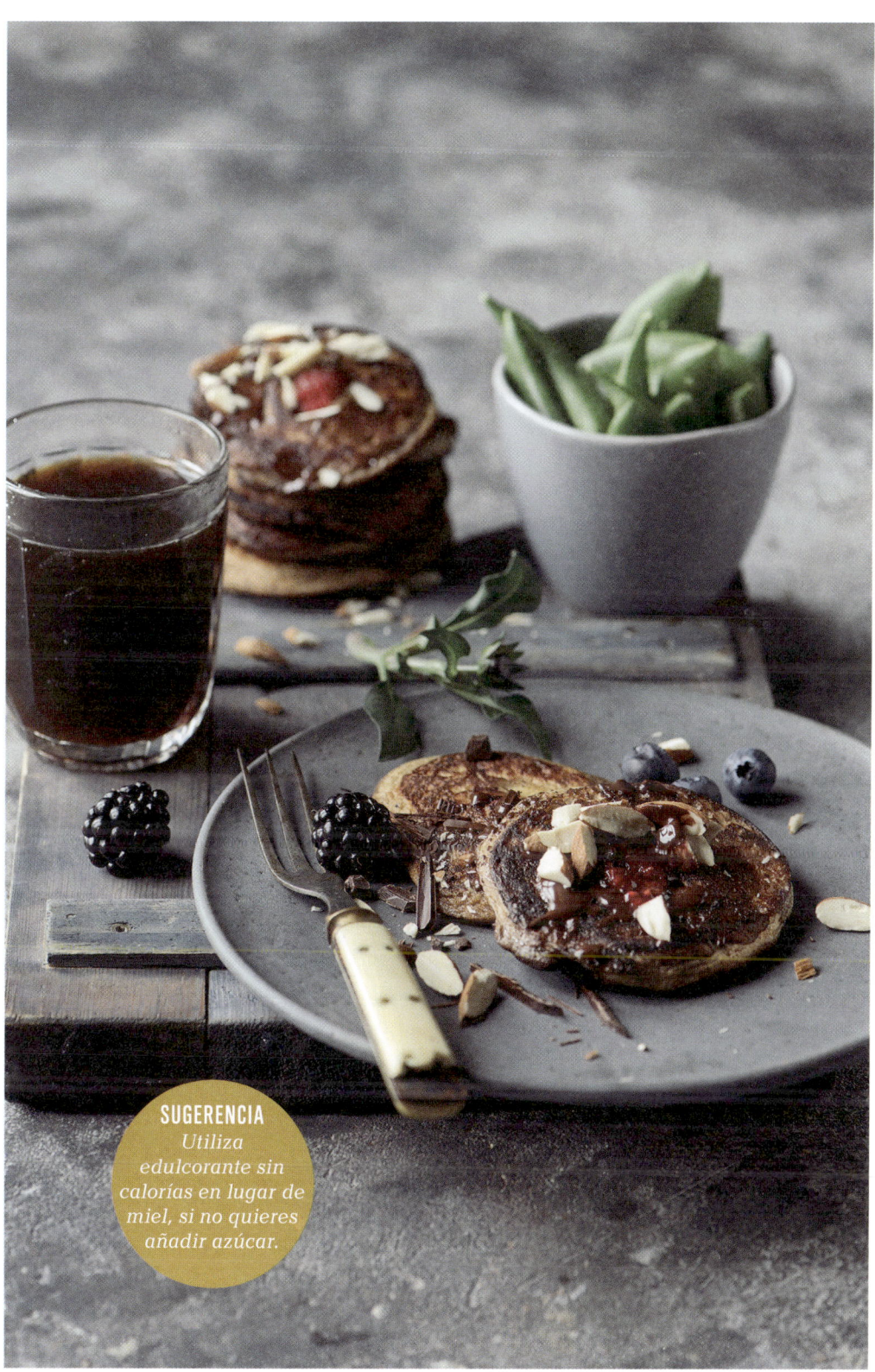

**SUGERENCIA**
*Utiliza edulcorante sin calorías en lugar de miel, si no quieres añadir azúcar.*

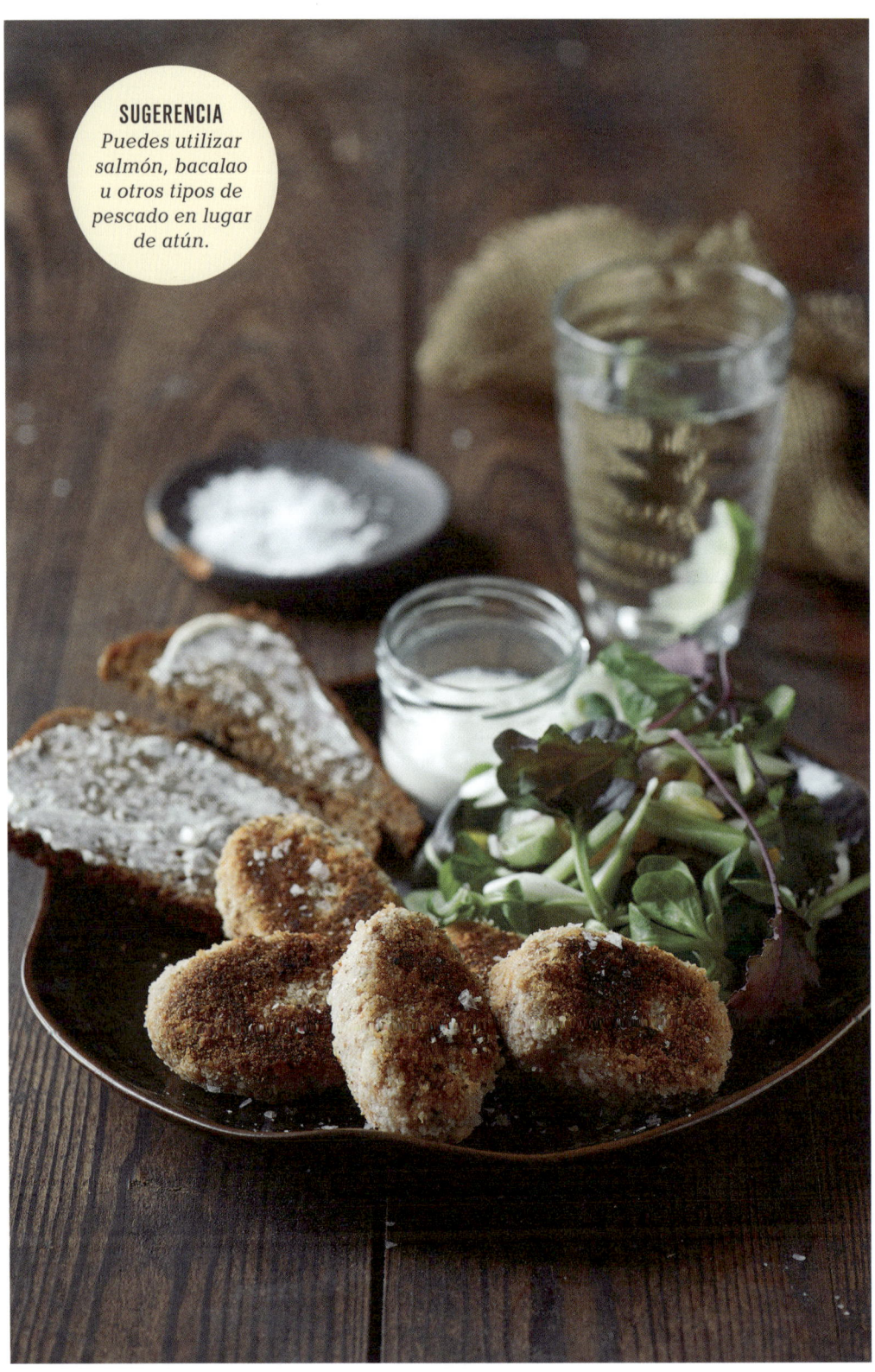

# Buñuelos de atún con centeno

**TIEMPO DE PREPARACIÓN:** *unos 30 minutos*

### BUÑUELOS DE ATÚN:

*60 g de boniato, cortado en dados*
*1 lata de atún, aprox. 120 g*
*1 clara de huevo*
*1 diente de ajo pequeño, machacado*
*1 pizca de guindilla*
*1 cucharada de perejil picado*
*1 cucharada de eneldo picado*
*½ cucharadita de sal*
*2 cucharadas de pan rallado*
*1 cucharada de aceite de oliva*

### ENSALADA:

*1 cebolleta, cortada*
*¼ de cebolla roja, cortada en dados*
*¼ de pimiento amarillo, cortado en dados*
*25 g de hojas de lechuga baby mixta*
*2 cucharadas de crème fraîche, máx. 9 % de materia grasa*

### ADEMÁS:

*1 ½ rebanadas de pan de centeno*
*15 g de mayonesa*

Hierve el boniato en agua con un poco de sal unos 20 minutos.

Escurre y tritura. Mézclalo con el atún, la clara de huevo, el ajo, la guindilla, el perejil, el eneldo y la sal. Haz buñuelos con la mezcla y rebózalos en pan rallado.

Calienta una cucharada de aceite de oliva en una sartén y fríe los buñuelos de pescado.

Prepara una ensalada con la cebolleta, la cebolla roja, el pimiento y la lechuga y ponla en un plato.

Sirve la *crème fraîche* aparte en un cuenco pequeño.

Unta el pan de centeno con mayonesa y sírvelo con los buñuelos de atún y la ensalada.

### QUÉ DEBERÍAS TENER EN EL PLATO

Un buen puñado de buñuelos de atún, un puñado de ensalada mezcla y dos cucharadas de *crème fraîche*, un puñado de pan de centeno con mayonesa.

---

### DESGLOSE SEGÚN EL MÉTODO DE LOS PUÑADOS

**PUÑADO 1 (+2):** *boniato, lechuga, cebolleta, cebolla roja, pimiento*

**PUÑADO 3:** *atún, clara de huevo*

**PUÑADO 4:** *pan rallado, pan de centeno*

**GRASAS:** *aceite de oliva, mayonesa*

**LÁCTEOS:** *crème fraîche*

**CONDIMENTOS:** *ajo, guindilla, perejil, eneldo, sal*

---

*Energía 668 kcal · Proteínas 40 g · Carbohidratos 53 g · Fibra alimentaria 9,9 g · Grasas 31 g*

DÍA 6 • Recetas para hombres – Cena

# Boniato al horno con garbanzos

**TIEMPO DE PREPARACIÓN INCLUIDO EL TIEMPO DE HORNEADO:** *unos 80 minutos*

*1 boniato grande*
*¼ de cebolla*
*1 diente de ajo*
*¼ de guindilla*
*½ pimiento amarillo*
*1 cucharada de aceite de oliva*
*½ cucharadita de comino molido*
*½ cucharadita de pimentón*
*90 g de garbanzos en conserva, escurridos*
*½ cubo de caldo vegetal disuelto en 50 ml de agua hirviendo*
*1 cucharada de zumo de limón*
*1 cucharadita de miel clara*
*½ aguacate*
*60 g de queso fresco, en cubos, máx. 17 % de materia grasa*

### ALIÑO DE ENELDO:

*2 cucharadas de eneldo picado*
*2 cucharadas de crème fraîche, máx. 9 % de materia grasa*
*Sal y pimienta*

### ADEMÁS:

*Eneldo, para decorar*

Envuelve el boniato en papel de aluminio y cocina una hora en un horno precalentado a 200 °C.

Pica finamente la cebolla, el ajo y la guindilla. Corta el pimiento en daditos.

Calienta el aceite de oliva en una sartén y fríe 30 segundos el comino, el pimentón y la guindilla, para luego añadir la cebolla y el ajo. Incorpora los garbanzos al cabo de unos 3 minutos. Fríelos un minuto más y añade el caldo. Déjalo cocer a fuego lento unos minutos y apaga el fogón.

Mezcla el zumo de limón y la miel. Corta el aguacate en tajadas y métalo en la mezcla.

Bate el eneldo y la *crème fraîche*. Salpimenta.

Desenvuelve el boniato y hazle un corte longitudinal. Presiónalo ligeramente para abrirlo. Quita la mayor parte de la pulpa y mézclala con el preparado de garbanzos. Añade el queso y forma una masa homogénea. Rellena el boniato generosamente con el preparado de garbanzos. Colócalo bajo la parrilla de 3 a 5 minutos.

Sirve con el aguacate y el aliño encima. Decora con eneldo.

### QUÉ DEBERÍAS TENER EN EL PLATO

Un boniato relleno con aguacate y aliño de eneldo.

---

**DESGLOSE SEGÚN EL MÉTODO DE LOS PUÑADOS**

**PUÑADO 1 (+ 2):** *boniato, cebolla, pimiento*

**PUÑADO 3:** *garbanzos, queso fresco*

**GRASAS:** *aceite de oliva, aguacate*

**LÁCTEOS:** *crème fraîche*

**CONDIMENTOS:** *ajo, guindilla, comino, pimentón, caldo, zumo de limón, miel, eneldo, sal, pimienta*

---

*Energía 677 kcal · Proteínas 19 g · Carbohidratos 57 g, Fibra alimentaria 14,6 g · Grasas 39 g*

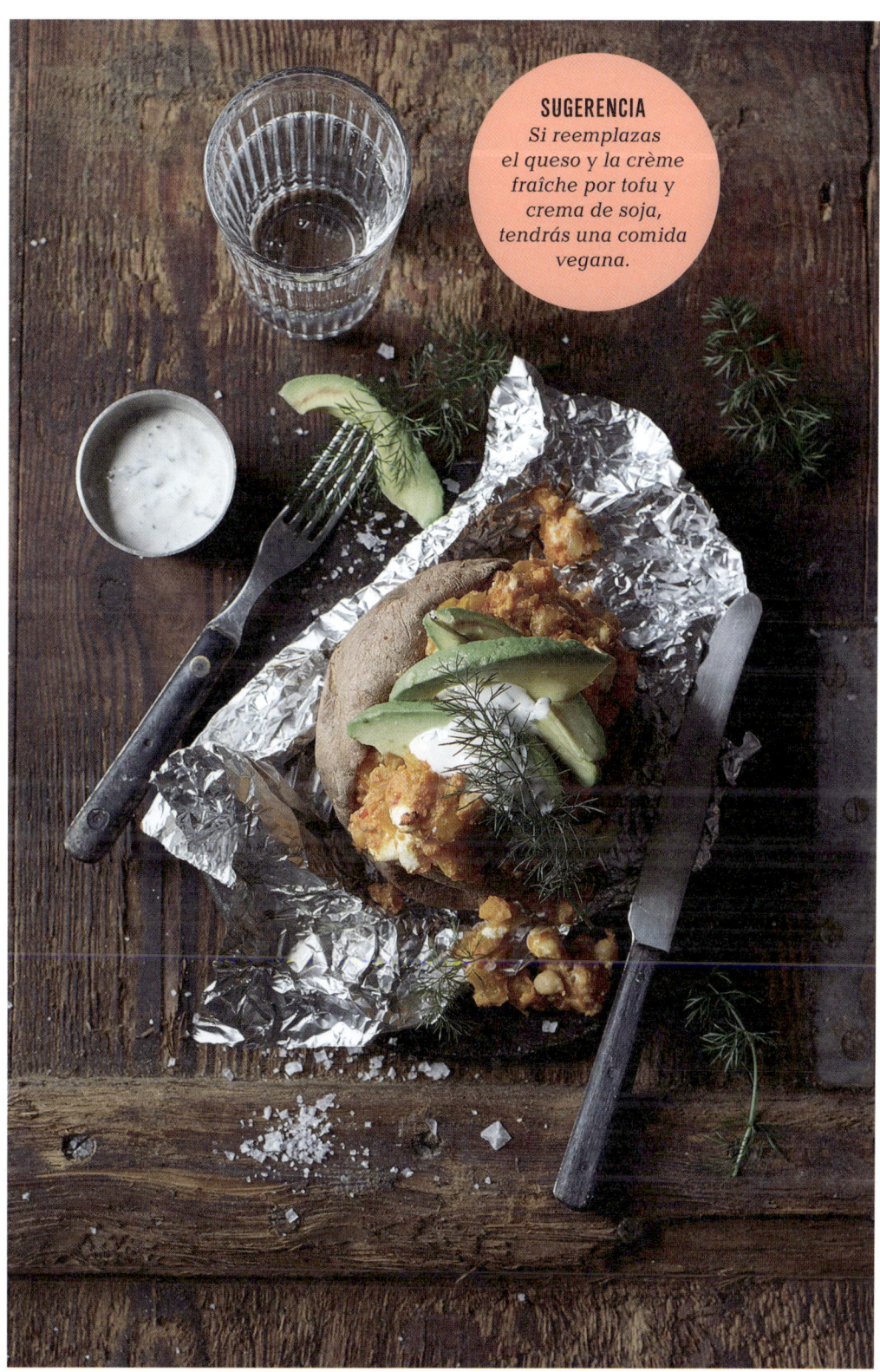

**SUGERENCIA**
Si reemplazas el queso y la crème fraîche por tofu y crema de soja, tendrás una comida vegana.

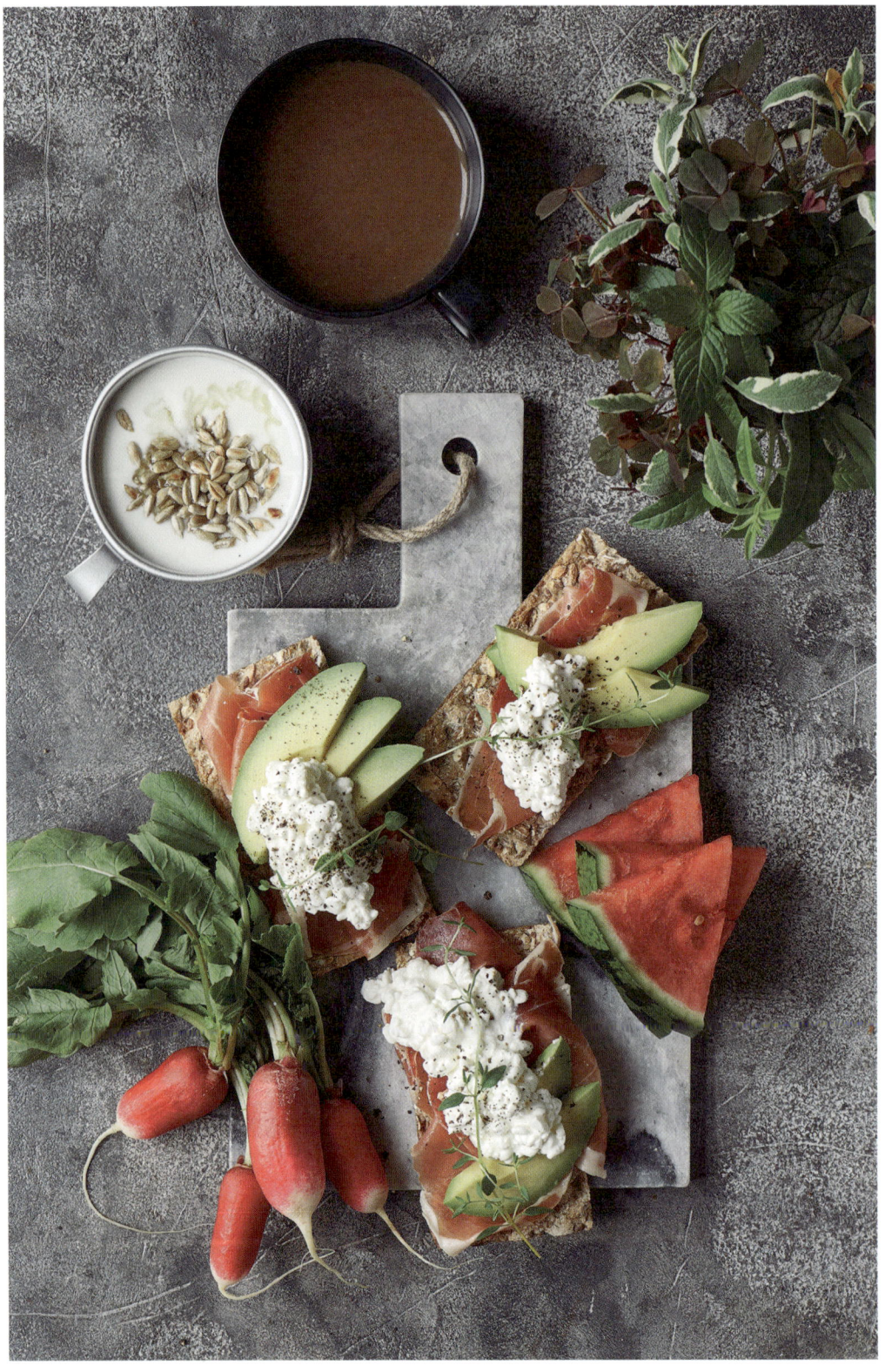

# Plato de desayuno con requesón

**TIEMPO DE PREPARACIÓN:** *unos 15 minutos*

*70 g de rábanos*
*70 g de sandía*

**YOGUR EN UN VASO:**

*100 ml de yogur natural*
*15 g de semillas de girasol*
*1 cucharadita de miel clara*

**PAN CRUJIENTE CON COBERTURA:**

*½ aguacate*
*1 cucharada de zumo de limón*
*60 g de jamón*
*100 g de requesón, máx. 4,5 % de materia grasa*
*3 trozos de pan crujiente*
*Tomillo fresco y pimienta negra, para adornar*

Limpia los rábanos y sírvelos sin quitar los rabitos.

Corta la sandía en tajadas.

Vierte el yogur en un vaso o cuenco y échale semillas de girasol y miel.

Corta el aguacate en tajadas y sazona con el zumo de limón.

Reparte el jamón, el aguacate y el requesón en los trozos de pan crujiente.

### QUÉ DEBERÍAS TENER EN EL PLATO

Un puñado de rábanos y poco menos de un puñado de sandía. Una porción de yogur con añadidos y un puñado grande de pan crujiente con jamón, aguacate y requesón.

---

**DESGLOSE SEGÚN EL MÉTODO DE LOS PUÑADOS**

**PUÑADO 1 (+2):** *rábanos*

**PUÑADO 3:** *jamón, requesón*

**PUÑADO 4:** *sandía, pan crujiente*

**GRASAS:** *semillas de girasol, aguacate*

**LÁCTEOS:** *yogur*

**CONDIMENTOS:** *miel, zumo de limón, tomillo, pimienta negra*

---

**SUGERENCIA** *Puedes usar una cucharada de uvas pasas en lugar de miel.*

**SUGERENCIA** *Puedes tostar las semillas de girasol en una sartén caliente.*

---

*Energía 703 kcal · Proteínas 41 g · Carbohidratos 47 g · Fibra alimentaria 8,9 g · Grasas 37 g*

# Ensalada César con picatostes

**TIEMPO DE PREPARACIÓN:** *unos 20 minutos*

### ALIÑO CÉSAR:

*50 ml de yogur natural*
*1 yema de huevo*
*½ diente de ajo, machacado*
*½ cucharadita de sal*
*2 cucharadas de vinagre de vino blanco*
*1 anchoa, opcional*

### ADEMÁS:

*2 cogollos de lechuga*
*1 cucharada de aceite de oliva*
*1 ½ rebanadas de pan de molde, preferiblemente integral*
*1 pizca de sal*
*1 pechuga de pollo asado de 170 g, fileteada*
*25 g de parmesano rallado*
*Pimienta, al gusto*

Bate el yogur, la yema de huevo, el ajo, la sal, el aceite de oliva y el vinagre de vino blanco en un cuenco para preparar el aliño. Tritura la anchoa, si la utilizas, e incorpórala al aliño.

Retira las hojas exteriores de las lechugas y enjuágala.

Corta una lechuga por la mitad y pon un poco de aceite de oliva con un cepillo en cada parte cortada. Fríe las superficies cortadas de 1 a 2 minutos en una sartén caliente.

Unta el pan por los dos lados con el aceite de oliva restante, sazónalo con una pizca de sal, y saltéalo en una sartén caliente hasta que quede crujiente por ambos lados.

Arranca las hojas de la segunda lechuga y colócalas en un plato.

Corta el pan en cubos y esparce los picatostes sobre la lechuga. Coloca los trozos de lechuga frita encima. Extiende también el pollo, el aliño César y el parmesano encima. Sazona con pimienta.

### QUÉ DEBERÍAS TENER EN EL PLATO

Tres o cuatro puñados de ensalada César frita con aliño y parmesano.

---

**DESGLOSE SEGÚN EL MÉTODO DE LOS PUÑADOS**

**PUÑADO 1 (+2):** *lechuga*

**PUÑADO 3:** *pechuga de pollo, anchoa*

**PUÑADO 4:** *pan*

**GRASAS:** *yema de huevo, aceite de oliva, parmesano*

**LÁCTEOS:** *yogur*

**CONDIMENTOS:** *ajo, sal, vinagre de vino blanco, pimienta*

---

*Energía 699 kcal · Proteínas 57 g · Carbohidratos 38 g · Fibra alimentaria 6,8 g · Grasas 33 g*

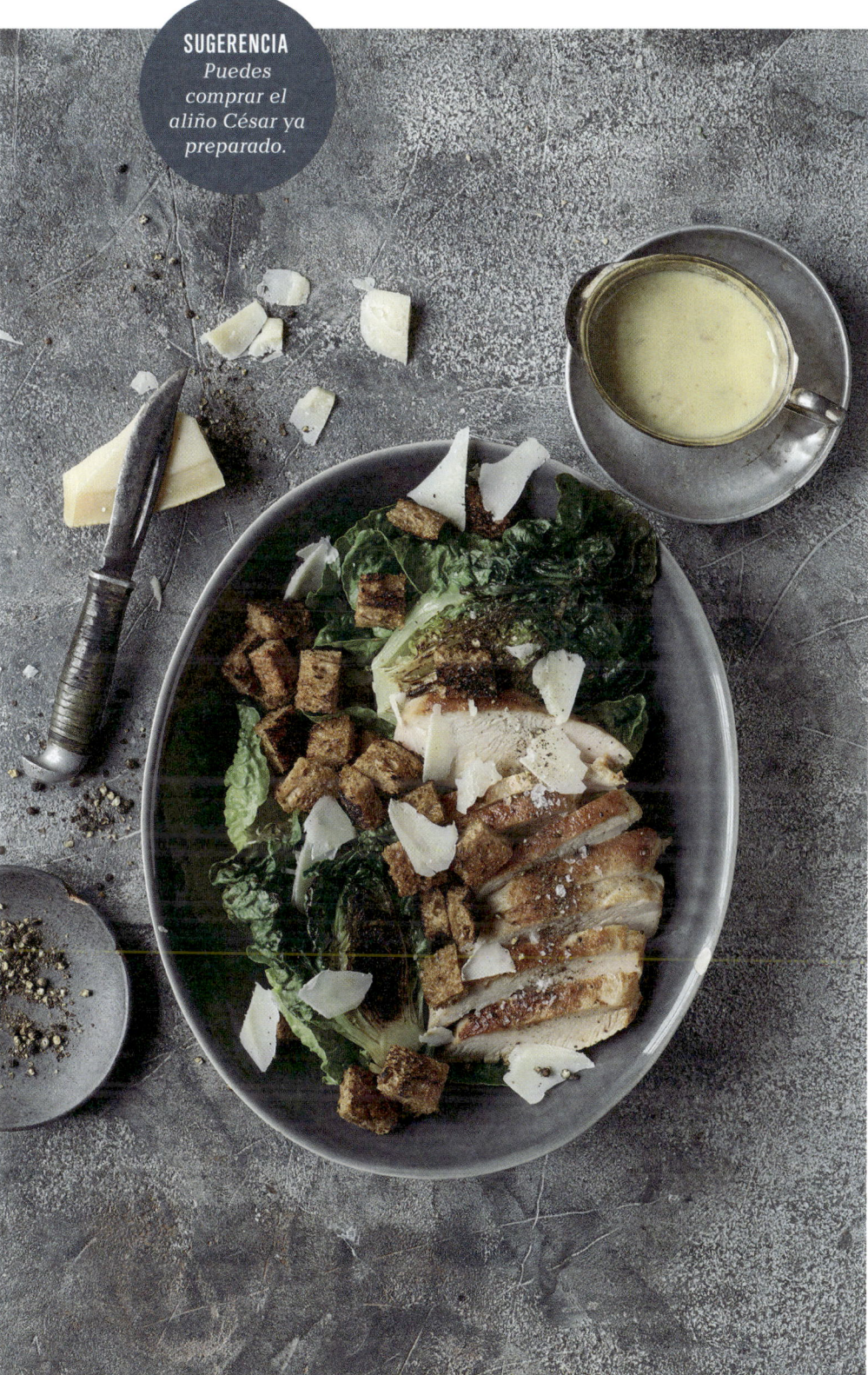

**SUGERENCIA**
*Puedes comprar el aliño César ya preparado.*

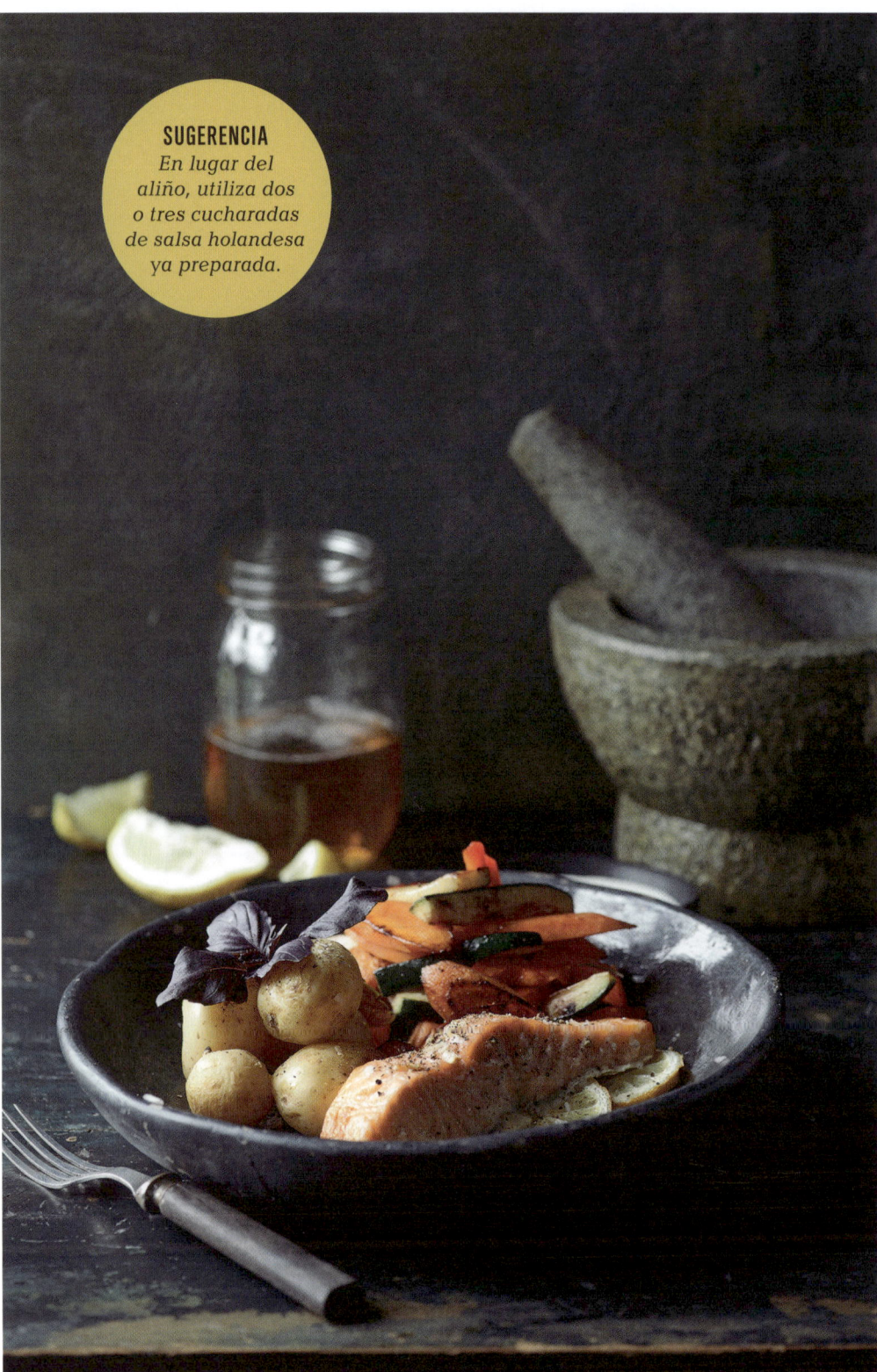

**SUGERENCIA**
*En lugar del aliño, utiliza dos o tres cucharadas de salsa holandesa ya preparada.*

# Salmón al horno con aliño de limón

**TIEMPO DE PREPARACIÓN:** *unos 20 minutos*

**SALMÓN AL HORNO:**

*170 g de salmón*
*1 pizca de sal gruesa*
*½ diente de ajo, machacado*
*1 limón, en rodajas*

**ALIÑO DE LIMÓN:**

*30 g de mayonesa*
*60 g de yogur natural*
*2 cucharaditas de zumo de limón*
*1 pizca de sal*

**ACOMPAÑAMIENTO:**

*150 g de patatas baby*
*50 g de calabacín*
*75 g de zanahoria*
*50 g de pimiento rojo*
*1 cucharadita de aceite de oliva*
*Albahaca morada, para decorar*

Sazona el salmón con la sal y el ajo. Coloca las rodajas de limón en un plato refractario. Coloca el salmón encima.

Cocina el salmón en un horno precalentado a 200 °C unos 20 minutos, hasta que esté tierno.

Hierve las patatas.

Mezcla la mayonesa, el yogur, el zumo de limón y la sal en un cuenco para preparar el aliño.

Corta el calabacín, la zanahoria y el pimiento en bastoncitos. Saltéalos en el aceite de oliva.

Sirve el salmón con las patatas, el aliño de limón y las verduras salteadas. Decora con albahaca morada.

**QUÉ DEBERÍAS TENER EN EL PLATO**

Un puñado de salmón, uno o dos puñados de verduras, un puñado de patatas y unos 100 ml de aliño de limón.

---

**DESGLOSE SEGÚN EL MÉTODO DE LOS PUÑADOS**

**PUÑADO 1 (+ 2):** *calabacín, zanahoria, pimiento*

**PUÑADO 3:** *salmón*

**PUÑADO 4:** *patatas*

**GRASAS:** *mayonesa, aceite de oliva*

**LÁCTEOS:** *yogur*

**CONDIMENTOS:** *sal, ajo, zumo de limón, albahaca morada*

---

*Energía 779 kcal · Proteínas 41 g · Carbohidratos 37 g · Fibra alimentaria 6,2 g · Grasas 51 g*

DÍA 8 • Recetas para hombres – Desayuno

# Tostada con jamón de york

**TIEMPO DE PREPARACIÓN:** *unos 15 minutos*

*80 g de edamames, congelados*
*1 tomate*
*½ cebolla*
*80 g de jamón de york*
*1 o 2 cucharadita de mantequilla*
*1 rebanada de pan, preferiblemente integral*
*1 cucharadita de mostaza*
*2 lonchas de queso, mín. 18 % de materia grasa*
*1 huevo*
*1 cucharada de zumo de limón*
*1 cucharadita de aceite de oliva*
*Sal y pimienta, al gusto*
*Hojas de lechuga, para decorar*

Remoja los edamames en agua hirviendo 30 segundos y escurre. Corta el tomate y la cebolla en rodajas. Fríe el jamón de york, la cebolla y los edamames con mantequilla en una sartén antiadherente.

Tuesta el pan. Úntalo con mostaza. Ponle encima la cebolla y el jamón y luego el queso. Coloca el pan en la sartén hasta que el queso empiece a derretirse. Fríe un huevo en la misma sartén con una cucharadita de mantequilla.

Coloca los edamames en un cuenco pequeño y mézclalos con el zumo de limón y el aceite de oliva. Salpimenta.

Pon el jamón y el tomate en rodajas sobre la tostada. Por último pon encima el huevo frito. Decora con hojas de lechuga.

### QUÉ DEBERÍAS TENER EN EL PLATO
Una tostada con jamón de york, queso, tomate y huevo frito. Edamames aparte.

---

**DESGLOSE SEGÚN EL MÉTODO DE LOS PUÑADOS**

**PUÑADO 1 (+2):** *tomate, cebolla, lechuga*

**PUÑADO 3:** *edamames, jamón de york, huevo*

**PUÑADO 4:** *pan*

**GRASAS:** *mantequilla, queso, aceite de oliva*

**CONDIMENTOS:** *mostaza, zumo de limón, sal, pimienta*

---

*Energía 672 kcal · Proteínas 47 g · Carbohidratos 33 g · Fibra alimentaria 9,3 g · Grasas 38 g*

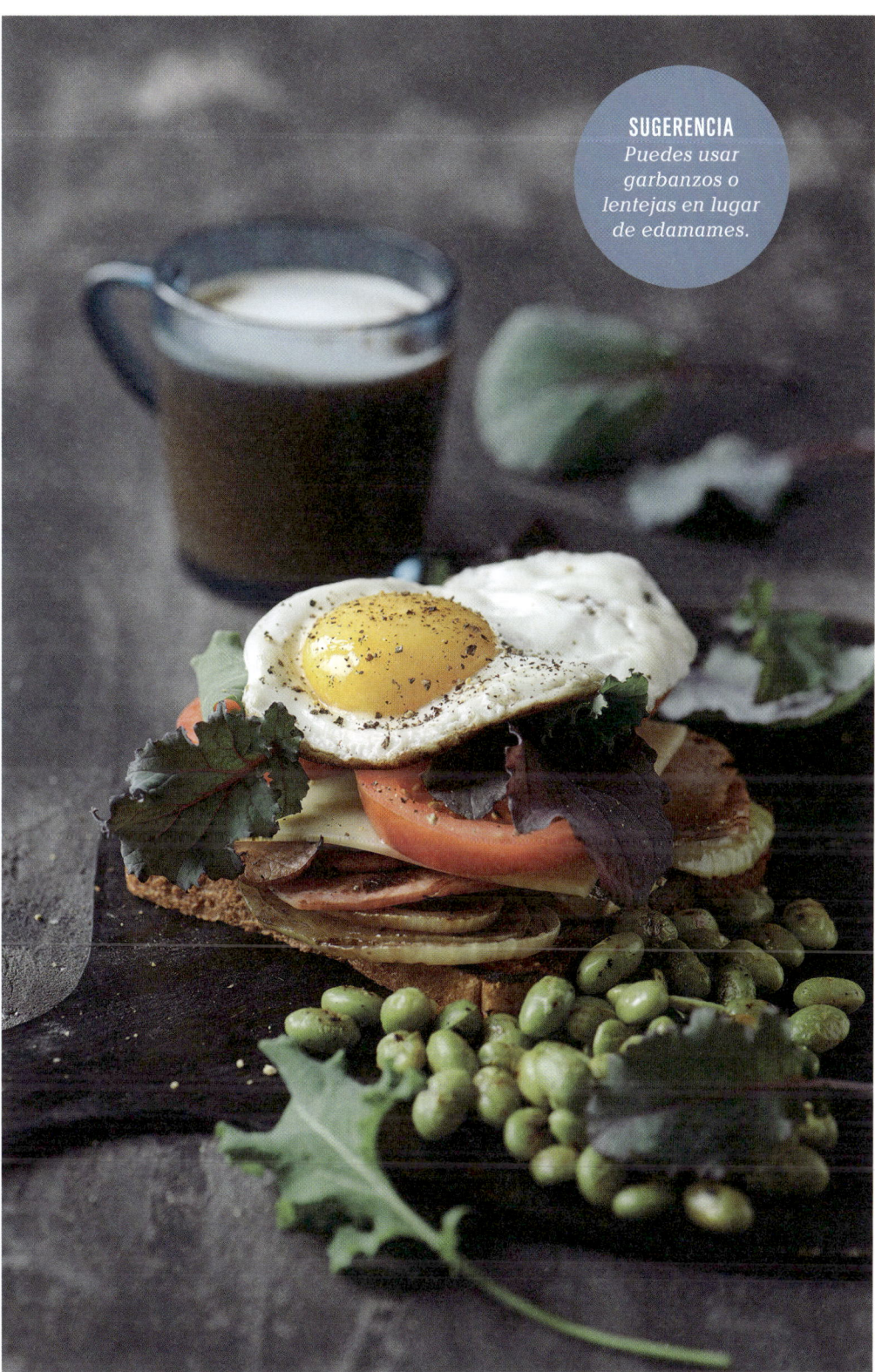

**SUGERENCIA**
*Puedes usar garbanzos o lentejas en lugar de edamames.*

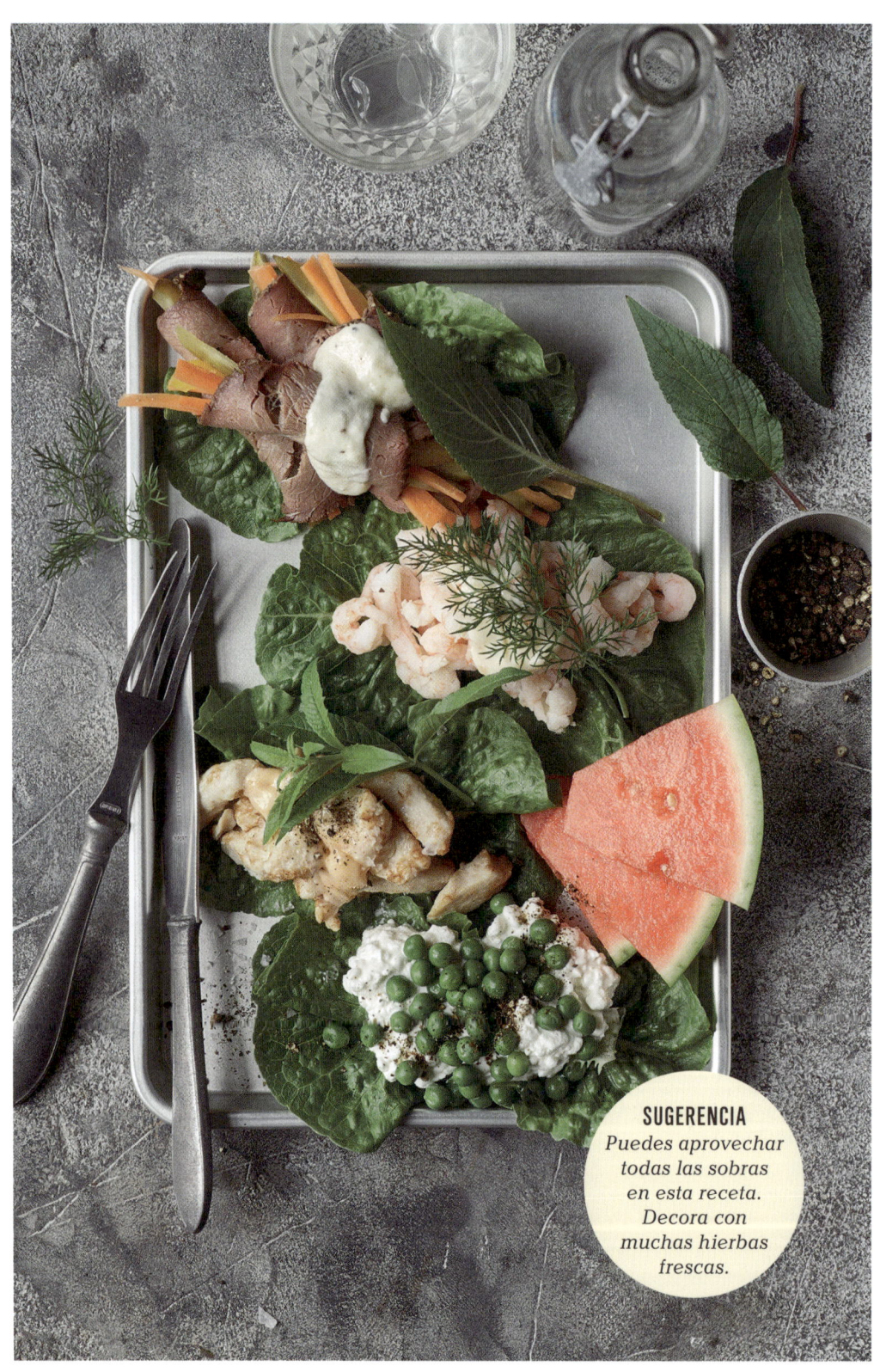

**SUGERENCIA**
*Puedes aprovechar todas las sobras en esta receta. Decora con muchas hierbas frescas.*

# Burrito de lechuga

**TIEMPO DE PREPARACIÓN:** *unos 15 minutos*

1 cogollo de lechuga

### COBERTURA DE ROSBIF:

25 g de zanahoria
25 g de pimiento amarillo
25 g de pepinillo
15 g de mayonesa
1 cucharadita de rábano picante rallado o ajo picado
Sal y pimienta, al gusto
4 lonchas de rosbif

### COBERTURA DE GAMBAS:

1 cucharadita de salsa de guindilla dulce o pimentón dulce
15 g de mayonesa
Sal y pimienta, al gusto
70 g de gambas

### COBERTURA DE POLLO:

15 g de mayonesa
1 cucharadita de chutney de mango o curry en polvo
Sal y pimienta, al gusto
60 g de pollo cocido, en cubos o en tiras

### COBERTURA DE REQUESÓN:

60 g de requesón, máx. 4,5 % de materia grasa
25 g de guisantes
Sal y pimienta, al gusto

### ADEMÁS:

Hierbas frescas, para decorar
100 g de sandía

Separa las hojas de lechuga y ponlas en un plato como si fueran cuatro «cuencos» pequeños.

Corta la zanahoria, el pimiento y el pepinillo en bastoncitos. Mezcla la mayonesa con el rábano picante o el ajo y salpimenta. Envuelve los fajos de bastoncitos de verduras con las lonchas de rosbif, añadiendo un poco de aliño de rábano antes de cerrarlo. Ponlos sobre un cuenco de lechuga.

Añade salsa de guindilla dulce o pimentón dulce a la mayonesa y salpimenta. Coloca las gambas con su aliño en el segundo cuenco de lechuga.

Mezcla la mayonesa con el chutney de mango y salpimenta. Pon el pollo con su aliño en el tercer cuenco de lechuga.

Llena el último cuenco con requesón y guisantes. Sazona con sal, pimienta y hierba frescas. Sirve la sandía aparte.

### QUÉ DEBERÍAS TENER EN EL PLATO

Cuatro cuencos de lechuga con coberturas. Sandía aparte.

---

**DESGLOSE SEGÚN EL MÉTODO DE LOS PUÑADOS**

**PUÑADO 1 (+2):** *cogollos de lechuga, zanahoria, pimiento, pepinillo, guisantes*

**PUÑADO 3:** *rosbif, gambas, pollo, requesón*

**PUÑADO 4:** *sandía*

**GRASAS:** *mayonesa*

**CONDIMENTOS:** *rábano picante, sal, pimienta, salsa de guindilla, chutney de mango o curry en polvo, hierbas*

---

*Energía 716 kcal · Proteínas 43 g · Carbohidratos 31 g · Fibra alimentaria 6,1 g · Grasas 46 g*

DÍA 8 • Recetas para hombres – Cena

# Hamburguesa casera

**TIEMPO DE PREPARACIÓN:** *unos 25 minutos*

### ENSALADA DE PEPINO:

¼ pepino o un pepino baby
2 cucharadas de vinagre de vino blanco
½ cucharadita de azúcar
sal y pimienta, al gusto

### INGREDIENTES PARA LA HAMBURGUESA:

2 rodajas de tomate
2 rodajas de cebolla roja
50 g de repollo morado o de otro tipo
150 g de carne picada, máx. 7 % de materia grasa
1 loncha de beicon
1 loncha de queso, mín. 18 % de materia grasa
1 pan de hamburguesa pequeño, de unos 80/90 g, preferiblemente integral
15 g de mayonesa

### ALIÑO DE CRÈME FRAÎCHE:

1 cucharada de crème fraîche, máx. 9 % de materia grasa
1 cucharada de kétchup
½ cucharadita de pimentón

Corta el pepino en tiras largas y delgadas y sumérgelas en un cuenco de agua hirviendo unos 10 minutos.

Corta el tomate y la cebolla.

Corta finamente el repollo morado: utiliza un cortador de verduras si tienes, pero cuidado con los dedos.

Haz una hamburguesa grande y plana de carne con las manos. Fríe el beicon en una sartén antiadherente y, cuando esté hecho, fríe la hamburguesa en la misma sartén a fuego fuerte un par de minutos por cada lado. Seca el beicon con papel de cocina.

Coloca el queso encima de la hamburguesa y el beicon encima del queso.

Escurre bien el pepino en un colador. Mezcla el vinagre de vino blanco, el azúcar, la sal y la pimienta, y echa el pepino en el adobo.

Calienta el pan de hamburguesa. Mezcla todos los ingredientes para preparar el aliño de *crème fraîche*.

Unta la mitad inferior del pan con *crème fraîche* y la mitad superior con mayonesa. Coloca el repollo en la mitad inferior, después la carne, el tomate, la cebolla y por último la ensalada de pepino. Cierra la hamburguesa.

### QUÉ DEBERÍAS TENER EN EL PLATO

Una hamburguesa completa.

---

**DESGLOSE SEGÚN EL MÉTODO DE LOS PUÑADOS**

**PUÑADO 1 (+2):** *pepino, tomate, cebolla roja, repollo morado*

**PUÑADO 3:** *carne picada, beicon*

**PUÑADO 4:** *pan de hamburguesa*

**GRASAS:** *Mayonnaise, queso*

**LÁCTEOS:** *crème fraîche*

**CONDIMENTOS:** *vinagre de vino de blanco, azúcar, sal, pimienta, kétchup, pimentón*

---

**SUGERENCIA** *Muy fácil de servir; puedes prepararlo de antemano. Los propios invitados pueden montar las hamburguesas.*

**SUGERENCIA** *¿Te gustan las barbacoas? Añade especias y ásala unos minutos en una parrilla caliente.*

---

*Energía 764 kcal · Proteínas 50 g · Carbohidratos 60 g · Fibra alimentaria 7,6 g · Grasas 33 g*

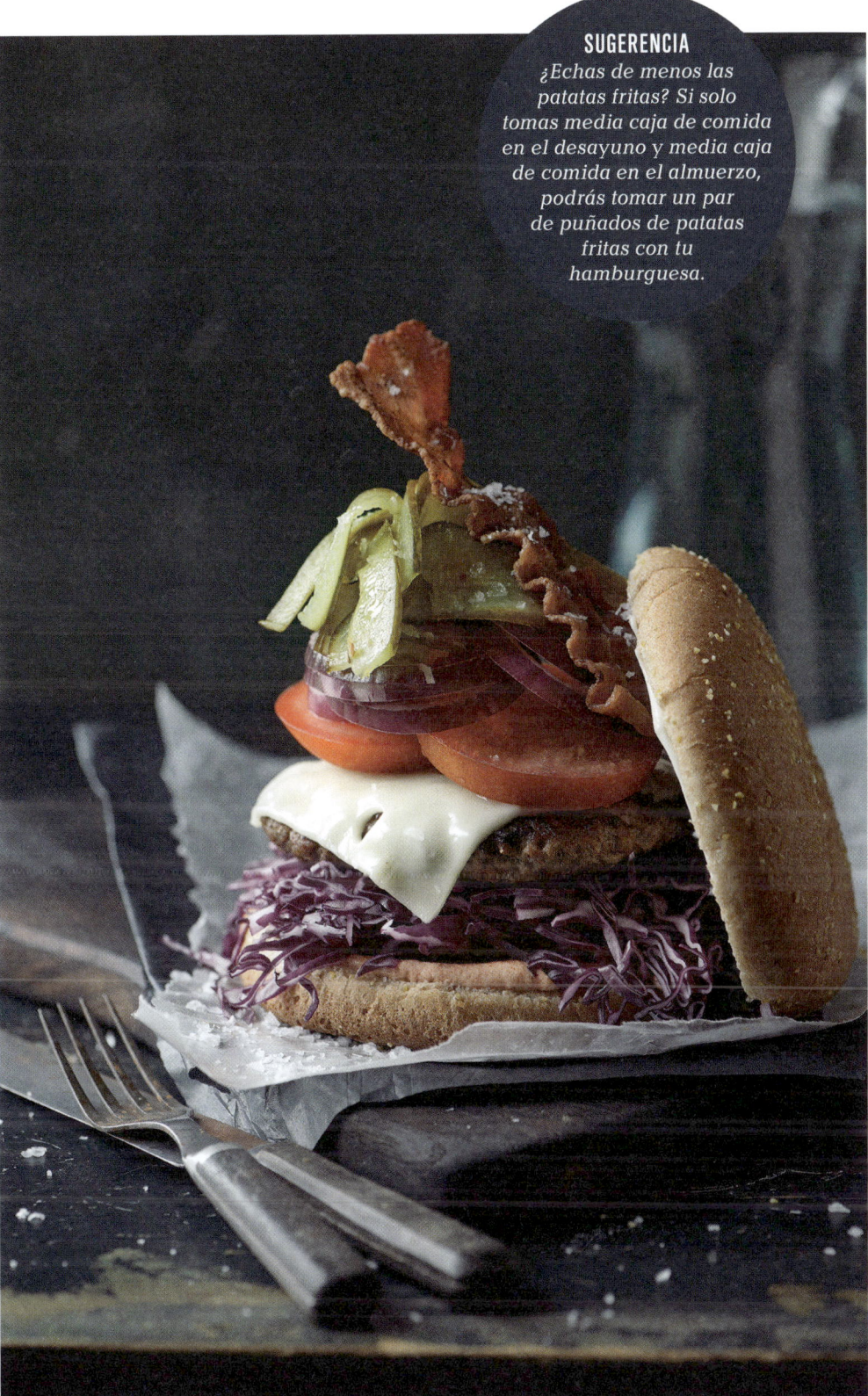

**SUGERENCIA**

*¿Echas de menos las patatas fritas? Si solo tomas media caja de comida en el desayuno y media caja de comida en el almuerzo, podrás tomar un par de puñados de patatas fritas con tu hamburguesa.*

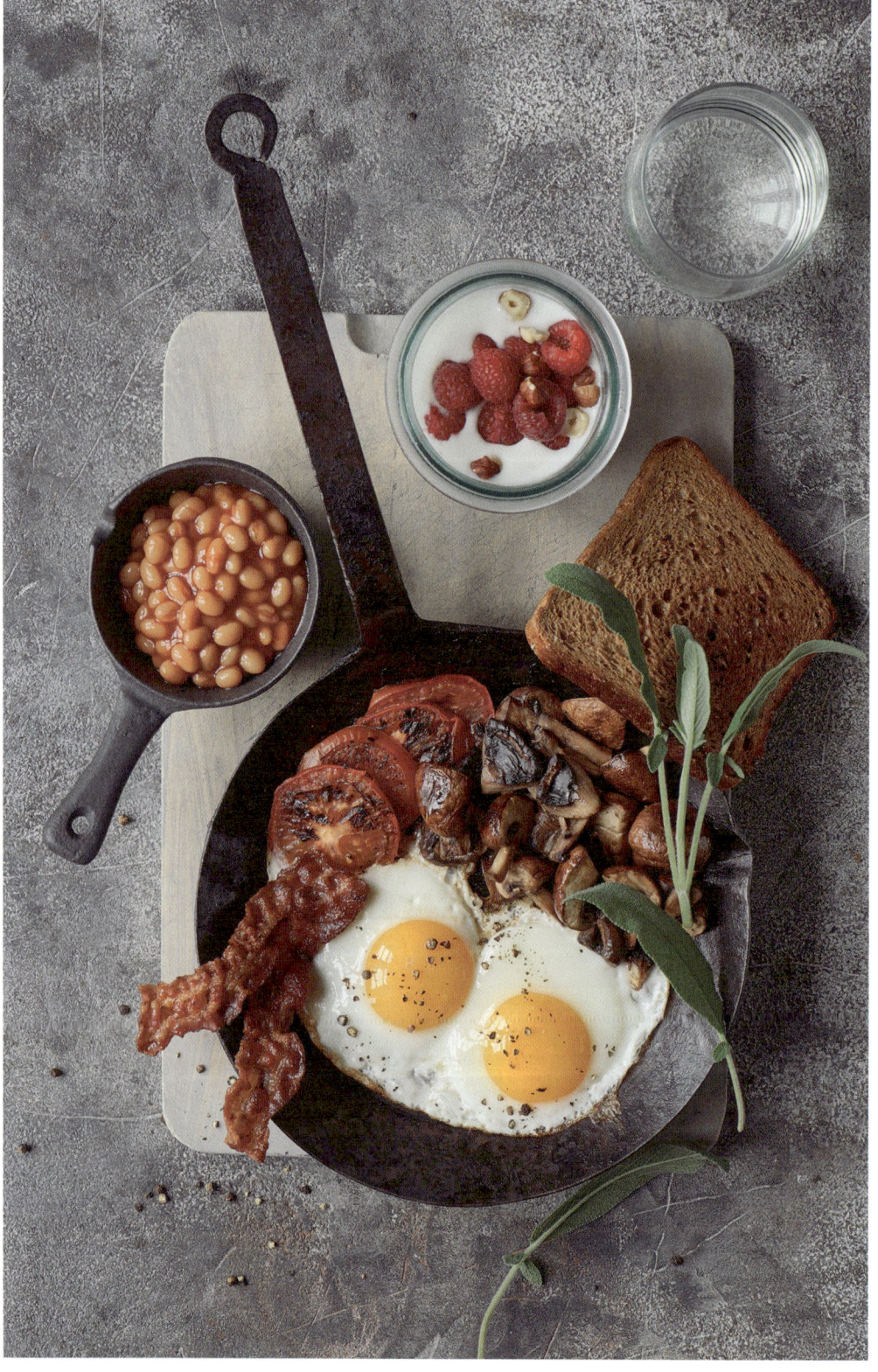

# Beicon con huevo

**TIEMPO DE PREPARACIÓN:** *unos 15 minutos*

*2 lonchas de beicon*
*200 g de champiñones*
*1 tomate*
*2 huevos*
*1 cucharadita de mantequilla*
*Sal y pimienta, al gusto*

**TOSTADA CON ALUBIAS:**

*½ lata de alubias al estilo inglés (baked beans), 210g*
*1 rebanada de pan, preferiblemente integral*

**YOGUR EN VASO:**

*100 ml de yogur natural*
*5 g de avellanas*
*50 g de frambuesas*
*Salvia u otras hierbas, para decorar*

Fríe el beicon en una sartén antiadherente hasta que esté crujiente. Ponlo en papel de cocina para absorber la grasa excedente.

Corta los champiñones en cuartos y dóralos en la misma sartén. Corta el tomate en rodajas anchas. Aparta los champiñones a un lado de la sartén mientras fríes el tomate y el huevo en mantequilla del otro lado. Salpimenta.

Calienta las alubias en un pequeño cuenco en el microondas. Tuesta el pan.

Vierte el yogur en un vaso o cuenco. Corta las avellanas a la mitad y échalas en el yogur con las frambuesas.

### QUÉ DEBERÍAS TENER EN EL PLATO

Dos puñados de tomates y champiñones, dos lonchas de beicon, un huevo frito, una tostada con alubias al estilo inglés y una porción de yogur con avellanas y frambuesas.

---

**DESGLOSE SEGÚN EL MÉTODO DE LOS PUÑADOS**

**PUÑADO 1 (+2):** *champiñones, tomate*
**PUÑADO 3:** *beicon, huevo, alubias*
**PUÑADO 4:** *pan, frambuesas*
**GRASAS:** *mantequilla, avellanas*
**LÁCTEOS:** *yogur*
**CONDIMENTOS:** *salvia, sal, pimienta u otras hierbas*

---

**SUGERENCIA** *¿No te gustan las alubias al estilo inglés? Come un huevo frito adicional o dos.*

**SUGERENCIA** *Prueba a tostar las avellanas para darles más sabor. Una pizca de sal lo realza aún más.*

**SUGERENCIA** *También puedes añadir 20 g de aceitunas a esta comida.*

---

*Energía 748 kcal · Proteínas 43 g · Carbohidratos 67 g · Fibra alimentaria 23,5 g · Grasas 29 g*

# Burrito de espinaca, huevo y pollo

**TIEMPO DE PREPARACIÓN:** *unos 15 minutos*

**HUEVO REVUELTO:**

*2 huevos*

*1 clara de huevo*

*1 cucharada de nata para montar, 38 % de materia grasa*

*Sal y pimienta, al gusto*

**ADEMÁS:**

*1 tortilla de harina grande, preferiblemente integral, aprox. 70 g*

*40 g de queso de untar, mín. 18 % de materia grasa*

*25 g de espinaca fresca*

*100 g de tomates cherry, cortados a la mitad*

*100 g de pollo cocido, cortado en dados*

*15 g de piñones*

Bate el huevo, la clara y la nata. Salpimenta.

Vierte el huevo en una sartén caliente y fríelo, revolviendo de vez en cuando, hasta que cuaje. Quita la sartén del fuego.

Unta la tortilla de harina con queso de untar y esparce las hojas de espinaca encima.

Cúbrela con el huevo revuelto, los tomates cherry, el pollo y los piñones. Si quieres, puedes tostar los piñones.

**QUÉ DEBERÍAS TENER EN EL PLATO**

Una tortilla de harina con dos cucharadas de queso de untar, un puñado de verduras, una porción de huevo revuelto, medio puñado de pollo y una cucharada de piñones.

---

**DESGLOSE SEGÚN EL MÉTODO DE LOS PUÑADOS**

**PUÑADO 1 (+ 2):** *espinaca, tomates cherry*

**PUÑADO 3:** *pollo, huevo, clara de huevo*

**PUÑADO 4:** *tortilla de harina*

**GRASAS:** *queso de untar, piñones, nata*

**CONDIMENTOS:** *sal, pimienta*

---

*Energía 738 kcal · Proteínas 55 g · Carbohidratos 40 g · Fibra alimentaria 7,4 g · Grasas 38 g*

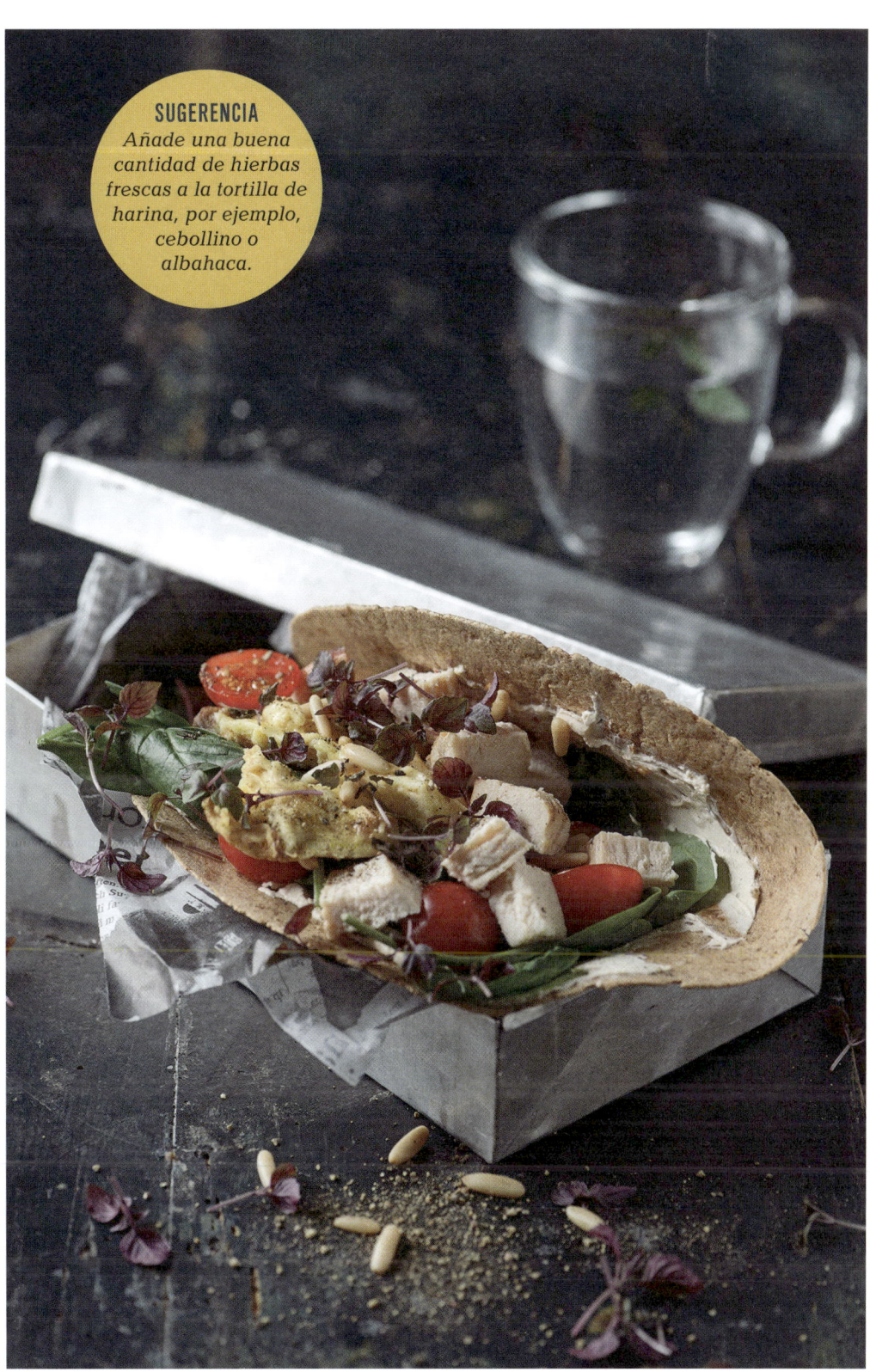

**SUGERENCIA**
*Añade una buena cantidad de hierbas frescas a la tortilla de harina, por ejemplo, cebollino o albahaca.*

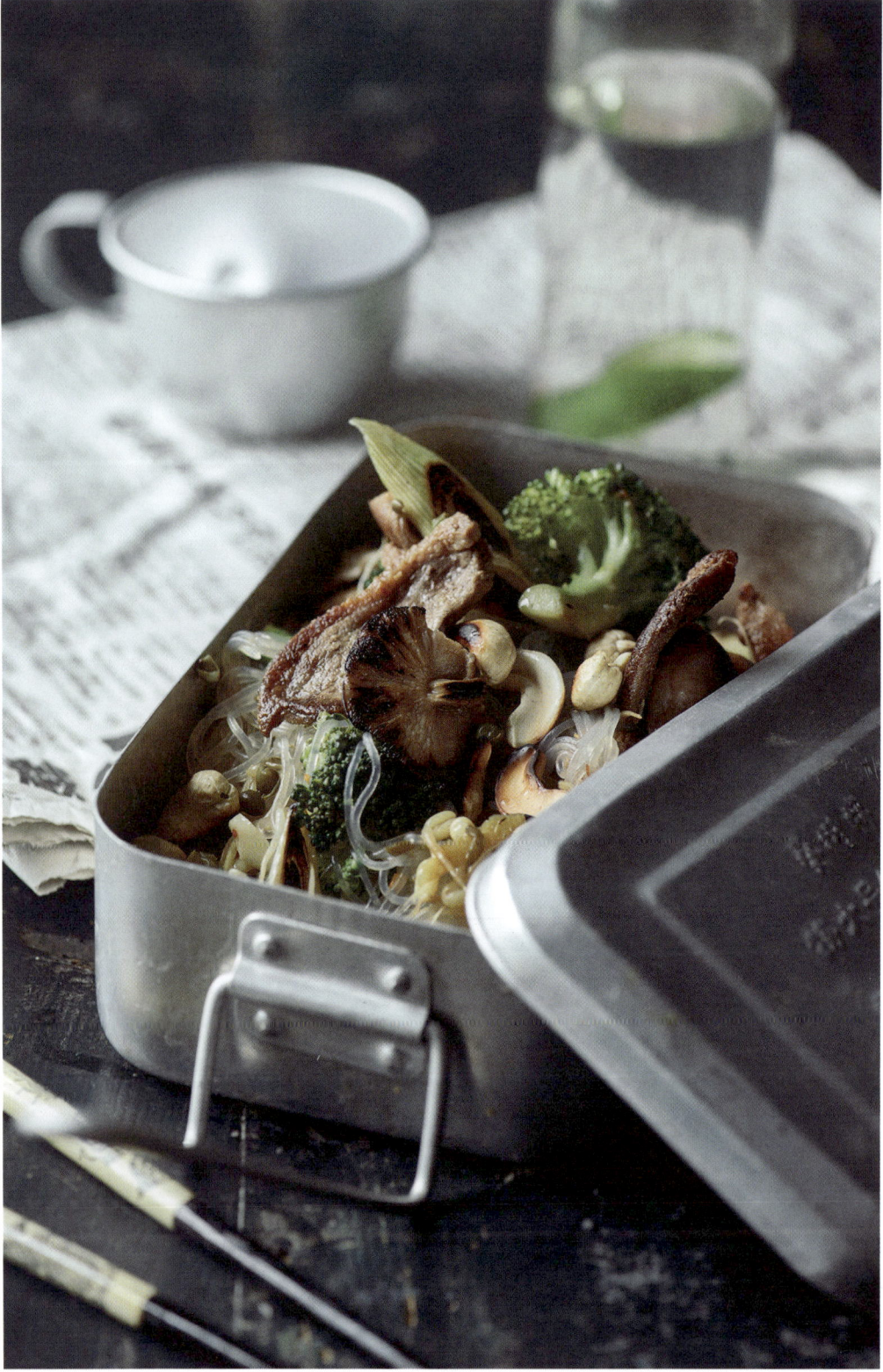

Recetas para hombres – Cena • DÍA 9

# Sofrito de pechuga de pato

**TIEMPO DE PREPARACIÓN:** *unos 25 minutos*

**SOFRITO EN WOK:**

*185 g de pechuga de pato, en tajadas finas*
*1 cucharada de aceite de oliva*
*100 g de setas de ostra*
*100 g de brócoli*
*2 cebolletas*
*½ diente de ajo, cortado en rodajas finas*
*¼ de guindilla, cortado en rodajas finas*
*1 cm de jengibre fresco, cortado en rodajas finas*
*50 g de brotes de soja*
*1 cucharada de salsa teriyaki*
*1 cucharadita de caldo de pato en polvo*
*100 a 200 ml de agua*
*15 g de anacardos*

**ACOMPAÑAMIENTO:**

*40 g de fideos celofán*

Dora bien el pato en aceite de oliva. Retira del fuego y reserva.

Corta las setas, el brócoli y la cebolleta en trozos pequeños y dóralos rápidamente por todos los lados.

Añade el ajo, la guindilla y el jengibre con los brotes de soja, la salsa teriyaki y el polvo para caldo. Añade el agua y el pato, y calienta hasta que todo esté bien cocido.

Tuesta los anacardos y échalos en el sofrito.

Hierve los fideos celofán en agua con un poco de sal y sírvelos con el sofrito.

**QUÉ DEBERÍAS TENER EN EL PLATO**

Tres puñados de sofrito y un puñado de fideos celofán.

---

**DESGLOSE SEGÚN EL MÉTODO DE LOS PUÑADOS**

**PUÑADO 1 (+2):** *setas de ostra, brócoli, cebolleta, brotes de soja*

**PUÑADO 3:** *pechuga de pato*

**PUÑADO 4:** *fideos celofán*

**GRASAS:** *aceite de oliva, anacardos*

**CONDIMENTOS:** *ajo, guindilla, jengibre, salsa teriyaki, caldo de pato en polvo*

---

**SUGERENCIA** *Espesa la salsa con un poco de harina de maíz disuelta en agua fría.*

**SUGERENCIA** *Puedes utilizar pavo o pollo en lugar de pato.*

**SUGERENCIA** *Incorpora los fideos celofán en la sartén del sofrito.*

*Energía 722 kcal · Proteínas 52 g · Carbohidratos 58 g · Fibra alimentaria 7,7 g · Grasas 30 g*

**¡RECUERDA!**
*Dos veces al día debes tener en el plato una combinación de los ingredientes más importantes de la dieta: VERDURAS, PROTEÍNAS, FÉCULA/FRUTA Y GRASAS.*

# Plan de alimentación diaria para hombres

## Para quienes quieren planear

*Plan completo de alimentación diaria para un hombre basado en una dieta de nueve días: véase la página 101.*

### PUÑADO 1 (+2):
Verduras.

*El paréntesis (+2) indica que puedes elegir dos puñados de verduras, pero que con uno basta.*

### PUÑADO 3:
Proteína animal, carne, pescado, huevo, aves, queso bajo en grasa, legumbres, etc.

### PUÑADO 4:
Carbohidratos/fécula de pan, pasta, arroz, patatas, etc., y fruta

### Grasas:
Una cucharada de grasa pesa de 10 a 30 g, según la concentración de energía en cada alimento particular. Una cucharada de mantequilla pesa unos 10 g, y una cucharada de aguacate pesa unos 30 g.

### Lácteos:
Leche y productos lácteos cuajados con hasta un 3,5 % de materia grasa y 5 g de azúcar por cada 100 g.

### Aliño lácteo:
Productos lácteos con hasta un 9 % de materia grasa.

### Condimentos:
Especias, hierbas y condimentos así como recompensas, utilizados en pequeñas cantidades para añadir sabor a la comida.

## Día 1, hombre: total 2.133 kcal

| | **CAJA DE COMIDA 1: 731 KCAL**<br>Plato de desayuno con huevo pasado por agua | **CAJA DE COMIDA 2: 633 KCAL**<br>Caja de almuerzo con requesón y mango | **CAJA DE COMIDA 3: 769 KCAL**<br>Espaguetis con albóndigas y calabacín |
|---|---|---|---|
| **ELEMENTOS MÁS IMPORTANTES DE LA DIETA** | **Puñado 1 (+ 2):**<br>· Pimiento amarillo | **Puñado 1 (+ 2):**<br>· Judías<br>· Tomate<br>· Cebolla roja<br>· Guisantes | **Puñado 1 (+ 2):**<br>· Cebolla<br>· Tomate<br>· Calabacín |
| | **Puñado 3:**<br>· Huevo<br>· 3 lonchas de jamón | **Puñado 3:**<br>· 200 g de requesón (máx. 4,5 % de materia grasa) | **Puñado 3:**<br>· 200 g de carne de cerdo y ternera<br>· 1 huevo pequeño |
| | **Puñado 4:**<br>· 30 g de muesli básico<br>· 1 trozo de pan crujiente<br>· 30 g de bayas | **Puñado 4:**<br>· ½ mango | **Puñado 4:**<br>· 1 cucharada de picatostes<br>· 30 g de espaguetis |
| | **Grasas:**<br>· 2 lonchas de queso (mín. 18 % de materia grasa)<br>· 20 g de almendras | **Grasas:**<br>· 1 cucharada de pesto<br>· 20 almendras<br>· 15 g de chocolate negro | **Grasas:**<br>· 2 cucharaditas de aceite de oliva<br>· 25 g de parmesano |
| **OPCIONAL** | **Lácteos:**<br>· 200 ml de yogur natural | **Lácteos:**<br>– | **Lácteos:**<br>– |
| | **Aliño lácteo:**<br>– | **Aliño lácteo:**<br>– | **Aliño lácteo:**<br>– |
| **SIN RESTRICCIONES EN PEQUEÑAS CANTIDADES** | **Condimentos:**<br>· Jalea o mermelada opcional<br>· Sal<br>· Tomillo<br>· Miel | **Condimentos:**<br>· Pimienta<br>· Sal | **Condimentos:**<br>· Ajo<br>· Albahaca morada<br>· Guindilla<br>· Orégano<br>· Perejil<br>· Pimentón<br>· Pimienta<br>· Sal |

**Tentempié opcional entre comidas:** taza de caldo

## Día 2, hombre: total 2.175 kcal

| | CAJA DE COMIDA 1: 686 KCAL<br>Tostada con ricota, jamón de york y tomate | CAJA DE COMIDA 2: 735 KCAL<br>Ensalada de pasta con pollo | CAJA DE COMIDA 3: 754 KCAL<br>Falafel en pan de pita con pesto |
|---|---|---|---|
| **ELEMENTOS MÁS IMPORTANTES DE LA DIETA** | **Puñado 1 (+2):**<br>• Tomate | **Puñado 1 (+2):**<br>• Cebolla roja<br>• Pimiento rojo<br>• Ensalada mezcla | **Puñado 1 (+2):**<br>• Cebolla<br>• Tomate<br>• Guisantes<br>• Lechuga |
| | **Puñado 3:**<br>• 90 g de ricota<br>• 2 huevos<br>• 3 lonchas de jamón de york | **Puñado 3:**<br>• 100 g de edamame<br>• 125 g de pollo, en dados o tiras | **Puñado 3:**<br>• 140 g de garbanzos<br>• 1 huevo pequeño |
| | **Puñado 4:**<br>• 1 ½ rebanada de pan | **Puñado 4:**<br>• 80 g de pasta cocida | **Puñado 4:**<br>• 1 o 2 cucharadas de harina de trigo<br>• 1 cucharada de pan rallado<br>• 1 pan de pita |
| | **Grasas:**<br>• 20 g de piñones | **Grasas:**<br>• ½ aguacate<br>• 15 g de anacardos | **Grasas:**<br>• 1 cucharada de aceite de oliva<br>• 1 cucharadita de pesto |
| **OPCIONAL** | **Lácteos:**<br>• 50 ml de leche | **Lácteos:**<br>– | **Lácteos:**<br>– |
| | **Aliño lácteo:**<br>– | **Aliño lácteo:**<br>• 50 ml de yogur natural | **Aliño lácteo:**<br>• 2 cucharadas de yogur natural |
| **SIN RESTRICCIONES EN PEQUEÑAS CANTIDADES** | **Condimentos:**<br>• Cebollino<br>• Pimienta<br>• Sal | **Condimentos:**<br>• Ajo<br>• Cebollino<br>• Pimienta<br>• Sal<br>• Zumo de limón | **Condimentos:**<br>• Ajo<br>• Cayena<br>• Cilantro<br>• Comino<br>• Perejil<br>• Sal<br>• Zumo de limón |

**Tentempié opcional entre comidas:** taza de caldo

## Día 3, hombre: total 1.989 kcal

| | CAJA DE COMIDA 1: 629 KCAL<br>Batido verde | CAJA DE COMIDA 2: 682 KCAL<br>Ensalada de fideos con gambas | CAJA DE COMIDA 3: 678 KCAL<br>Filete adobado con crema de champiñones |
|---|---|---|---|
| **ELEMENTOS MÁS IMPORTANTES DE LA DIETA** | **Puñado 1 (+ 2):**<br>· Espinaca<br>· Zanahoria<br>· Rábanos | **Puñado 1 (+ 2):**<br>· Brócoli<br>· Zanahoria<br>· Brotes de soja | **Puñado 1 (+ 2):**<br>· Champiñones<br>· Puerro<br>· Ensalada mezcla |
| | **Puñado 3:**<br>· 60 g de queso, máx. 17 % de materia grasa<br>· 4 lonchas de lomo de cerdo ahumado | **Puñado 3:**<br>· 175 g de gambas | **Puñado 3:**<br>· 200 g de filete de falda |
| | **Puñado 4:**<br>· 150 g de fresas | **Puñado 4:**<br>· 50 g de fideos celofán | **Puñado 4:**<br>· 1 maracuyá |
| | **Grasas:**<br>· 75 ml de nata para montar (38 %) | **Grasas:**<br>· 15 g de mantequilla de cacahuete<br>· 30 g de anacardos | **Grasas:**<br>· 1 cucharada de aceite de oliva<br>· 80 ml de nata para montar (38 %)<br>· 5 g de chocolate negro |
| **OPCIONAL** | **Lácteos:**<br>· 200 ml de leche desnatada | **Lácteos:**<br>– | **Lácteos:**<br>– |
| | **Aliño lácteo:**<br>- | **Aliño lácteo:**<br>- | **Aliño lácteo:**<br>· 1 cucharada de *crème fraîche* (máx. 9 % de materia grasa) |
| **SIN RESTRICCIONES EN PEQUEÑAS CANTIDADES** | **Condimentos:**<br>· Edulcorante<br>· Vainilla en polvo | **Condimentos:**<br>· Cilantro<br>· Guindilla<br>· Miel<br>· Salsa de soja<br>· Zumo de lima | **Condimentos:**<br>· Azúcar mascabado<br>· Caldo de verduras<br>· Edulcorante<br>· Estragón<br>· Guindilla<br>· Pimienta<br>· Sal<br>· Salsa de soja<br>· Vainilla en polvo |

**Tentempié opcional entre comidas:** taza de caldo

## Día 4, hombre: total 2.099 kcal

| | CAJA DE COMIDA 1: 620 KCAL<br>Tostada con salmón y crema de aguacate | CAJA DE COMIDA 2: 759 KCAL<br>Bol del buda | CAJA DE COMIDA 3: 720 KCAL<br>Sopa de pollo al curry y arroz |
|---|---|---|---|
| **ELEMENTOS MÁS IMPORTANTES DE LA DIETA** | **Puñado 1 (+2):**<br>· Tomate<br>· Pepino | **Puñado 1 (+2):**<br>· Brócoli<br>· Repollo morado<br>· Guisantes<br>· Brotes de soja | **Puñado 1 (+2):**<br>· Cebolla<br>· Puerro<br>· Tomate<br>· Pimiento rojo |
| | **Puñado 3:**<br>· 120 g de salmón ahumado | **Puñado 3:**<br>· 150 ml de alubias rojas<br>· 150 ml de garbanzos | **Puñado 3:**<br>· 150 g de pollo |
| | **Puñado 4:**<br>· 1 ½ rebanada de pan | **Puñado 4:**<br>· ½ mango | **Puñado 4:**<br>· Harina de maíz<br>· 40 g de arroz |
| | **Grasas:**<br>· ½ aguacate<br>· 1 cucharada de *crème fraîche* (mín. 18 % de materia grasa) | **Grasas:**<br>· 1 cucharada de tahini<br>· 1 cucharada de aceite de oliva<br>· 50 g de aceitunas negras<br>· 1 cucharada de semillas de sésamo | **Grasas:**<br>· 1 cucharada de aceite de oliva<br>· 30 ml de nata para montar (38 %) |
| **OPCIONAL** | **Lácteos:**<br>– | **Lácteos:**<br>– | **Lácteos:**<br>– |
| | **Aliño lácteo:**<br>– | **Aliño lácteo:**<br>– | **Aliño lácteo:**<br>– |
| **SIN RESTRICCIONES EN PEQUEÑAS CANTIDADES** | **Condimentos:**<br>· Berro<br>· Guindilla<br>· Menta<br>· Pimienta<br>· Sal<br>· Vinagre de vino blanco<br>· Zumo de limón | **Condimentos:**<br>· Ajo<br>· Comino<br>· Guindilla<br>· Jalapeños<br>· Zumo de limón | **Condimentos:**<br>· Sal<br>· Ajo<br>· Caldo<br>· Comino<br>· Curry en polvo<br>· Perejil<br>· Pimienta<br>· Tomillo |

**Tentempié opcional entre comidas:** taza de caldo

## Día 5, hombre: total 2.173 kcal

| | CAJA DE COMIDA 1: 739 KCAL<br>Gachas de avena con pimiento relleno | CAJA DE COMIDA 2: 716 KCAL<br>Burrito de rosbif | CAJA DE COMIDA 3: 718 KCAL<br>Tartaleta de queso |
|---|---|---|---|
| **ELEMENTOS MÁS IMPORTANTES DE LA DIETA** | **Puñado 1 (+2):**<br>· Pimiento rojo<br>· Pepinillos | **Puñado 1 (+2):**<br>· Ensalada mezcla<br>· Zanahoria<br>· Tirabeques<br>· Pepinillos | **Puñado 1 (+2):**<br>· Cebolla<br>· Cebolleta<br>· Espinaca<br>· Lechuga |
| | **Puñado 3:**<br>· 120 g de ricota<br>· 1 huevo | **Puñado 3:**<br>· 150 g de rosbif | **Puñado 3:**<br>· 2 lonchas de beicon<br>· 1 huevo<br>· 125 g de ricota |
| | **Puñado 4:**<br>· 30 g de avena | **Puñado 4:**<br>· 1 tortilla de harina grande (70 g) | **Puñado 4:**<br>· 1 tortilla de harina grande (70 g) |
| | **Grasas:**<br>· 10 g de piñones<br>· 15 g de pacanas<br>· 15 g de chocolate negro | **Grasas:**<br>· 30 g de mayonesa | **Grasas:**<br>· ½ cucharadita de aceite de oliva<br>· 25 g de queso (mín. 18 % de materia grasa) |
| **OPCIONAL** | **Lácteos:**<br>– | **Lácteos:**<br>– | **Lácteos:**<br>· 25 ml de leche desnatada |
| | **Aliño lácteo:**<br>– | **Aliño lácteo:**<br>– | **Aliño lácteo:**<br>– |
| **SIN RESTRICCIONES EN PEQUEÑAS CANTIDADES** | **Condimentos:**<br>· Acederilla<br>· Berro<br>· Miel<br>· Pimienta<br>· Sal | **Condimentos:**<br>· Chutney de mango<br>· Curry en polvo<br>· Pimienta<br>· Sal | **Condimentos:**<br>· Ajo<br>· Nuez moscada<br>· Pimienta<br>· Sal |

**Tentempié opcional entre comidas:** taza de caldo

## Día 6, hombre: total 2.144 kcal

| | **CAJA DE COMIDA 1: 799 KCAL**<br>Tortitas | **CAJA DE COMIDA 2: 668 KCAL**<br>Buñuelo de atún con centeno | **CAJA DE COMIDA 3: 677 KCAL**<br>Boniato al horno con garbanzos |
|---|---|---|---|
| **ELEMENTOS MÁS IMPORTANTES DE LA DIETA** | **Puñado 1 (+2):**<br>· Tirabeques | **Puñado 1 (+2):**<br>· Boniato<br>· Mezcla de brotes tiernos de lechuga<br>· Cebolleta<br>· Cebolla roja<br>· Pimiento amarillo | **Puñado 1 (+2):**<br>· Boniato<br>· Cebolla<br>· Pimiento amarillo |
| | **Puñado 3:**<br>· 3 huevos<br>· 2 claras de huevo | **Puñado 3:**<br>· 110 g de atún<br>· 1 clara de huevo | **Puñado 3:**<br>· 100 ml de garbanzos<br>· 60 g de queso (máx. 17 % de materia grasa) |
| | **Puñado 4:**<br>· ¾ de plátano<br>· 22 g de avena<br>· 5 a 7 bayas | **Puñado 4:**<br>· 2 cucharadas de pan rallado<br>· 1 ½ rebanada de pan de centeno | **Puñado 4:**<br>– |
| | **Grasas:**<br>· 10 g de almendras<br>· 15 g de mantequilla<br>· 15 g de chocolate negro | **Grasas:**<br>· 1 cucharada de aceite de oliva<br>· 15 g de mayonesa | **Grasas:**<br>· 1 cucharada de aceite de oliva<br>· ½ aguacate |
| **OPCIONAL** | **Lácteos:**<br>– | **Lácteos:**<br>– | **Lácteos:**<br>– |
| | **Aliño lácteo:**<br>– | **Aliño lácteo:**<br>· 2 cucharadas de *crème fraîche* (máx. 9 % de materia grasa) | **Aliño lácteo:**<br>· 2 cucharadas de *crème fraîche* (máx. 9 % de materia grasa) |
| **SIN RESTRICCIONES EN PEQUEÑAS CANTIDADES** | **Condimentos:**<br>· Canela o cardamomo<br>· Miel<br>· Sal<br>· Vainilla en polvo | **Condimentos:**<br>· Ajo<br>· Guindilla<br>· Eneldo<br>· Perejil<br>· Sal | **Condimentos:**<br>· Ajo<br>· Caldo de verdura<br>· Comino<br>· Eneldo<br>· Guindilla<br>· Limón<br>· Miel<br>· Pimentón<br>· Pimienta<br>· Sal |

**Tentempié opcional entre comidas:** taza de caldo

## Día 7, hombre: total 2.181 kcal

| | CAJA DE COMIDA 1: 703 KCAL<br>Plato de desayuno con requesón | CAJA DE COMIDA 2: 699 KCAL<br>Ensalada César con picatostes | CAJA DE COMIDA 3: 779 KCAL<br>Salmón al horno con aliño de limón |
|---|---|---|---|
| **ELEMENTOS MÁS IMPORTANTES DE LA DIETA** | **Puñado 1 (+2):**<br>· Rábanos | **Puñado 1 (+2):**<br>· Cogollos de lechuga | **Puñado 1 (+2):**<br>· Calabacín<br>· Zanahoria<br>· Pimiento rojo |
| | **Puñado 3:**<br>· 60 g de jamón<br>· 100 g de requesón (máx. 4,5 % de materia grasa) | **Puñado 3:**<br>· 170 g de pechuga de pollo asado<br>· 1 anchoa | **Puñado 3:**<br>· 170 g de salmón |
| | **Puñado 4:**<br>· 70 g de sandía<br>· 3 trozos de pan crujiente | **Puñado 4:**<br>· 1 ½ rebanada de pan tostado | **Puñado 4:**<br>· 150 g de patatas |
| | **Grasas:**<br>· 15 g de semillas de girasol<br>· ½ aguacate | **Grasas:**<br>· 1 yema de huevo<br>· 1 cucharada de aceite de oliva<br>· 25 g de parmesano | **Grasas:**<br>· 30 g de mayonesa<br>· 1 cucharada de aceite de oliva |
| **OPCIONAL** | **Lácteos:**<br>· 100 ml de yogur natural | **Lácteos:**<br>· 50 ml de yogur natural | **Lácteos:**<br>· 60 ml de yogur natural |
| | **Aliño lácteo:**<br>- | **Aliño lácteo:**<br>- | **Aliño lácteo:**<br>- |
| **SIN RESTRICCIONES EN PEQUEÑAS CANTIDADES** | **Condimentos:**<br>· Miel<br>· Pimienta<br>· Tomillo<br>· Zumo de limón | **Condimentos:**<br>· Ajo<br>· Pimienta<br>· Sal<br>· Vinagre de vino blanco | **Condimentos:**<br>· Ajo<br>· Albahaca morada<br>· Sal<br>· Zumo de limón |

**Tentempié opcional entre comidas:** taza de caldo

## Día 8, hombre: total 2.152 kcal

| | CAJA DE COMIDA 1: 672 KCAL<br>Tostada con jamón de york | CAJA DE COMIDA 2: 716 KCAL<br>Burrito de lechuga | CAJA DE COMIDA 3: 764 KCAL<br>Hamburguesa casera |
|---|---|---|---|
| **ELEMENTOS MÁS IMPORTANTES DE LA DIETA** | **Puñado 1 (+2):**<br>· Tomate<br>· Cebolla<br>· Hojas de lechuga | **Puñado 1 (+2):**<br>· Cogollo de lechuga<br>· Zanahoria<br>· Pimiento amarillo<br>· Pepinillo<br>· Guisantes | **Puñado 1 (+2):**<br>· Pepino<br>· Tomate<br>· Cebolla roja<br>· Repollo morado |
| | **Puñado 3:**<br>· 80 g de edamames<br>· 80 g de jamón<br>· 1 huevo | **Puñado 3:**<br>· 4 lonchas de rosbif<br>· 70 g de gambas<br>· 60 g de pollo en daditos<br>· 60 g de requesón | **Puñado 3:**<br>· 150 g de carne picada de ternera<br>· 1 loncha de beicon |
| | **Puñado 4:**<br>· 1 rebanada de pan | **Puñado 4:**<br>· 100 g de sandía | **Puñado 4:**<br>· Pan de hamburguesa de 80/90 g |
| | **Grasas:**<br>· 1 o 2 cucharaditas de mantequilla<br>· 2 lonchas de queso (mín. 18 % de materia grasa)<br>· 1 cucharadita de aceite de oliva | **Grasas:**<br>· 45 g de mayonesa | **Grasas:**<br>· 15 g de mayonesa<br>· 1 loncha de queso (mín. 18 % de materia grasa) |
| **OPCIONAL** | **Lácteos:**<br>– | **Lácteos:**<br>– | **Lácteos:**<br>– |
| | **Aliño lácteo:**<br>– | **Aliño lácteo:** | **Aliño lácteo:**<br>· 1 cucharadas de *crème fraîche* (máx. 9 % de materia grasa) |
| **SIN RESTRICCIONES EN PEQUEÑAS CANTIDADES** | **Condimentos:**<br>· Mostaza<br>· Pimienta<br>· Sal<br>· Zumo de limón | **Condimentos:**<br>· Chutney de mango o curry en polvo<br>· Hierbas, si se desea<br>· Pimienta<br>· Rábano picante o ajo<br>· Sal<br>· Salsa de guindilla | **Condimentos:**<br>· Azúcar<br>· Kétchup<br>· Pimentón<br>· Pimienta<br>· Sal<br>· Vinagre de vino blanco |

**Tentempié opcional entre comidas:** taza de caldo

## Día 9, hombre: total 2.208 kcal

| | CAJA DE COMIDA 1: 748 KCAL<br>Beicon con huevo | CAJA DE COMIDA 2: 738 KCAL<br>Burrito de espinaca, huevo y pollo | CAJA DE COMIDA 3: 722 KCAL<br>Sofrito de pechuga de pato |
|---|---|---|---|
| **ELEMENTOS MÁS IMPORTANTES DE LA DIETA** | **Puñado 1 (+2):**<br>· Setas<br>· Tomate | **Puñado 1 (+2):**<br>· Espinaca<br>· Tomates cherry | **Puñado 1 (+2):**<br>· Setas de ostra<br>· Brócoli<br>· Cebolleta<br>· Brotes de soja |
| | **Puñado 3:**<br>· 2 lonchas de beicon<br>· 2 huevos<br>· ½ lata de alubias al estilo inglés *(baked beans)* | **Puñado 3:**<br>· 100 g de pollo en daditos<br>· 2 huevos<br>· 1 clara de huevo | **Puñado 3:**<br>· 185 g de pechuga de pato |
| | **Puñado 4:**<br>· 1 rebanada de pan<br>· 50 g de frambuesas | **Puñado 4:**<br>· Tortilla de harina de 70 g | **Puñado 4:**<br>· 40 g de fideos celofán crudos |
| | **Grasas:**<br>· 1 cucharadita de mantequilla<br>· 5 g de avellanas | **Grasas:**<br>· 40 g de queso de untar picante (mín. 18 % de materia grasa)<br>· 15 g de piñones<br>· 1 cucharada de nata para montar (38 % de materia grasa) | **Grasas:**<br>· 1 cucharada de aceite de oliva<br>· 15 g de anacardos |
| **OPCIONAL** | **Lácteos:**<br>· 100 ml de yogur natural | **Lácteos:**<br>– | **Lácteos:**<br>– |
| | **Aliño lácteo:**<br>– | **Aliño lácteo:**<br>– | **Aliño lácteo:**<br>– |
| **SIN RESTRICCIONES EN PEQUEÑAS CANTIDADES** | **Condimentos:**<br>· Pimienta<br>· Sal<br>· Salvia | **Condimentos:**<br>· Pimienta<br>· Sal | **Condimentos:**<br>· Ajo<br>· Caldo de pato en polvo<br>· Guindilla<br>· Jengibre<br>· Salsa teriyaki |

**Tentempié opcional entre comidas:** taza de caldo

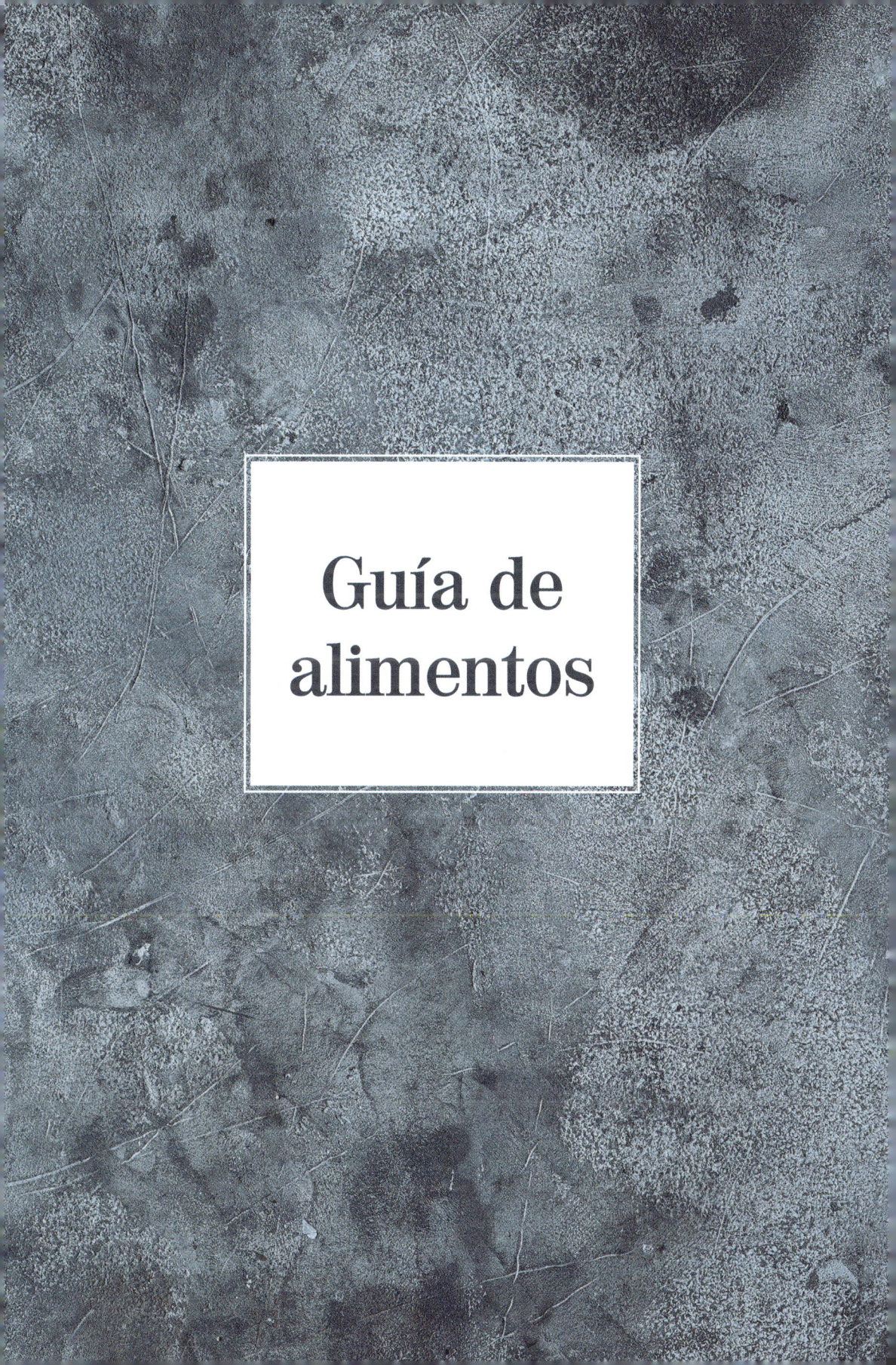

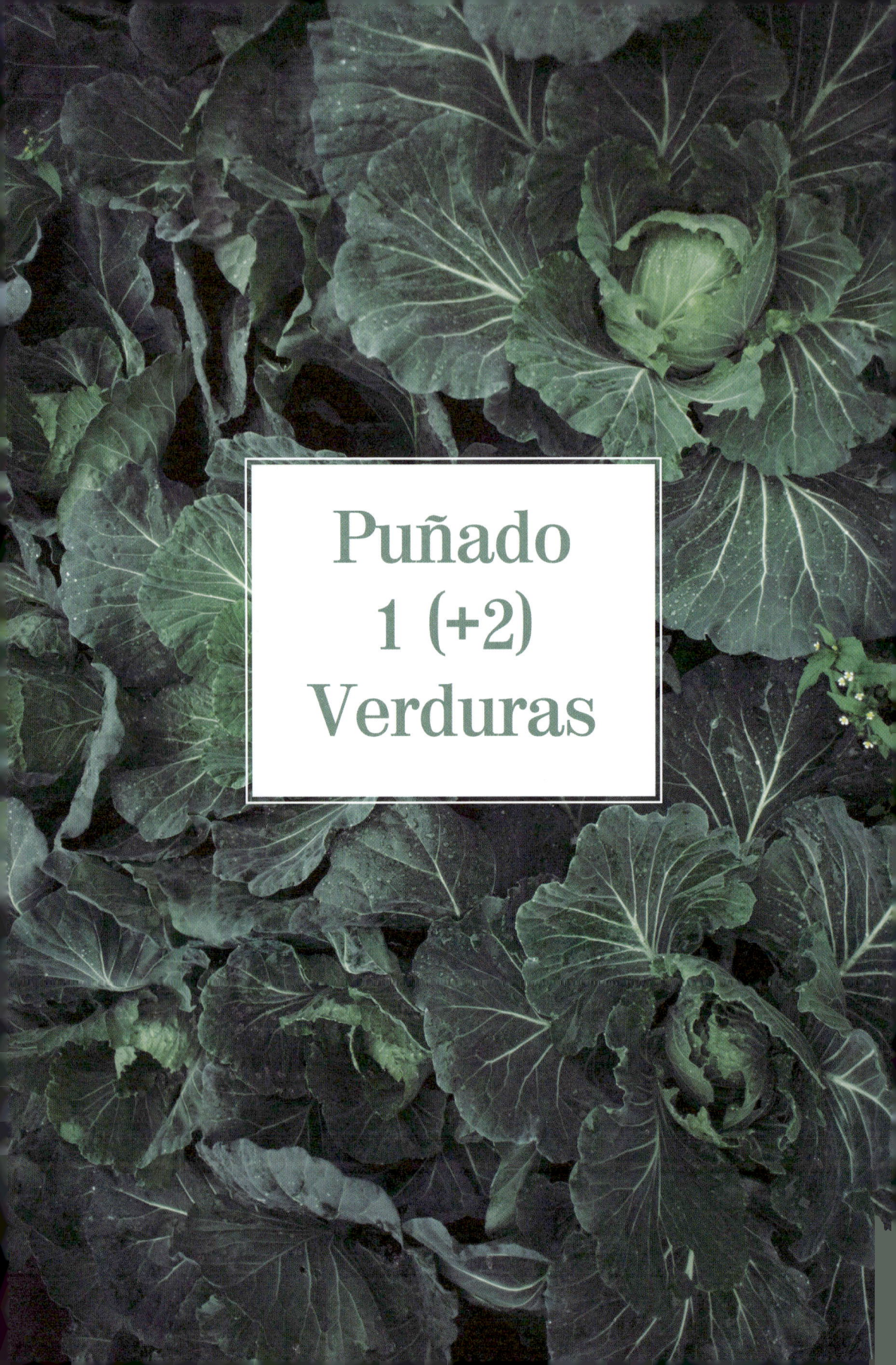

# Puñado 1 (+2) Verduras

# 1 (+2)

Las verduras son una fuente fantástica y saciante de fibra alimentaria y de importantes vitaminas, minerales y antioxidantes. Tienes que dar prioridad a las verduras de fibra gruesa (marcadas con *), porque contienen más fibra alimentaria que las verduras finas, como el pepino y el tomate. Las verduras crudas son deliciosas, pero ten cuidado si no estás acostumbrado a consumirlas. Demasiadas verduras crudas pueden causar malestares estomacales y gases. Cuando están cocidas, las verduras suelen ser más fáciles de digerir. Mientras se pierde peso se pueden comer hortalizas de raíz como parte de una dieta variada. Puedes decidir si te basta con un puñado por comida de verdura o dos.

## Cantidad

Uno o dos puñados de verduras corresponden a entre 100 y 250 g.

- Achicoria
- Ajo*
- Alcachofa de Jerusalén*
- Alcachofa*
- Algas marinas*
- Alubias Mung
- Apio
- Apio nabo*
- Berenjena*
- Boniato*
- Brócoli*
- Brotes de bambú, crudos
- Brotes de soja
- Calabacín
- Calabaza
- Calabaza, todo tipo de calabazas comestible
- Cebolla*, de todo tipo
- Cebolleta*
- Chirivía*
- Col cerrada*
- Col china
- Col de Bruselas*
- Col puntiaguda*
- Coliflor*
- Colirrábano*
- Espárragos verdes/ blancos
- Espinaca*
- Guindilla de todo tipo
- Guisantes*
- Guisantes dulces*
- Hinojo*
- Hokkaido
- Jalapeños
- Judías*
- Kale*
- Lechuga de todo tipo, incluidas la iceberg, la romana y arrepollada.
- Lechuga
- Nabo*
- Pepino
- Perejil*
- Pimientos, de todo tipo
- Puerros*
- Rábano chino/daikon
- Rábano, de todo tipo
- Remolacha*
- Repollo morado*
- Repollo*
- Rúcula
- Ruibarbo*
- Salsifí*
- Seta chantarela*
- Setas, de todo tipo
- Tomate de todo tipo, incluidos los triturados en conserva
- Tomates secos
- Zanahoria

\* Verduras de fibra gruesa

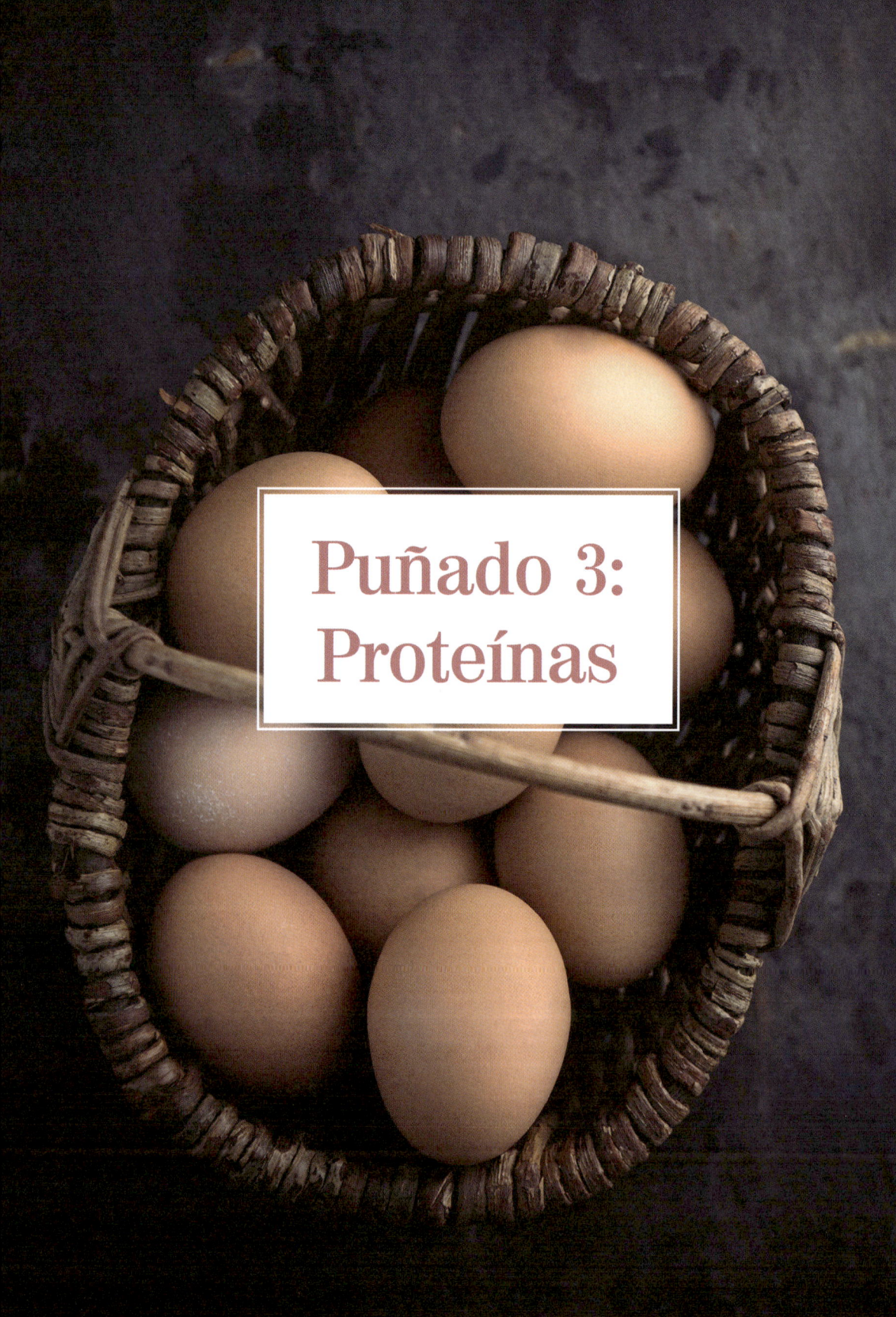

3

Las proteínas son componentes importantes para el organismo, en especial al perder peso, porque proporcionan una sensación de saciedad y ayudan a mantener el tejido muscular a fin de que pierdas sobre todo grasa.

## CARNE DE GANADO Y AVES

Es importante variar las proteínas. Procura incluirlas de todo tipo en tus platos de la semana. Un buen consejo es limitar la carne roja a dos o tres veces por semana. Además, puedes comer fiambres.

### Cantidad

Un puñado de carne suele contener de 100 a 200 g.

- Ternera, cerdo y cordero
- Pollo, pavo y otras aves
- Venado, faisán, conejo, pato y similar

## CARNE PROCESADA,
### INCLUIDOS FIAMBRES, SALCHICHAS Y PATÉS

Cuando la carne está procesada, aumenta el riesgo de acumular sustancias químicas, lo que podría, por ejemplo, resultar eventualmente cancerígeno. Estos productos están procesados y, por tanto, solo deberías tomarlos dos o tres veces por semana.

Escoge productos orgánicos y elige salchichas con un alto contenido cárnico.

### Cantidad

No comas más fiambres de los que te quepan en la palma de una mano en una capa delgada. Por ejemplo, 1 o 2 salchichas, 2 o 3 lonchas de fiambre o beicon, 1 o 2 cucharadas de paté. Sé razonable. Complementa con otra forma de proteína, como medio puñado de pescado o legumbres.

- Albóndigas (con larga vida útil)
- Beicon
- Carne en gelatina
- Embutidos de todo tipo
- Morcilla
- Paté de todo tipo
- Salchichas de todo tipo (incluidas las de Cumberland)
- Salchicha de hígado
- Salchichón

## PESCADO Y MARISCO

El pescado, en especial el graso, es rico en importantes ácidos grasos omega-3 y en vitamina D, pero todos los animales marinos son sanos.

### Cantidad

Un puñado de pescado o mariscos corresponde a 100 a 200 g.

Guía de alimentos

- Cangrejo
- Caviar y otras huevas de pescado
- Gambas
- Langosta
- Mejillones
- Ostras
- Pescado magro como el bacalao, la solla y el lenguado
- Pescados grasos como el fletán, el salmón, la caballa y el arenque
- Buñuelo de pescado
- Pescado en conserva
- Arenques ahumados
- Caballa en salsa de tomate
- Sardinas
- Caracoles (no son exactamente mariscos, aunque tienen caparazón)
- Atún, en agua y aceite

Al contrario de los que se cree, por sí mismos los huevos no aumentan el colesterol, así que puedes paladearlos con tranquilidad. Puedes combinarlos con otras proteínas, así, por ejemplo, puedes comer un huevo y un pequeño puñado de gambas como plato principal. De ese modo, distribuyes las proteínas en distintas categorías.

### Cantidad
Unos 2 o 3 huevos cuentan como un puñado.

## QUESO BAJO EN GRASA
### HASTA UN 17 % DE MATERIA GRASA

Utiliza tu sentido común. Cuanta más grasa contenga un queso, más pequeño será el puñado que debas comer. Por ejemplo, muy pocas personas comen queso entero de untar en grandes cantidades. Pero puedes dar sabor a un trozo de pechuga de pollo con 1 o 2 cucharadas de queso entero de untar.

### Cantidad
Un puñado de queso bajo en grasa corresponde a 80 a 100 g.

- Brie
- Cuajada ahumada del 1 al 10 %
- Queso de untar
- Queso fresco
- Queso fresco de 1,5 a 4,5 %
- Queso para ensalada/feta
- Queso quark

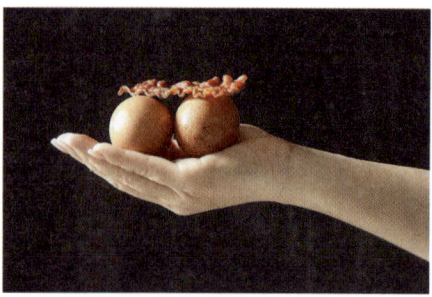

## HUEVOS
Los huevos son una gran fuente de alimentación porque contienen muchos de los nutrientes esenciales que necesitamos. ¡La clara de huevo es proteína pura! Por lo tanto, puedes aumentar tu ingesta de proteínas al incluir dos claras de huevo y dos huevos enteros en un comida.

Puñado 3: Proteínas

- Queso rallado
- Ricota
- Todo tipo de quesos comunes bajos en grasa

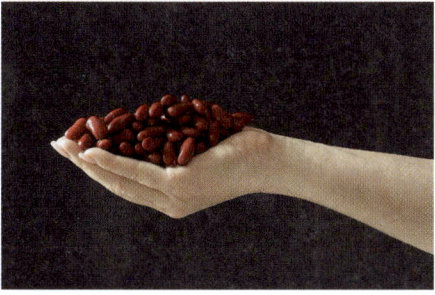

## LEGUMBRES

Las legumbres contienen proteínas vegetales y se asemejan a las verduras porque también contienen carbohidratos en forma de fécula. Si eres vegetariano, tienes que comer una gran variedad de verduras y legumbres, y preferiblemente complementarlas con productos lácteos.

Las proteínas vegetales no son tan provechosas para el cuerpo como las proteínas animales, pero constituyen un muy buen suplemento en una dieta variada. Come legumbres congeladas, en conserva o secas. Las secas a menudo deben dejarse en remojo toda la noche y luego hervirse. Los edamames, por ejemplo, pueden comprarse congelados y cocinarse en unos minutos. Se pueden comprar en vaina o pelados.

Es bueno incluir medio puñado de legumbres en una ensalada para aumentar el contenido proteico del plato, al tiempo que comes un puñado de carne o pescado.

### Cantidad
Un puñado de legumbres corresponde a 150 a 250 g.

- Alubias al horno en salsa de tomate
- Alubias blancas
- Alubias de vaina de soja (edamames)
- Alubias rojas
- Alubias pintas
- Garbanzos
- Garrofones
- Guisantes amarillos
- Lentejas de todo tipo
- Mezcla de alubias
- Tofu

## PROTEÍNA EN POLVO

En general, es totalmente innecesario consumir proteína en polvo. Con una dieta variada acorde al método de los puñados, obtendrás todas los proteínas que necesita tu cuerpo. Aun así, puedes reemplazar una de las tres comidas diarias con un batido de proteínas o similar.

### Cantidad
Una cucharada de proteína en polvo (en general de 25 a 40 g) corresponde a entre un tercio y la mitad del Puñado 3.

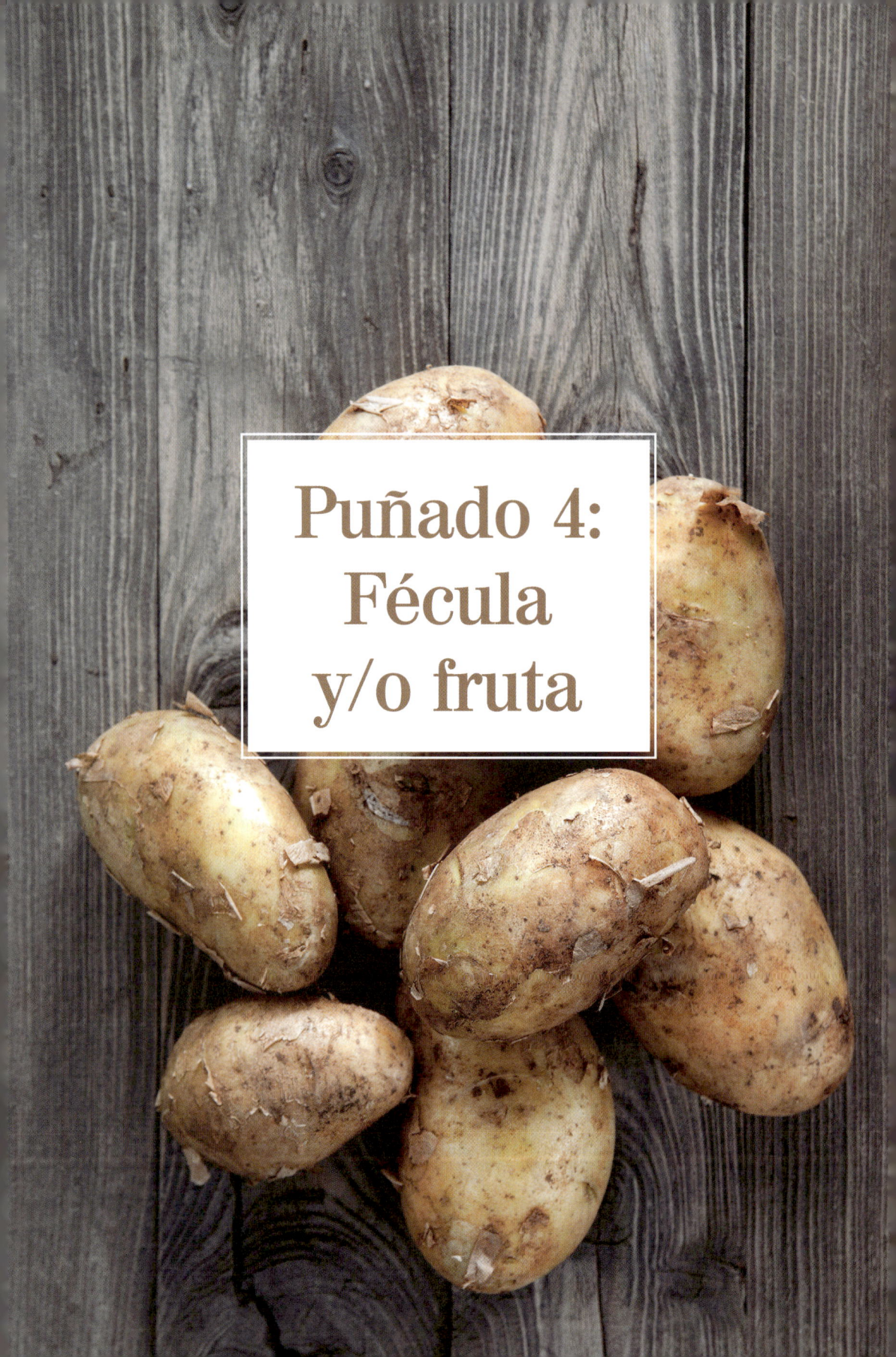

# Puñado 4: Fécula y/o fruta

4

Este puñado incluye muchos alimentos con carbohidratos.

El Puñado 4 puede incluir tanto fécula como fruta. Puedes combinar ambos grupos, por ejemplo, comiendo media rebanada de pan y medio puñado de fruta; utiliza tu sentido común. No engañas a nadie salvo a ti mismo al comer más de un puñado.

- Avena o copos de avena (preferiblemente integral)
- Copos de espelta
- Copos de maíz
- Copos de trigo
- Galletas de salvado
- Mezcla de copos de cereales (por ejemplo, tres o cuatro granos distintos)
- Plato de cebada o copos de cebada
- Weetabix

## CEREALES DE DESAYUNO

Elige productos con un máximo de 13 g de azúcares por cada 100 g. Puedes preparar fácilmente muesli casero con miel y fruta seca, pero cuida las cantidades para que el muesli no sea muy dulce.

### Cantidad

Un puñado de cereales de desayuno corresponde a 35 g para una mujer y 50 g para un hombre.

## PANES

El pan contiene grandes cantidades de fécula, y la fécula consiste en moléculas de azúcar. Dicho de otro modo, cuando comes pan, también comes azúcar. Elige siempre la opción integral, pero ten en cuenta que, incluso en ese caso, no puedes comer cuanto quieras. Todo el pan afecta al azúcar en la sangre, por grueso que sea el grano.

Los productos integrales llevan tantas calorías como los no integrales, pero las fibras que contienen te hacen sentir más lleno y ayudan a estabilizar el azúcar en la sangre. Busca la etiqueta integral en los paquetes. Integral remite a granos enteros, granos triturados o harina integral. Para que una harina se pueda llamar integral debe tener al menos 6 g de fibra alimentaria por 100 g de harina.

---

**MIRA LA DECLARACIÓN DE LAS PROPIEDADES NUTRICIONALES DEL PRODUCTO Y ELIGE LO SIGUIENTE:**

**GRASAS:** *No más de 7 g por 100g*
**AZÚCARES TOTALES:** *No más de 13 g por 100g*
**SODIO:** *No más de 0,5 g por 100 g*
**FIBRA ALIMENTARIA:** *Al menos 6 g por 100 g*

### Cantidad

Un puñado corresponde a:
1 rebanada de pan, 1 bollo pequeño/ medio bollo grande, 2 o 3 rebanadas de pan crujiente (porque son muy delgadas o ligeras)

- Baguette
- Bollo
- Masa para pizza
- Masa para tarta (incluida la filo)
- Pan crujiente
- Pan de centeno
- Pan de molde para tostadas
- Pan de pita
- Panecillo para perritos calientes
- Panecillos
- Panes blancos
- Tacos y productos similares elaborados con harina de maíz
- Tortillas de harina

Nota: el llamado pan de la Edad de piedra no se prepara con harina, sino con almendras, nueces, huevos y aceite de oliva. Por tanto, contiene menos carbohidratos que el pan hecho con harina. Por otro lado, contiene muchas grasas y proteínas. Una rebanada fina cuenta como dos cucharadas de grasas según el método de los puñados, porque consiste sobre todo en grasas.
Una rebanada de pan de la Edad de piedra puede ser rica, pero debes limitar las cantidades porque el producto contiene mucha energía.

> **SUGERENCIA:** *Hay una diferencia en el tamaño de los puñados, pero tiende a corresponder a los requisitos. Para una mujer pequeña, 30 g de pan será suficiente, 60 g estará bien para una mujer alta y hasta 90 g dejarán satisfecho a un hombre.*

## OTROS PRODUCTOS CON FÉCULA

- Arroz de todo tipo (incluido el pardo, el integral y el silvestre)
- Cebada perlada, centeno perlado y espelta perlada
- Cuscús
- Espelta entera
- Harina (preferiblemente integral)
- Maíz
- Pasta integral (*penne*, lasaña, *fusilli*, espaguetis, etc.)
- Patatas
- Quinoa
- Trigo duro
- Trigo entero (incl. agrietado)
- Trigo farro, kamut y einkorn

## SUSTITUTOS DE LA HARINA

Poco a poco están apareciendo varios sustitutos de la harina en una gran cantidad de recetas para pasteles sin azúcar o sin gluten, así como para dietas bajas en carbohidratos. Algunos de estos productos también tienen un alto contenido de proteínas.

Puedes comer pan y pasteles horneados con sustitutos de harina en lugar de pan normal, siempre y cuando cumplas con el modelo de las cajas del método de los puñados. Hay solo una manera de saber cómo hacerlo, y es probarlos para buscar tus favoritos según tus gustos.

Nota que hay algunas diferencias en cuanto al lugar de la caja en el que van los diferentes tipos de harina.

### CUENTA COMO EL PUÑADO 3
- Harina de almendras baja en grasa (alta en proteína contenido > 40 %)
- Harina de cacahuete
- Harina de coco (fina) (hasta un 61 % de fibra y muy absorbente)
- Harina de garbanzo
- Harina de guisantes
- Harina de sésamo (sabor salado, alto contenido proteico > 40 %)

### CUENTA COMO EL PUÑADO 4
- Harina de amaranto
- Harina de quinoa
- Harina de tapioca
- Salvado de avena
- Salvado de trigo

### CUENTA COMO GRASA
- Harina de almendra
- Harina de coco (común), puede ser molida como harina fina

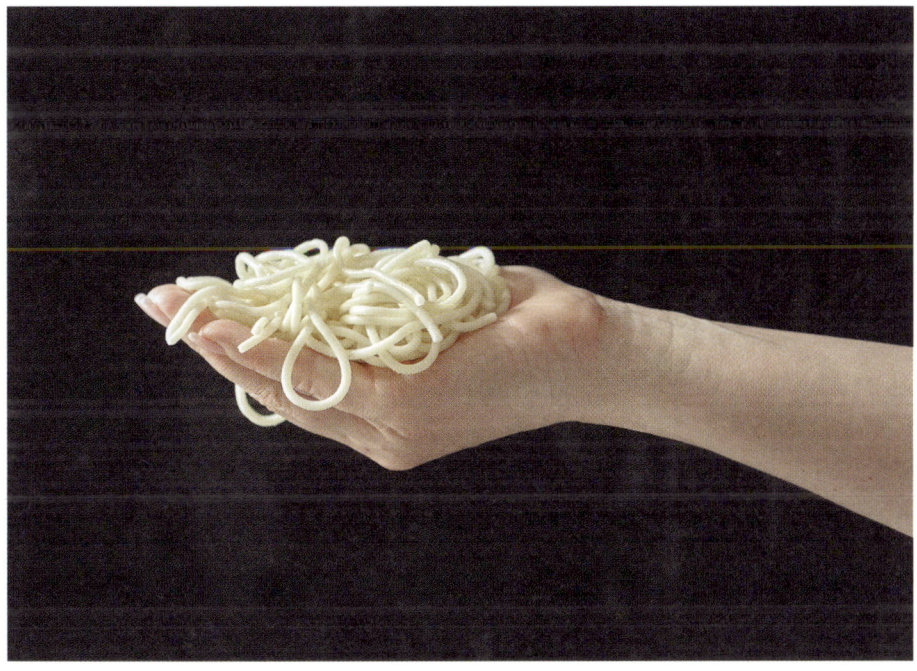

# FRUTA

Las frutas constituyen un grupo colorido con muchos y beneficiosos minerales, vitaminas y fibra alimentaria, pero algunas de ellas también contienen gran cantidad de azúcar. Escoge las que tienen un contenido de azúcar de bajo a medio, y come la fruta en vez de beberla, para que no pierda la fibra alimentaria. Si te gusta mucho el zumo de frutas, puedes diluirlo con zumo de verduras.

Utiliza las frutas más dulces para reemplazar el edulcorante. Las frutas con alto contenido de azúcar como los mangos y plátanos van bien en batidos. Incluye fruta en las ensaladas, o da más sabor a un bocadillo de queso con fruta y verdura. Si comes fruta seca, ten presente que dos dátiles o un paquetito de uvas pasas equivalen a una manzana en términos energéticos. Utiliza, pues, puñados pequeños de fruta seca.

### Cantidad
Un puñado de fruta pesará de 100 a 150 g. Come hasta un puñado por comida. Un puñado podría consistir en lo siguiente:

- 1 fruta grande
- 1 o 2 frutas pequeñas como las mandarinas, las ciruelas o similares
- 100 g de fruta o bayas
- 1 o 2 dátiles frescos, higos, ciruelas pasas o similares

### BAJO CONTENIDO DE AZÚCAR
- Limón
- Lima
- Frambuesas
- Moras
- Grosellas
- Arándanos rojos

### BAJO A MEDIO CONTENIDO DE AZÚCAR
- Fresas
- Pomelo
- Papaya
- Melón de todo tipo
- Melocotones
- Nectarinas
- Arándanos
- Manzanas
- Albaricoques

### ALTO CONTENIDO DE AZÚCAR
- Ciruelas
- Naranjas
- Kiwi
- Peras
- Piña

### MUY ALTO CONTENIDO DE AZÚCAR
- Clementinas
- Mandarinas
- Cerezas
- Uvas
- Granadas
- Mangos
- Higos frescos
- Plátanos
- Dátiles frescos
- Ciruelas pasas
- Frutas secas como dátiles, higos, uvas pasas, arándanos rojos, arándanos y moras

*Las frutas se presentan según su contenido de azúcar, las que lo tienen más bajo primero.*

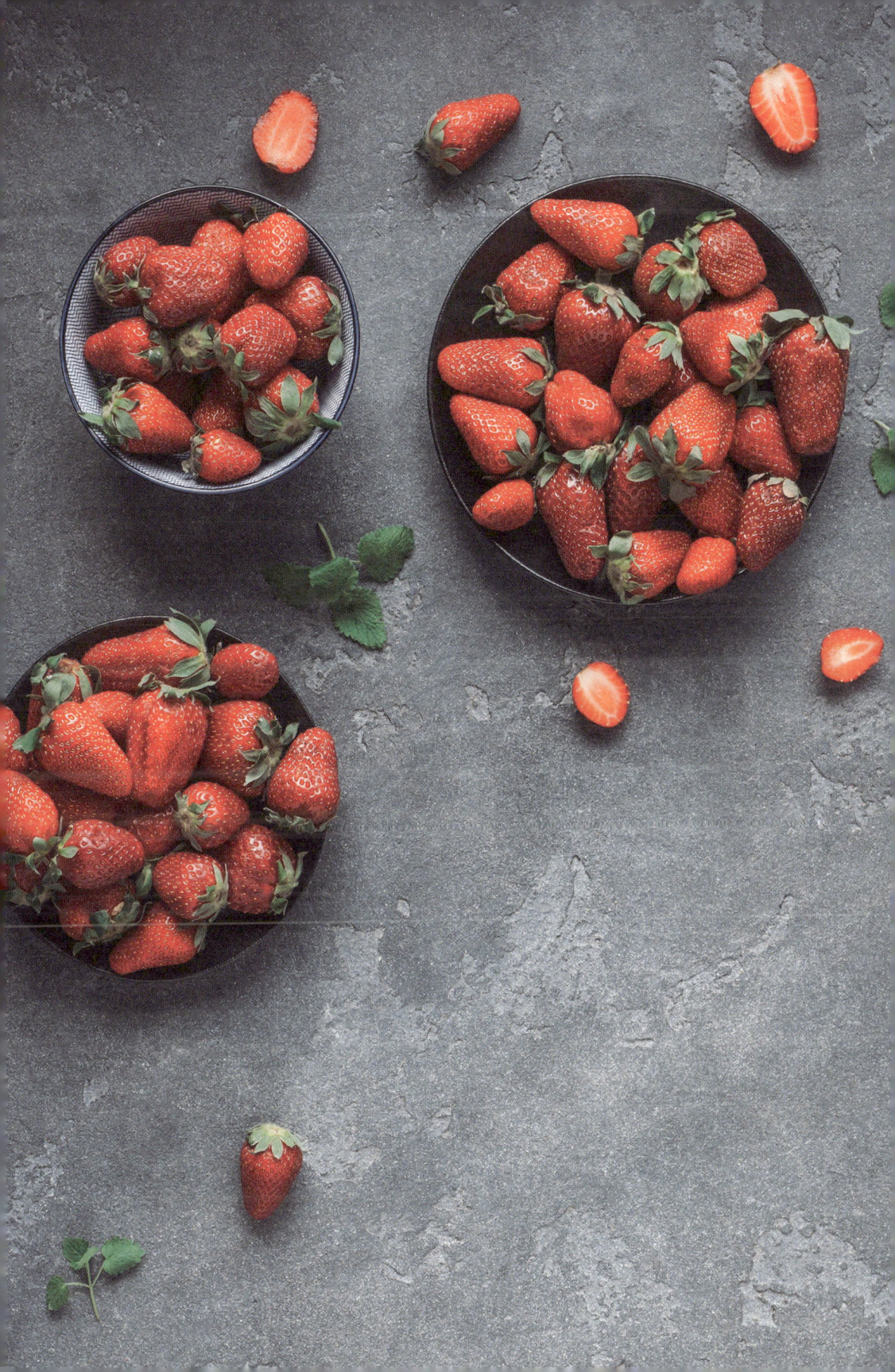

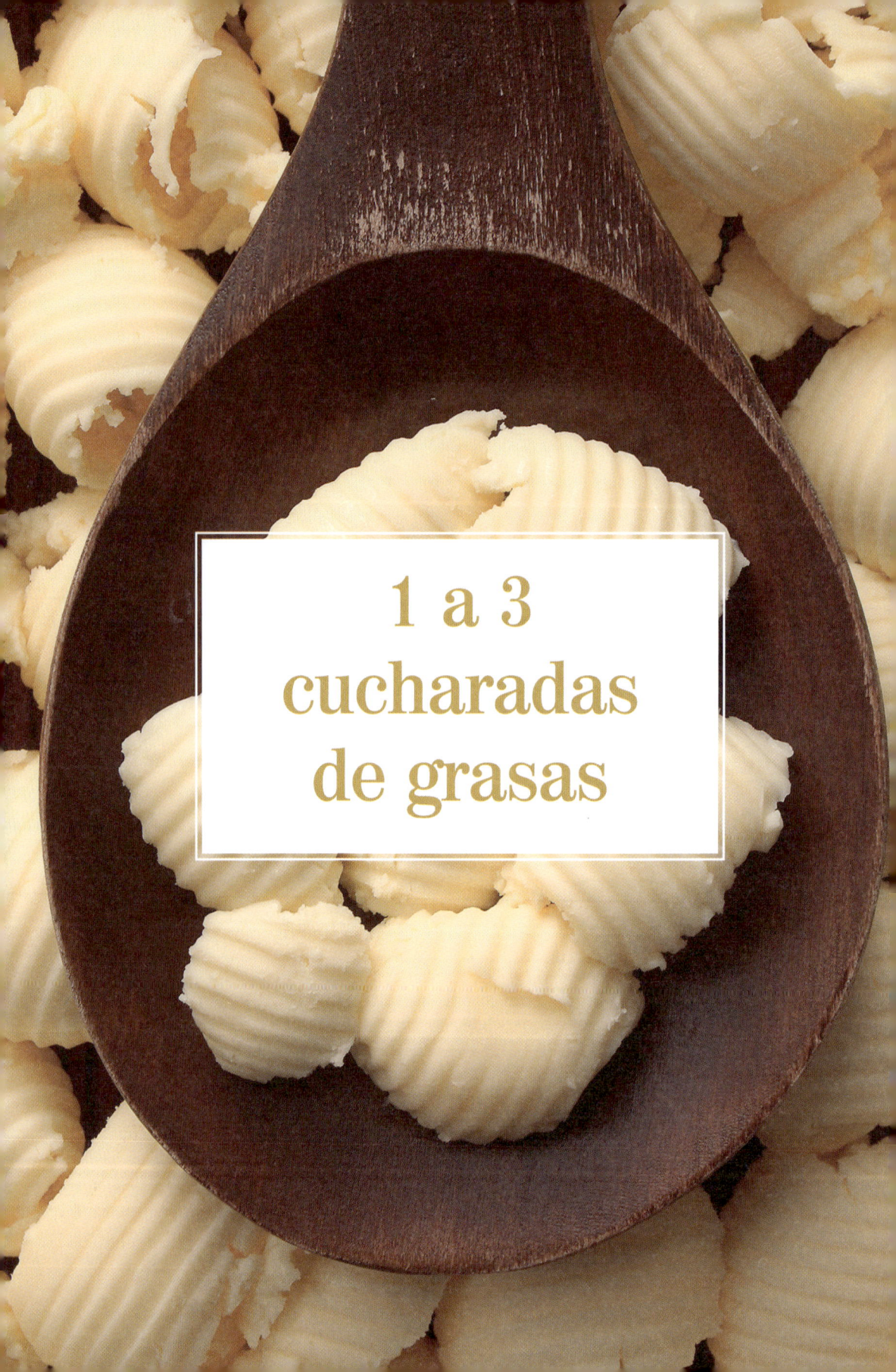

1 a 3 cucharadas de grasas

1 a 3 cucharadas de grasas

### Cantidad
Si usas grasas saturadas como mantequilla, aceite y mayonesa, mídelas con una cucharada al ras. Cuando se trate de grasas menos saturadas, como en el caso de las nueces, los aguacates, la *crème fraîche* o el queso, puedes usar una cucharada colmada.
Una cucharada de grasa varía de 10 g a 30 g, según cuánta energía contenga el alimento. Una cucharada de mantequilla pesa unos 10 g, y una de aguacate pesa unos 30 g.

## MANTEQUILLA, ACEITE DE COCO Y PRODUCTOS MIXTOS
Utiliza preferentemente mantequilla orgánica, y evita las frituras, porque se pueden formar ácidos grasos trans debido al calor intenso que reciben durante un largo periodo de tiempo. Los ácidos grasos trans son grasas procesadas muy perjudiciales para el cuerpo.

- Aceite de coco
- Aceite de palma
- Alioli
- Mantequilla
- Mantequilla de cacao
- Mayonesa
- Mezclas de mantequilla y aceites vegetales untables

## ACEITES
Una dieta con mucho omega-6 (en comparación con omega-3) puede alterar los procesos naturales del organismo. Así pues, utiliza aceite con una composición de ácidos grasos buenos

### ACEITES CON UNA COMPOSICIÓN DE ÁCIDOS GRASOS BUENOS
- Aceite de aguacate
- Aceite de almendras
- Aceite de avellana
- Aceite de hígado de bacalao y aceites de pescado similares
- Aceite de linaza
- Aceite de nuez
- Aceite de oliva extra virgen
- Aceite de semilla de colza

### ACEITES CON UN ALTO CONTENIDO DE OMEGA-6
- Aceite de cacahuete
- Aceite de cardo o cártamo
- Aceite de girasol
- Aceite de maíz
- Aceite de semilla de uva
- Aceite de sésamo
- Aceite de soja

## GRASA PARA FREÍR
La grasa utilizada para freír también cuenta como una de tus 1 a 3 cucharadas de grasa por caja de comida. Mide cuánta utilizas para freír y cuánta grasa adicional te queda en la caja de comida.

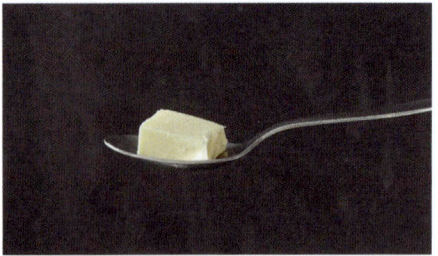

- Aceite de coco
- Aceite de colza
- Aceite de oliva
- *Ghee* (mantequilla aclarada)
- Manteca de cerdo
- Manteca de ganso
- Manteca de pato
- Mantequilla

## SALSAS, ALIÑOS Y DIPS

Ten presente que las salsas y aliños comprados a menudo contienen azúcar y muchos aditivos

- Aliños grasos
- Salsas grasas, como la *béarnaise*, la holandesa, la salsa de nata y de mantequilla
- Hummus
- Pesto
- Tapenade
- Salsa tártara

## ENSALADAS GRASAS

Se pueden comprar muchas «ensaladas» ya preparadas con distintas verduras, carne, pescado o aves. Esas ensaladas a menudo tienen un alto en contenido graso (en general de 65 a 90 %) y, por lo tanto, deberían clasificarse en el grupo de las grasas como fuente de energía. Están procesadas y tienen un largo periodo de conservación.

Una alternativa sería utilizar alimentos naturales con una gota añadida de mayonesa y un poco de especias.

- Ensalada de atún
- Ensalada de caballa
- Ensalada de gambas
- Ensalada de pepino y rábano
- Ensalada de pollo

## NATA, CRÈME FRAÎCHE Y QUESO GRASO

El lema es el siguiente: se puede, pero con moderación. Utiliza nata para realzar el sabor de verduras o de una salsa. Usa *crème fraîche* en las sopas o como base de una delicioso aliño. Utiliza el queso graso como condimento de ensaladas o aliño en platos de carne.

### Cantidad
Una cucharada de queso graso, nata o *crème fraîche* pesa de 20 a 25 g.

- *Crème fraîche*, 18 %
- *Crème fraîche*, 38 %
- Nata (para montar y cocinar, con un contenido graso de 10 % o más)
- Yogur griego, 10 % o más

1 a 3 cucharadas de grasas

## QUESOS GRASOS: DE 18 A 45 %
- Brie
- Camembert
- Cheddar
- Danablu
- Emmental
- Feta
- Filadelfia
- Gorgonzola
- Gouda
- Halloumi
- Mascarpone
- Mozzarella
- Parmesano
- Queso crema
- Queso de untar
- Roquefort
- Todo tipo de quesos grasos

## NUECES Y SEMILLAS

Las nueces y semillas son muy grasas. Las nueces son un alimento fabuloso para quienes desean subir de peso, pues una pequeña cantidad puede proporcionar rápidamente mucha energía. Las nueces, almendras y semillas dan sabor y textura a las ensaladas, por ejemplo.

### Cantidad
Una cucharada de nueces pesa unos 15 g.

- Almendras
- Anacardos
- Avellanas
- Cacahuetes
- Mantequilla de cacahuete
- Nueces
- Nueces de macadamia
- Nueces del Brasil
- Pacanas
- Piñones
- Pistachos
- Semillas de ajenuz
- Semillas de amapola azul y blanca
- Semillas de calabaza
- Semillas de chía
- Semillas de girasol
- Semillas de hinojo
- Semillas de lino
- Semillas de sésamo
- Tahini

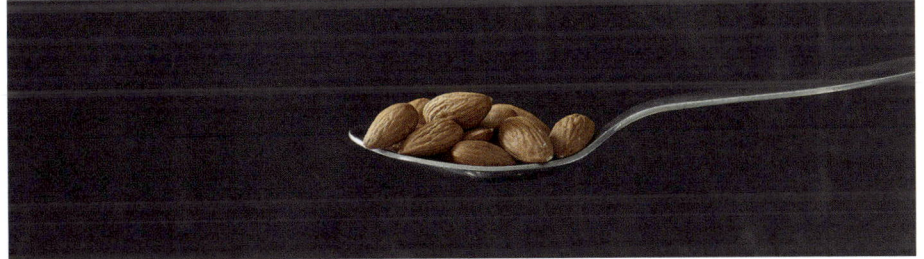

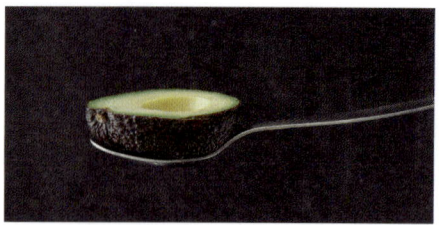 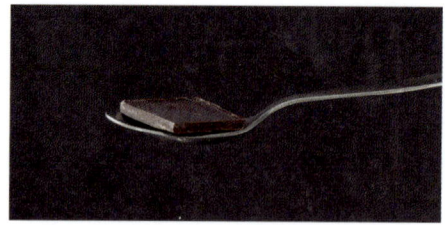

## FRUTAS GRASAS

El aguacate es una fruta, pero se sirve principalmente como verdura porque no es dulce. Es muy nutritivo y contiene mucha materia grasa y fibra alimentaria. El coco es divertido de abrir y es una alternativa sabrosa a los dulces de fin de semana para los niños, o a un pequeño tentempié. También contiene mucha fibra alimentaria.

### Cantidad

Una cucharada de fruta grasa pesa de 25 a 40 g. Tres cucharadas colmadas de aguacate contienen más o menos medio aguacate grande.

- Aceitunas
- Aguacate
- Coco fresco
- Leche de coco (la versión grasa, para la versión ligera véase la siguiente página)

## PRODUCTOS DE CHOCOLATE NEGRO

El chocolate contiene varias sustancias beneficiosas para el cuerpo y el alma. Elige chocolate negro con un contenido de al menos 70 % de cacao. Cuanto más alto es el contenido de cacao, menos azúcar lleva. Puedes conseguir chocolate al 100 %, que es muy amargo pero sabe bien con una taza de café. Los granos de cacao sin cáscara también son amargos, pero saben bien mezclados con muesli o con una ensalada de fruta.

Puedes utilizar el chocolate negro para calmar tu deseo de azúcar. Pero cuidado: hay que consumirlo en pequeñas cantidades.

### Cantidad

Una cucharada de chocolate negro suele pesar unos 10 g; a grandes rasgos, eso equivale a una onza de una tableta.

- Cacao en polvo
- Chocolate negro
- Granos de cacao sin cáscara

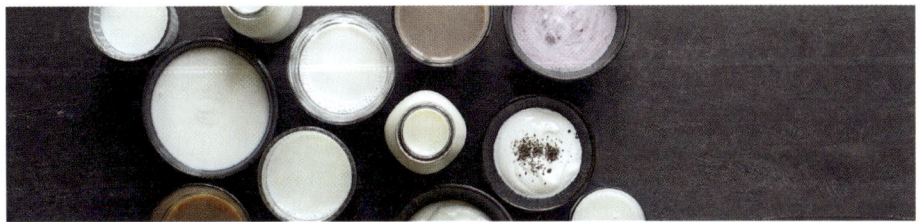

# Productos lácteos

**Cantidad**

300 ml al día.

- Leche desnatada
- Leche entera
- Leche semidesnatada
- Productos derivados de *skyr* con un contenido de azúcar menor a 5 g por 100 g
- *Skyr* natural
- Suero de mantequilla
- Yogur de fruta con un contenido de azúcar menor a 5 g por 100 g
- Yogur griego, hasta un 2 % de materia grasa

## ALTERNATIVAS DE LOS LÁCTEOS

Evita las bebidas sustitutivas de los lácteos con azúcares añadidos. Si deseas utilizarlas en la cocina o, por ejemplo, poner leche de soja en el café, tendrás que cuidar las cantidades.

Los productos alternativos de los lácteos suelen contener más energía que la leche común.

- Leche de almendras o de otras nueces
- Leche de arroz
- Leche de avena
- Leche de coco ligera
- Leche de espelta
- Leche de soja

## ALIÑO LÁCTEO

**Cantidad**

2 cucharadas por caja de comida, si quieres. Elige un producto con un contenido graso de 9 % o menos.

### PRODUCTOS LÁCTEOS AGRIADOS:
- *Crème fraîche* ligera, 5 a 9 % de materia grasa
- Nata para cocinar, hasta un 9 % de materia grasa
- *Skyr*, yogur natural, etc.

Guía de alimentos

# Bebidas que puedes saborear libremente

## BEBIDAS FRÍAS

Cuidado: ¡no te dejes engañar! Muchos productos «light» en realidad contienen calorías y azúcar. Lee la información nutricional del producto. Debería contener solo unas pocas calorías por 100 ml.

- Agua
- Agua con gas
- Zumos con 0 calorías
- Refrescos con 0 calorías

## BEBIDAS CALIENTES

El exceso de café y té puede causar problemas de sueño y trastornos hormonales. Sin embargo, puedes comprar distintos tipos de infusiones, que a veces tienen un efecto calmante y que, por lo tanto, es bueno beber antes de acostarse.

- Café (incluido el instantáneo)
- Infusiones de hierbas
- Té negro

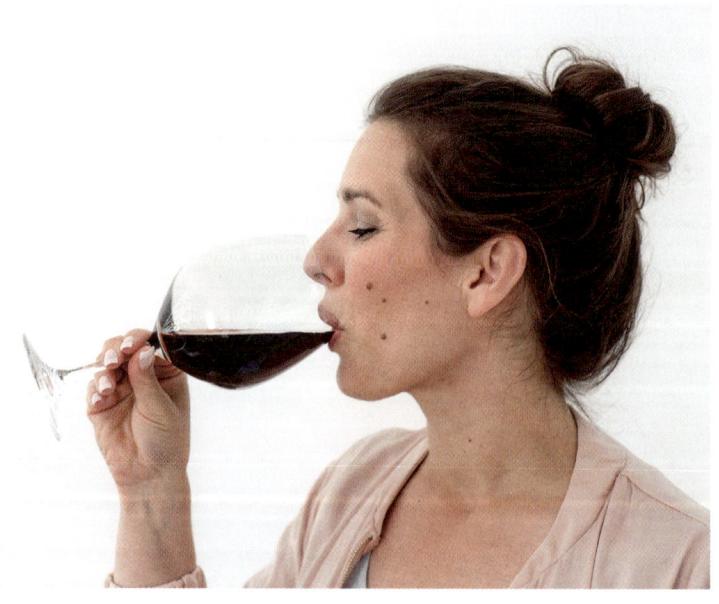

# Recompensas

Si utilizas un poco de azúcar o miel como parte de la comida, solo cuentan como condimentos. Si comes más recompensas, tienes que considerar cuánto debes quitar de tus cajas de comida en compensación. 100 g de chocolate con leche, tarta o patatas de bolsa corresponden aproximadamente a una caja entera de comida. Un Big Mac o un batido con leche equivalen más o menos a una caja.

## DISTINTAS VARIEDADES DE AZÚCAR

- Almíbar de todo tipo (incluido el almíbar de agave)
- Azúcar blanco
- Azúcar cande
- Azúcar de caña
- Azúcar de coco
- Azúcar de fruta/fructosa
- Azúcar de uva
- Azúcar de vainilla
- Azúcar glasé
- Azúcar mascabado
- Azúcar moreno blando
- Azúcar para elaborar mermeladas
- Caramelos de azúcar
- Edulcorantes con calorías
- Melaza
- Miel de todo tipo

## DULCES Y TARTAS

- Barras de muesli
- Bolas de nieve
- Bollería danesa
- Caramelos duros y piruletas
- Chocolate con menos del 70 % de cacao
- Chocolatinas
- Dulces mixtos (incluido el regaliz, las gominolas, los malvaviscos o caramelos de espuma, etc.)
- Galletas de arroz
- Galletas de todo tipo incluidas las digestivas
- Gofres
- Goma de mascar
- Helados y polos
- Jalea de grosellas rojas
- Jalea y mermelada
- Macarrones
- Manjar blanco o mousse de queso
- Mantequilla de cacahuete
- Mazapán
- Merengues
- Mezcla para tartas
- Nata para tartas
- Nutella
- Pastillas
- Rodajas y palitos de fruta
- Rosquillas
- Tartas de todo tipo
- Tofes
- Turrón

## PRODUCTOS DE DESAYUNO

- Cereales de desayuno con más de 13 g de azúcares por cada 100 g
- Bollería de desayuno, como croissants
- Productos de muesli o granola con más de 13 g de azúcar por cada 100 g
- Yogures de frutas con más de 5 g azúcar por cada 100 g

## COMIDA RÁPIDA, COMIDA PARA LLEVAR Y ENTREMESES

- Menú de hamburguesa con patatas fritas, salsa y refresco
- Nueces confitadas (y mezclas de nueces dulces)
- Palomitas de maíz
- Patatas fritas
- Patatas fritas de bolsa, todos los tipos
- Perritos calientes
- Pizza (especialmente pizza de masa gruesa)
- Rollitos primavera

## BEBIDAS CON AZÚCAR

- Batido de chocolate
- Bebidas energéticas de todo tipo
- Crema para café
- Leche condensada y azucarada
- Licuados de frutas
- Naranjada o limonada
- Nesquik
- Refrescos
- Té helado
- Zumos de frutas de todo tipo

## BEBIDAS ALCOHÓLICAS

Si te gusta beber, por ejemplo, un vaso de vino con la comida, no necesitas quitar nada de tus cajas de comida en compensación. Pero usa tu sentido común y reserva los vinos y licores para ocasiones especiales. Ten en cuenta que perderás más peso si no bebes alcohol. Puedes ahorrar calorías mezclando alcohol con bebidas de cero calorías y evitando las copas muy dulces.

- Alcoholes fuertes
- Bebidas alcohólicas con gas
- Bebidas con almíbar, refrescos y zumos
- Cerveza
- Chupitos dulces
- Sidra de manzana
- Vermut y licores
- Vino blanco, vino tinto y champán
- Vino para postre, como oporto, jerez, Asti spumante, Madeira y Sauternes

> **RECOMENDACIONES DE LA AUTORIDAD SANITARIA DANESA SOBRE EL ALCOHOL:**
> **MUJERES:** *un máximo de 7 unidades por semana en total*
> **HOMBRES:** *un máximo de 14 unidades por semana en total*

# Condimentos

Cuando la comida es sabrosa, suele llenar más en pequeñas cantidades. Con el método de los puñados, puedes comer todas las hierbas y especias que quieras. Esta categoría también incluye productos de utilización libre, como la levadura y los agentes espesantes.

## HIERBAS Y ESPECIAS

Las hierbas y especias son polvos, plantas secas o partes de una planta que se añaden a los alimentos para realzar o agregar un sabor particular. Muchas hierbas y especias ayudan a combatir las bacterias, y algunas favorecen la digestión. Sin embargo, las personas con problemas de sueño o episodios de sudoración tienen que minimizar el consumo del picante porque puede agravar la agitación y sudoración. La comida debe saber bien y salarse solo lo necesario.

### Cantidad
Las hierbas y especias se pueden utilizar libremente.

- Ajo (también vale al ajo en polvo con sal)
- Albahaca
- Alcaparras
- Anís estrellado
- Azafrán
- Azúcar
- Berro
- Canela
- Cardamomo
- Cayena
- Cebollino
- Cilantro
- Clavo de olor
- Comino
- Cúrcuma
- Curry en polvo
- Edulcorantes sin calorías
- Enebro
- Eneldo
- Especias tandoori
- Estragón
- *Garam masala*
- Guindilla
- Hierbas de Provenza
- Hoja de limón
- Hojas de laurel
- Jengibre

- Mejorana
- Menta
- Mezcla de especias (por ejemplo, barbacoa)
- Miel
- Mostaza en polvo
- Nuez moscada
- Orégano
- Perejil
- Pimentón
- Pimienta de todo tipo
- Piri piri
- Polvo de regaliz
- Rábano picante
- Romero
- Sal de todo tipo
- Salvia
- Tomillo
- Vainilla en polvo (sin azúcar)
- Vainilla en vaina
- Wasabi

## LEVADURAS Y AGENTES ESPESANTES

**Cantidad**
Todos los agentes leudantes y espesantes pueden utilizarse a voluntad (pero usa tu sentido común). La cáscara de semilla de psyllium y la fibra de patata, que son sustitutos de la harina, pueden usarse libremente.

- Cáscara de semilla de psyllium
- Fibra de patata (fibra de patata seca, sabor neutro y muy absorbente)
- Gelatina
- Harina de maíz (en pequeñas cantidades)
- Levadura
- Polvo para hornear

## OTROS CONDIMENTOS DIVERSOS

**Cantidad**
Utilízalos en pequeñas cantidades según sea necesario.

- Caldo de todo tipo
- Colorantes
- Esencias y extractos
- Kétchup (en pequeñas cantidades)
- Mostaza
- Pasta de curry
- Puré de tomate
- Salsa de guindilla
- Salsa de pescado
- Salsa de soja
- Salsa Worcestershire
- Sambal
- Tabasco
- Teriyaki
- Vinagre
- Vinagre balsámico
- Vinagre de vino blanco
- Zumo de limón

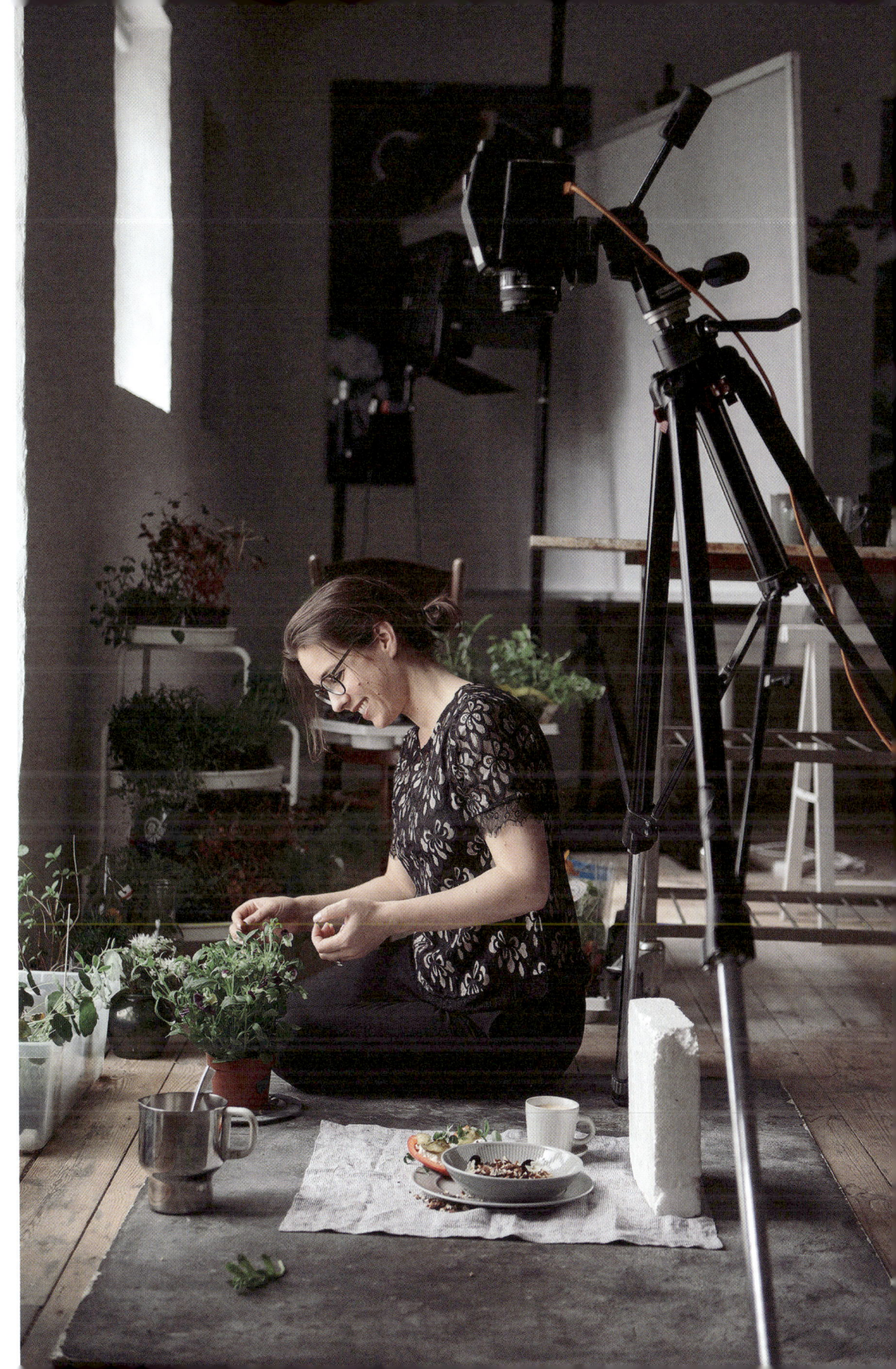

Papel certificado por el Forest Stewardship Council®

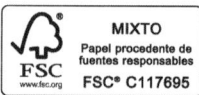

Primera edición: enero de 2020

© Suzy Wengel y JP/ Politikens Hus A/S 2017 en asociación con Politiken Literary Agence
© 2019, Penguin Random House Grupo Editorial, S. A. U.
Travessera de Gràcia, 47-49. 08021 Barcelona
© 2020, por la traducción: Martín Schifino

Penguin Random House Grupo Editorial apoya la protección del *copyright*.
El *copyright* estimula la creatividad, defiende la diversidad en el ámbito de las ideas y el conocimiento, promueve la libre expresión y favorece una cultura viva. Gracias por comprar una edición autorizada de este libro y por respetar las leyes del *copyright* al no reproducir, escanear ni distribuir ninguna parte de esta obra por ningún medio sin permiso. Al hacerlo está respaldando a los autores y permitiendo que PRHGE continúe publicando libros para todos los lectores.
Diríjase a CEDRO (Centro Español de Derechos Reprográficos, http://www.cedro.org) si necesita fotocopiar o escanear algún fragmento de esta obra.

Printed in Spain – Impreso en España

ISBN: 978-84-03-51996-1
Depósito legal: B-22385-2019

Compuesto por Fernando de Santiago

Impreso en Gómez Aparicio, S.L.,
Casarrubuelos (Madrid)

AG19961

Penguin
Random House
Grupo Editorial

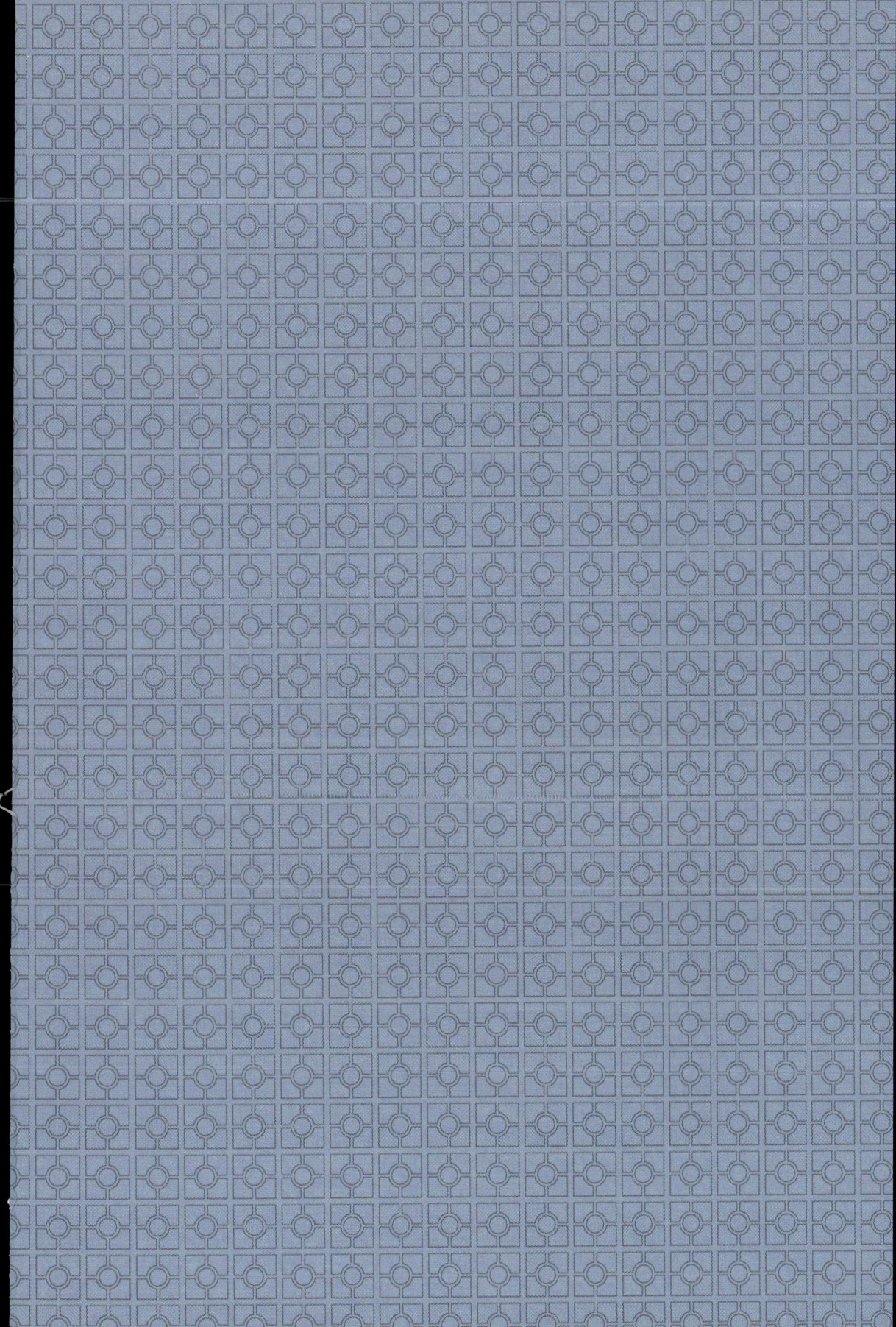